妊娠合并糖尿病的营养治疗

窦 攀 徐 庆 ◎主编

杨月欣 薛长勇 郭晓蕙 ◎顾问

科学技术文献出版社

SCIENTIFIC AND TECHNICAL DOCUMENTATION PRESS

·北京·

图书在版编目（CIP）数据

妊娠合并糖尿病的营养治疗 / 窦攀，徐庆主编. —北京：科学技术文献出版社，2018. 10（2024. 11重印）

ISBN 978-7-5189-4829-1

Ⅰ.①妊… Ⅱ.①窦… ②徐… Ⅲ.①妊娠合并症—糖尿病—临床营养 Ⅳ.① R714.256

中国版本图书馆 CIP 数据核字（2018）第 221592 号

妊娠合并糖尿病的营养治疗

策划编辑：袁婴婴　责任编辑：蔡　霞　袁婴婴　责任校对：张吲哚　责任出版：张志平

出　版　者	科学技术文献出版社
地　　　址	北京市复兴路15号　　邮编　100038
编　务　部	（010）58882938，58882087（传真）
发　行　部	（010）58882868，58882870（传真）
邮　购　部	（010）58882873
官 方 网 址	www.stdp.com.cn
发　行　者	科学技术文献出版社发行　全国各地新华书店经销
印　刷　者	北京虎彩文化传播有限公司
版　　　次	2018 年 10 月第 1 版　2024 年 11 月第 9 次印刷
开　　　本	710×1000　1/16
字　　　数	328千
印　　　张	20.25
书　　　号	ISBN 978-7-5189-4829-1
定　　　价	98.00元

组委会

主　编　　窦　攀　徐　庆
顾　问　　杨月欣　薛长勇　郭晓蕙
编　者　　（按姓氏拼音排序）

姓　名	单　位	科　室	职　称
戴永梅	南京医科大学附属妇产医院	营养科	主任医师
窦　攀	北京大学第一医院	临床营养科	副主任医师
井路路	北京大学第一医院	临床营养科	主管营养师
景洪江	空军总医院	营养科	主治医师
李　峰	空军总医院	营养科	主治医师
李子芊	北京大学第一医院	临床营养科	主管营养师
柳　萍	北京市第一中西医结合医院	营养科	主任医师
马　爽	中国医科大学附属第一医院	临床营养科	讲　师
苗　苗	南京医科大学附属妇产医院	营养科	主治医师
滕　越	北京市海淀区妇幼保健院	营养门诊	主任营养技师
汪明芳	北京医院	营养科	主治医师
王　磊	武警总医院	营养科	副主任医师
魏玉梅	北京大学第一医院	妇产科	副主任医师
徐　庆	中国人民解放军总医院	营养科	副主任医师
杨丽华	北京大学第一医院	临床营养科	主管营养师
叶艳彬	中山大学附属第一医院	临床营养科	副主任医师
张　锋	北京大学第一医院	临床营养科	主管营养师
张　悦	南京医科大学附属妇产医院	营养科	主管营养师

秘　书　　朱孝海

窦 攀

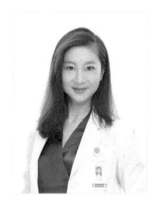

窦攀，女，北京大学第一医院临床营养科副主任营养师，医学硕士，毕业于北京大学医学部中西医结合临床专业，擅长慢性病的营养治疗、肿瘤营养和妇儿营养。担任北京卫视《养生堂》《我是大医生》《健康北京》《您吃对了吗》，中央电视台《夕阳红》，重庆卫视《爱尚健康》《最强大夫》，中央人民广播电台、北京交通广播等节目的特邀嘉宾。

社会任职：
◎ 世界中医药学会联合会肿瘤康复专业委员会理事
◎ 中国营养学会临床营养分会委员
◎ 中华医学会北京分会临床营养学组委员
◎ 中国抗癌协会肿瘤营养与支持治疗专业委员会委员
◎ 中国医疗保健国际交流促进会营养与代谢管理专业委员会青年委员
◎ 中国老年医学学会营养与食品安全分会青年委员
◎ 中国抗衰老促进会女性健康专业委员会委员
◎ 2018 年"全民营养周"健康大使

学术成绩：
承担中国科协"青年人才托举工程"2016—2018 年度项目；参与"国家 973 计划"项目、北京市科委重大科技项目课题等 4 项，发表学术论文十余篇，参编参译书籍 8 部，专利 2 项。在中国老年医学学会举办的首届中国营养风云榜评选中，获得"全国临床营养先进个人"称号。

徐 庆

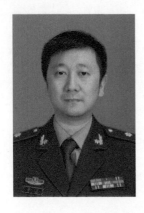

　　徐庆，男，中国人民解放军总医院营养科副主任医师，医学博士，中国优生科学协会理事。博士毕业于中国人民解放军军事医学科学院，从事临床营养工作十余年，对慢性代谢性疾病、围手术期、肿瘤放化疗、老年病、孕妇及儿童的临床营养治疗具有丰富的理论和实践经验。

学术成绩和荣获奖项：

　　近5年来，主要承担和组织了国家级、省部级、院级各类科研基金项目11项；获中国营养学会科学技术奖二等奖1项，中国人民解放军总医院医疗成果二等奖2项，获国家发明专利2项；第一作者发表SCI论著3篇、Medline论著2篇、中国核心统计源期刊论著10余篇；主编专著1部、参编专著2部，发表科普文章30余篇。曾牵头组织全国多中心大型临床研究3项（围绕妊娠期并发症预防、营养治疗和管理等），对围孕期营养具有丰富经验，尤其擅长妊娠期糖尿病、妊高征、多囊卵巢综合征等营养治疗。

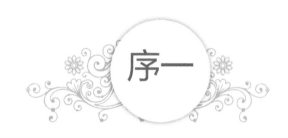

序一

营养是健康的重要物质基础，国民营养事关全民健康、国民素质的提高、经济社会的发展和健康中国建设的推进。2017 年 7 月，国务院办公厅印发《国民营养计划》，这是我国首次发布关于国民营养健康未来发展的顶层设计，并提出"将营养融入所有健康政策"。《国民营养计划》提出应开展"生命早期 1000 天营养健康行动"，具体举措包括开展孕前和孕产期营养评价与膳食指导，同时实施营养师能力提升计划，对妇幼人群综合营养干预行动。

生命早期 1000 天，是决定人一生健康的关键时期。妊娠糖尿病是妊娠期最常见的合并症之一，其发生率逐年升高，如果不及时进行治疗，在妊娠期及妊娠期以后对母体和胎儿都会造成一定的危害，因此，应早期筛查、及时诊断、积极控制。营养治疗是妊娠糖尿病预防、治疗、自我管理中的重要组成部分，是糖尿病治疗的基础，应当被所有妇产界的医护人员及患者所重视。同时，健康的生活方式治疗应贯穿女性一生，以减少远期并发症的发生。

我国现有的营养学专业著作中尚无系统全面介绍妊娠糖尿病营养治疗的书籍，很高兴今天看到《妊娠合并糖尿病的营养治疗》这本书的问世！该书由全国营养科、内分泌科、妇产科具有丰富工作经验的专家学者共同撰写，系统、全面、科学地介绍了围孕期、围产期及哺乳期营养知识，并详细阐述了妊娠合并糖尿病的营养治疗、监测和随访等。书中的内容新颖、科学，可以为孕期营养门诊带来专业指导和参考，是产科营养工作的优秀培训教材和实践手册；书中涉及的营养学、内分泌学和妇产科学的相关内容，深入浅出，不仅适合医护人员研读参考，同样适用于大众学习与了解。

相信这本极具科学性与实践性的营养书籍，必将令广大读者受益，以帮助更多的孕产妇收获更加健康的未来！

中国营养学会 理事长

中国疾病预防控制中心营养与健康所 研究员

杨月欣

序二

　　随着人们生活水平的提高和生活方式的改变，全球范围内糖尿病的发病率逐渐升高，已经成为当前和今后很长时间内威胁人类健康的主要疾病之一，同时，妊娠合并糖尿病的发生率也在增加。

　　妊娠合并糖尿病包括两种情况：一种情况是孕前已确诊的糖尿病患者和在妊娠期首次发现且血糖已经达到糖尿病的诊断标准的患者，称之为孕前糖尿病；另一种情况是妊娠期发生的糖代谢异常，称之为妊娠期糖尿病，不论哪种情况的糖尿病都严重威胁母亲和孩子的健康。因此，控制和管理妊娠合并糖尿病非常重要。近年来，国内外医生对妊娠合并糖尿病的认识和管理水平不断提高，孕妇与围产儿的结局明显改善。控制和管理妊娠合并糖尿病是一个看似简单，但实践上又非常复杂的问题，需要产科医生、营养医生、护士、孕妇及家属等共同协调互动配合，把妊娠期的体重、血糖、血脂等控制在理想的水平。在控制妊娠合并糖尿病的措施方法中，合理、科学的营养治疗有着至关重要的作用。"医学营养治疗（MNT）"是妊娠合并糖尿病预防、治疗和自我管理、教育的一个重要组成部分。1971年美国糖尿病学会（ADA）首次颁布了"糖尿病患者营养及饮食推荐原则"，1994年ADA又率先提出MNT的概念，旨在更好地阐明营养治疗的重要性及工作流程。2002年ADA首次提出基于循证的糖尿病营养供给标准，并制定出证据分级标准。2006年ADA强调，糖尿病患者应接受注册营养师的个性化营养治疗，以达到理想化的治疗目标。2010年ADA强调由于MNT可节省医疗花费并改善糖尿病患者的临床结局，相关保险公司及其他医疗保障应支付MNT的费用，这一结论提高了医学营养治疗在妊娠合并糖尿病治疗中的地位。

　　随着国际妊娠合并糖尿病研究组推荐的妊娠期糖尿病（GDM）诊断标准被逐渐采纳，以及国内二胎政策的实施，将有更多孕妇被诊断为GDM。绝大多数GDM患者仅需合理的营养治疗即可使血糖控制满意，因此，对日益增多的GDM患者，如何给予科学的营养治疗至关重要。近年来，国内的产科医生也逐渐开始对妊娠合并糖尿病的医学营养治疗重视起来，对改善我国糖尿病母儿的近、远期结局起到重要作用。迄今为止，国内有关妊娠合并糖尿病营养治疗方面的专业书极少。有鉴于此，中国营养学会临床营养分会组织了国内学者、专家对妊娠合并糖尿病的临床营养治疗的实践经验进行总结，概括了本领域内许多实用的内容，力图能够对每一位关注妊娠合并糖尿病孕妇的产科医生、营养医生，以及护理人员有一定的帮助。

相信该书的出版发行会对我国妊娠合并糖尿病营养治疗的普及及规范化管理做出贡献。

中国营养学会临床营养分会主任委员
中国人民解放军总医院营养科主任医师
薛长勇

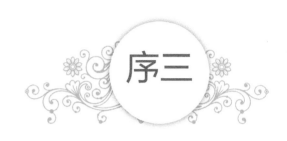

序三

　　糖尿病是临床常见的内分泌代谢性疾病，近年来发病率在全球范围内逐渐上升，越来越引起人们的普遍重视。随着国内二胎政策的实施，将有更多孕妇被诊断为孕前糖尿病和妊娠期糖尿病。对于妊娠合并糖尿病的研究，目前已经成为国内外内分泌、产科、营养学领域研究的热点。因绝大多数妊娠糖尿病患者仅需合理的营养治疗即可使血糖控制满意，而且每一位孕前糖尿病的患者也必须经过科学的营养、运动和药物干预使孕前血糖达标，所以，在控制妊娠合并糖尿病的措施中，合理、科学的饮食管理有着至关重要的作用。"医学营养治疗"是妊娠合并糖尿病预防、治疗和自我管理、教育的一个重要组成部分。

　　健康的身体状况、合理膳食、均衡营养是孕育新生命必需的物质基础，由于胎儿在母体中生长发育所需的一切营养都是通过胎盘由母体供给，因此，胎儿的健康与母体的营养水平息息相关。妊娠后母体各器官和系统会发生一系列的生理变化，以满足孕期母体和胎儿的生长发育需要，直至分娩结束后的 2~6 周才能逐步消失和恢复至孕前状态。孕期营养不仅关系到孕妇自身的健康，与妊娠期糖尿病、高血压疾病、贫血（如铁、蛋白质、叶酸、维生素 B_{12} 缺乏）等并发症密切相关，而且对胎儿的生长发育、出生后的健康及成年后的疾病发生都有明显的影响。

　　该书的第一章介绍了营养学的基础知识；第二章至第五章详细介绍了女性孕期的代谢改变及备孕期和孕期的营养需求，力求科学、规范地指导备孕期及孕期女性的饮食。孕前糖尿病及妊娠期糖尿病对母、儿的影响严重，其影响程度与血糖控制情况有十分密切的关系。妊娠前和妊娠早期高血糖容易影响胚胎细胞和胎儿的发育，导致胎儿畸形发生率增加，特别是妊娠的第 1~8 周血糖升高容易导致严重的胎儿畸形、胎停育、自然流产；妊娠中、晚期高血糖会导致胎儿胰岛细胞受累，从而诱发胎儿高胰岛素血症，胎儿过度发育形成巨大儿，其成年期肥胖和糖尿病发生机会也会增加。同时，妊娠合并糖尿病患者血糖控制不理想的情况下，各种并发症（如高血压、感染及酮症酸中毒等）发生率明显增加。该书第六章介绍了妊娠合并糖尿病的定义、诊断、营养评价、营养治疗、体重管理、运动管理、药物治疗、血糖监测、门诊管理、随诊管理等内容。第七章介绍了妊娠期其他常见症状和疾病的处理，包含早孕反应、尿酮体阳性、妊娠合并脂代谢异常、妊娠高血压、妊娠剧吐、妊娠期贫血和妊娠期钙缺乏。越来越多的产妇关注自己的产后健康问题，希望可以得到专业的保健指导，而且众多的学者认识到妊娠合并糖尿病患者产后随访非常重要。因此，不仅要重视孕期血糖控制以减少母婴并发症、改善母婴结局，也应重视妊娠合并糖尿病患者的产后随访工作。该书第八章介绍的产后随访相关知识，包含产后随访、如何处理新生儿低血糖、母乳喂养和再次妊娠的注意事项。该书附录为临床营养工作中最常用到的食物血糖生成指数、食物营养标签及 1500～2300kcal 食谱。尤其是附录 3 的食谱，可供不同孕期、不同能量需求的妊娠合并糖尿病患者查阅使用，十分便捷和实用，相信会成为该书的特色之一。

　　该书汇集了国内多位长期从事妊娠合并糖尿病临床营养治疗的专家实践经验，系统而全面地介绍了妊娠合并糖尿病领域的最新知识，必将为我国妊娠合并糖尿病营养治疗的普及及规范化管理做出贡献，为每一位关注妊娠合并糖尿病的医生及临床营养师提供借鉴和帮助！

中华医学会北京分会内分泌学专业委员会副主任委员

北京大学第一医院内分泌科主任、临床营养科主任

郭晓蕙

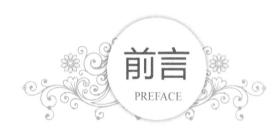

前言
PREFACE

怀着欣喜的心情，我们将这本书献给所有关心妊娠合并糖尿病营养治疗的医生、护士和营养师们。

目前，在中国等发展中国家，糖尿病已成为危害人类健康的主要慢性非传染性疾病之一，妊娠期糖尿病也已经成为国内外医学研究领域的新热点。本书的作者都是长期工作在临床一线而且专门从事妊娠合并糖尿病营养治疗的人员，有大量的临床实践经验。作者们结合自己的临床经验，同时翻阅了最新的相关文献，呈献给大家这一领域新的信息和科学的观点。

本书为系统介绍妊娠合并糖尿病营养治疗基础理论和临床实践的专著。全书共八章，第一章概述营养及妊娠相关的基础知识；第二章至第五章详细介绍女性妊娠期的代谢改变及备孕期和妊娠期的营养需求，以科学规范地指导备孕期及孕期女性的饮食；第六章为本书重点，介绍妊娠合并糖尿病的定义、诊断、营养评价、营养治疗、体重管理、运动管理、药物治疗、血糖监测、门诊和随诊管理；第七章介绍妊娠期其他常见症状和疾病的处理；第八章介绍产后随访相关知识。附录为临床营养工作中最常用到的食物血糖生成指数、食物营养标签及1500~2300kcal 示范食谱。尤其是附录 3 的食谱，可供不同孕期、不同能量需求的妊娠合并糖尿病患者查阅使用，十分便捷和实用。

全书在内容上力求紧密联系临床，注重实用性，同时科学地总结妊娠合并糖尿病营养治疗领域的最新进展，便于临床工作中应用和借鉴。本书适合妇产科学、内分泌学及营养学专业的临床工作人员，以及其他对妊娠合并糖尿病的营养治疗感兴趣的临床医师、护士、营养师阅读和参考。

尽管我们对本书高度重视，精心编写，但由于水平和时间有限，虽经反复修改，书中仍可能存在不当之处，敬请读者批评指正。

感谢北京大学第一医院妇产科杨慧霞教授对本书的指导和帮助！感谢中国科学技术协会"青年人才托举"工程项目（NO. YESS 20160186, 2016 QNRC001）对本书的帮助与支持！

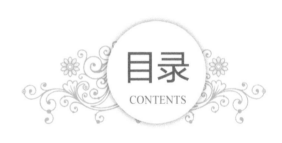

目录
CONTENTS

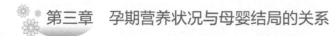

第三章　孕期营养状况与母婴结局的关系

第四章　备孕期营养

第五章　孕期营养

 第六章 妊娠合并糖尿病

第七章　妊娠期其他常见症状和疾病的处理

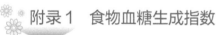
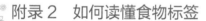

第一章
营养基础知识

导　读

　　本章将简要介绍营养学基础知识，熟悉这些基本知识并运用到日常的生活中，对科学合理安排饮食、保障母婴健康、控制糖尿病及妊娠期并发症等都有重要的作用。

俗话说"民以食为天"。人类为了生存，每天都要从外界摄取一定数量的食物以维持生命和体力活动，这个过程称为"营养"。食物中所含有的维持人体正常生长发育和新陈代谢所必需的物质称为"营养素"，人体所需要的营养素包括七类，即蛋白质、脂肪、碳水化合物、膳食纤维、矿物质、维生素和水。

第一节　能量和营养素

一、能量

（一）生命活动需要能量

飞机飞行和汽车行驶都需要能源，同样，人体也需要能量来维持生命活动，人体所需要的能量都来自产能营养素，即蛋白质、脂肪、碳水化合物。

（二）能量的单位

能量的常用单位是千卡（kcal，1kcal=4.184kJ，同下）。1g 蛋白质产能 4kcal，1g 碳水化合物产能 4kcal，1g 脂肪产能 9kcal。可见，在相同重量（现称质量，但为了与表示优劣程度的"质量"加以区分，本书仍沿用"重量"这一术语）的三大营养素中，脂肪产能是最高的。

（三）人体需要的能量

人体在正常情况下的能量消耗主要包括三个方面，即基础代谢、体力活动和食物热效应。对孕妇、乳母来说还包括胎儿生长发育、组织储存及哺乳所需要的能量。

二、蛋白质

（一）蛋白质的概念和生理功能

蛋白质是组成人体的重要成分之一，人体一切细胞都由蛋白质组成，蛋白质占人体全部重量的18%。蛋白质是人体氮的唯一来源，一般蛋白质含氮16%，因此氮和蛋白质之间的换算系数是6.25，即6.25g蛋白质含1g氮。蛋白质在人体中的生理功能有：

（1）蛋白质是人体组织的主要成分。许多具有重要生理作用的物质如果没有蛋白质的参与就不能起作用，如酶类、激素、免疫蛋白、肌肉收缩的肌动蛋白、构成机体组织支架的胶原蛋白等。所以蛋白质是生命存在的形式，也是生命的物质基础。

（2）蛋白质参与组织细胞的更新。每天都有大量的细胞死亡同时产生新的细胞，这就是新陈代谢。人体的组织细胞在不断地进行新陈代谢，蛋白质在不断地分解合成，但蛋白质总量却维持动态平衡，称为氮平衡。摄入氮大于排出氮称为正氮平衡，摄入氮小于排出氮称为负氮平衡。

（3）调节渗透压。正常人血浆中与组织液之间的水分不停地进行交换，保持平衡。渗透压的大小决定了水分的流动方向，蛋白质可以调节胶体渗透压，使其机体细胞内外液体保持平衡。

（二）蛋白质的食物来源

人体如何获得蛋白质呢？人体通过摄入的植物和动物食品补充蛋白质。植物蛋白质主要由粮食提供，在植物中含蛋白质最丰富的食物是黄豆，100g黄豆含蛋白质35g。在动物食品中一般瘦肉类食品的蛋白质含量为15%~20%，鱼虾类及软体动物类蛋白质含量为15%~20%，牛奶的蛋白质含量是2.3%，鸡蛋的蛋白质含量是12.8%。蔬菜、水果蛋白质含量一般不高，在3%以下。

三、脂类

脂类是人体必需的宏量营养素之一，是脂肪和类脂的总称。

（一）脂类的生理功能

脂肪是人体重要的能量来源。当人体摄入能量过多而不能及时被利用时，就变成脂肪储存在体内；机体需要时，可把脂肪组织所储存的脂肪动员出来，用于能量供应。充足的脂肪可起节约蛋白质的作用，使蛋白质发挥重要的生理功能，不必作为能源物质。食物中的脂肪可携带脂溶性维生素并促进其吸收。脂肪可阻止体热的散发，维持体温的恒定。另外，脂肪的摄入可为人体提供必需脂肪酸。

类脂则在维持生物膜结构与功能、参与脑和神经组织构成、运输脂肪、合成维生素和激素前体的过程中起重要作用，对胎儿的生长发育至关重要。

（二）脂肪的来源

脂肪的食物来源分为可见的脂肪和不可见的脂肪。可见的脂肪是指那些已经从动物、植物中分离出来，能鉴别和计量的脂肪，如猪油、黄油、人造黄油、酥油、色拉油、花生油、豆油等烹调油。不可见的脂肪是指没有从动物、植物中分离出来的脂肪，如肉类、鸡蛋、奶酪、牛奶、坚果和谷物中的脂肪。我国居民主要的脂肪来源是肉类食品和烹调油。

四、碳水化合物

碳水化合物，即糖类，是自然界广泛存在的一类物质，是食物的主要成分之一。碳水化合物分单糖、双糖、低聚糖、多糖四类。

（一）碳水化合物的生理功能

碳水化合物可以供给能量，存在于组织细胞中，其含量为 $2\% \sim 10\%$，主要以糖脂、糖蛋白和蛋白多糖的形式存在。食物中碳水化合物不足时，机体会动用蛋白质来满足活动所需的能量，这将影响人体利用蛋白质进行组织更新。因此，完全不吃主食，只吃肉类是不适宜的，因肉类中含碳水化合物很少，这样人体将利用蛋白质产能，加重机体的代谢负担。

葡萄糖是维持大脑正常功能的必需营养物质，当血糖浓度下降时，脑组织可因缺乏能量而使脑细胞功能受损，并出现头晕、心悸、出冷汗甚至昏迷。

（二）碳水化合物的来源

谷类是碳水化合物的主要来源。谷类食物中的碳水化合物以淀粉的形式存在。我国以水稻和小麦为碳水化合物的主要来源，其他如玉米、小米、高粱米也是碳水化合物的来源。谷类中含碳水化合物为 $60\%\sim78\%$，薯类食品含碳水化合物为 24% 左右。

水果由于含水量较大，碳水化合物的含量比谷类低。在新鲜水果中，碳水化合物主要以单糖（葡萄糖、果糖）和蔗糖的形式存在。

干果则具有更高的含糖量，为 $50\%\sim90\%$。蔬菜可提供少部分碳水化合物，蔬菜分有叶、茎、种子、果荚、花、果实及块根、块茎等，除后两种含糖量较高外，前几种含糖量较低，为 $3\%\sim5\%$。

五、膳食纤维

膳食纤维是指不能被人类消化酶水解的植物多糖和木质素，它们包括纤维素、半纤维素、树胶、果胶和木质素等。膳食纤维在天然食品成分中具有独特功能，能刺激消化道分泌消化液及消化道运动，有利于食物的消化吸收及排便，调节肠道菌群并在肠道吸附胆汁酸，使血清胆固醇下降等。

膳食纤维存在于谷、薯、豆类及蔬菜、水果等植物性食品中。植物成熟度越高其膳食纤维含量也就越多，谷类加工越精细则所含膳食纤维就越少。

六、矿物质

蛋白质、脂肪、碳水化合物的组成元素主要有碳、氢、氮、氧四种元素，将人体内除碳、氢、氮、氧以外的元素统称为矿物质，是常量元素与微量元素的总称。目前已知人体所必需的矿物质包括钠、镁、磷、硫、氯、钾、钙 7 种常量元素和铁、锌、硒、铜、钼、钴、锰、碘、镍、锡、硅、钒、氟、铬 14 种微量元素。以下具体介绍 6 种。

（一）钙

1. 钙的生理作用

形成和维持骨骼及牙齿的结构，维持神经肌肉的活动，参与凝血过程，是生物膜的组成成分。孕期钙供给不足虽然对胎儿无明显的不良影响，但可使产后母体骨密度下降。

2. 钙的食物来源

奶及奶制品中钙含量丰富，摄入后吸收率高，是最好的食物来源。其他含钙丰富的食品有豆类和豆制品、虾皮、海带、芝麻酱等，绿色蔬菜、骨粉、牡蛎也是钙的较好来源。

3. 钙的推荐摄入量

备孕期、孕早期妇女钙的每日推荐摄入量均为 800mg；孕中期、孕晚期及哺乳期妇女钙的每日推荐摄入量均为 1000mg。

（二）铁

1. 铁的生理作用

铁是人体必需微量元素中含量最多的一种。铁参与氧的运输、储存和利用。孕妇缺铁对母体会造成缺铁性贫血，合并缺铁性贫血的孕妇发生早产、宫内生长迟缓、妊娠期高血压疾病的风险大，机体免疫力下降，发生感染性疾病风险增加，孕妇病死率增高；贫血孕妇的产儿体重较轻；孕早期缺铁对胎儿精神神经功能和体格生长发育的不利影响更为严重。

2. 铁的食物来源

动物肝脏、动物血、瘦肉是铁的良好来源，含量丰富且宜吸收。此外，蛋黄、黑木耳、海带、芝麻酱等含铁量也较高，但从每日摄入食物的总量来说，其提供的食物铁总量有限。

3. 铁的推荐摄入量

备孕期、孕早期妇女铁的每日推荐摄入量均为 20mg，孕中期为 24mg，孕晚期为 29mg，哺乳期为 24mg。

（三）碘

1. 碘的生理作用

健康的成人体内总共含有 15～20mg 的碘，其中 70%～80% 存在于甲状腺。碘的主要作用在于参与甲状腺激素的合成，甲状腺激素对人体的作用非常广泛，在人体生长和发育中起着重要作用。碘对人类发育的每一个过程，如胎儿、新生儿、儿童和成人都可产生影响。母亲碘缺乏可导致胎儿甲状腺功能低下，从而引起胎儿生长发育迟缓、认知能力降低等。

2. 碘的食物来源

海盐和海产品含碘丰富，是碘的良好来源。补碘的方法很多，如常吃海带、紫菜等海产品，但是最方便、经济、有效的办法是食用碘盐。碘盐是在普通的食盐中加入适量的碘化钾或碘酸钾而制成的。

3. 碘的推荐摄入量

备孕期妇女碘的每日推荐摄入量为120μg，孕期及哺乳期分别为230μg和240μg。

（四）锌

1. 锌的生理功能

锌是动物、植物和人类必需的微量元素。锌对于胎儿的生长发育也很重要，孕妇缺锌可使胎儿中枢神经畸形、脑发育不全、智力低下，即使出生后补锌也无济于事；锌能促进食欲，锌缺乏对味觉系统有不良的影响，可导致味觉迟钝。

2. 锌的食物来源

锌的主要来源是动物性食品，海产品、肝脏、瘦肉是锌的良好来源，牡蛎含锌量最高。此外，动物内脏、蛋黄、奶、大豆含锌量也较丰富，粮食、蔬菜、水果中含量较少，且吸收率低。

3. 锌的推荐摄入量

人体对锌的需要量因生理条件而异，妊娠、哺乳和人体生长过程均可使需要量增加。备孕期妇女锌的每日推荐摄入量为7.5mg，孕期及哺乳期分别为9.5mg和12mg。

（五）硒

1. 硒的生理作用

硒在人体的新陈代谢中具有很重要的作用，是人体必需的微量元素。硒参与免疫功能的维持，促进人体的生长和繁殖，保护心血管和心肌的健康，硒可预防克山病的发生。

2. 硒的食物来源

食物含硒量受地球化学条件的影响，不同地区土壤和水中的含硒量相差较大，因而食物的含硒量也有很大差异。一般来讲，动物内脏、海产品及肉类为硒的良好来源。谷类含硒量随地区土壤含硒量而异，蔬菜、水果一般含量较低。

3. 硒的推荐摄入量

备孕期妇女硒的每日推荐摄入量为60μg，孕期及哺乳期分别为65μg和78μg。

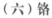

（六）铬

1. 铬的生理作用

铬是人体必需的营养物质，是"葡萄糖耐量因子"的重要组成成分。铬能促使胆固醇和脂肪酸的代谢，促进蛋白质代谢和生长发育。

2. 铬的食物来源

一般来讲，肉类尤其是动物肝脏是生物有效性高的铬的来源。啤酒酵母、未加工的谷类、麸糠、硬果类、乳酪也含较多的铬；软体动物、海藻、红糖、粗砂糖中铬的含量高于白糖。家禽、鱼类和精制的谷类食物含有很少的铬。

3. 铬的适宜摄入量

备孕期妇女铬的每日适宜摄入量为 30μg，孕早期为 31μg，孕中期为 34μg，孕晚期为 36μg，哺乳期为 37μg。

七、维生素

维生素是维持机体正常代谢和生理功能所必需的一类低分子有机化合物，可分为脂溶性维生素（包括维生素 A、维生素 D、维生素 E 和维生素 K）和水溶性维生素（包括 B 族维生素和维生素 C）两大类。

（一）维生素 A

1. 维生素 A 的生理作用

维生素 A 的主要生理作用与正常视觉有关。维生素 A 缺乏严重时可导致夜盲症。维生素 A 与上皮细胞的形成有关，维生素 A 不足可以影响上皮和黏膜的正常结构和功能。孕期维生素 A 缺乏可导致胎儿死亡和畸形发生，但是孕早期大剂量摄入维生素 A 可引起中毒。除食用哺乳类和鱼类肝脏外，一般由食物中摄入的维生素 A 不会引起中毒。

2. 维生素 A 的食物来源

富含维生素 A 的食物主要有动物的肝脏、鱼肝油、鱼卵、全奶、奶粉、奶油、蛋类。在许多植物性食物中含有维生素 A 原即类胡萝卜素，在人体内它可以转化为维生素 A。富含类胡萝卜素的食物有深绿色蔬菜或红黄色蔬菜和水果，如菠菜、韭菜、油菜、胡萝卜、小白菜、空心菜、香菜、荠菜、黄花菜、辣椒、莴苣、豌豆苗和茶叶及杏子、柿子等。

3. 维生素 A 的推荐摄入量

备孕期和孕早期妇女维生素 A 的每日推荐摄入量均为 700μg RAE（RAE 为视黄醇活性当量），孕中期和孕晚期均为 770μg RAE，哺乳期为 1300μg RAE。

（二）维生素 D

1. 维生素 D 的生理作用

维生素 D 与钙、磷代谢关系密切，其主要生理作用是促进小肠对钙、磷的吸收。孕期维生素 D 缺乏可导致母体和出生的子代钙代谢紊乱，包括新生儿低钙血症、手足搐搦、婴儿牙釉质发育不良，以及母体骨质软化症。

2. 维生素 D 的食物来源

动物性食品是天然维生素 D 的主要来源，如含脂肪高的海鱼和鱼卵、动物肝脏、蛋黄、奶油和奶酪中相对较多。人体可通过让皮肤暴露在阳光或紫外线下来增加维生素 D 的合成。

3. 维生素 D 的推荐摄入量

备孕期、孕期和哺乳期妇女维生素 D 的每日推荐摄入量均为 10μg。

（三）维生素 E

1. 维生素 E 的生理作用

维生素 E 是抗氧化剂，保护细胞膜的多不饱和脂肪酸免受自由基的攻击，维持细胞膜的完整性。

2. 维生素 E 的食物来源

维生素 E 广泛存在于各种食物中，谷类和油脂类坚果是维生素 E 的主要食物来源，另外，蛋类、鸡（鸭）胗、绿叶蔬菜中也含有一定量的维生素 E，肉类、鱼类、水果及其他蔬菜中的含量很少。

3. 维生素 E 的适宜摄入量

备孕期和孕期妇女维生素 E 的每日适宜摄入量均为 14mg α-TE（α-TE 为 α-生育酚当量），哺乳期为 17mg α-TE。

（四）维生素 B_1

1. 维生素 B_1 的生理作用

维生素 B_1 是体内氧化反应所必需的辅酶。维生素 B_1 缺乏时，心肌的能量代

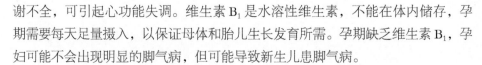

谢不全，可引起心功能失调。维生素 B_1 是水溶性维生素，不能在体内储存，孕期需要每天足量摄入，以保证母体和胎儿生长发育所需。孕期缺乏维生素 B_1，孕妇可能不会出现明显的脚气病，但可能导致新生儿患脚气病。

2. 维生素 B_1 的食物来源

维生素 B_1 的膳食来源主要为未精制的谷类食物。其中以酵母和谷物的外皮和胚中含量较高。干果、硬果及动物性食品如牛肉、羊肉、猪肉、家禽肉、肝脏、肾脏、脑、蛋类等都含有维生素 B_1。其中动物内脏含量较高；在肉类中，猪肉含量比较丰富。

3. 维生素 B_1 的推荐摄入量

备孕期和孕早期妇女维生素 B_1 的每日推荐摄入量均为 1.2mg，孕中期为 1.4mg，孕晚期和哺乳期均为 1.5mg。

（五）维生素 B_2

1. 维生素 B_2 的主要生理作用

在体内主要以辅酶形式参与氧化还原反应，与维生素 B_6 和烟酸的代谢有密切关系。此外，维生素 B_2 还参与维持体内还原型谷胱甘肽（GSH）的水平，与体内的抗氧化防御体系功能密切相关。维生素 B_2 还参与体内生物氧化与能量生成，并作为四氢叶酸还原酶的辅酶，参与同型半胱氨酸代谢，还可与细胞色素 P450 结合，参与药物代谢。维生素 B_2 有助于维持肠黏膜的结构与功能，影响铁的吸收和转运过程。

2. 维生素 B_2 的食物来源

维生素 B_2 广泛存在于动物与植物性食物中，包括奶类、蛋类、各种肉类、内脏、谷类、蔬菜与水果中。奶类和肉类提供相当数量的维生素 B_2，谷类和蔬菜是中国居民维生素 B_2 的主要来源。但是，谷类过度加工会导致维生素 B_2 的损失。

3. 维生素 B_2 的推荐摄入量

备孕期和孕早期妇女维生素 B_2 的每日推荐摄入量均为 1.2mg，孕中期为 1.4mg，孕晚期和哺乳期均为 1.5mg。

（六）叶酸

1. 叶酸的主要生理作用

叶酸与许多重要的生化过程密切相关，直接影响核酸的合成及氨基酸代谢，对细胞分裂、繁殖和组织器官生长具有极其重要的作用。围孕期缺乏叶酸可导致新生儿神经管畸形，补充叶酸可以使巨大儿和低体重儿出生率减少，并且可以预防新生儿神经管畸形，但是叶酸的补充需从围孕期，即计划怀孕或可能怀孕前开始。

2. 叶酸的食物来源

叶酸是一种重要的 B 族维生素，广泛存在于各种动、植物性食品中，富含叶酸的食物有动物肝脏和肾脏、鸡蛋、豆类、酵母、绿叶蔬菜、水果及坚果类。

3. 叶酸的推荐摄入量

备孕期妇女叶酸的每日推荐摄入量为 400μg DFE（DFE 为膳食叶酸当量），孕期和哺乳期分别为 600μg DFE 和 550μg DFE。

（七）维生素 B_6

1. 维生素 B_6 的生理作用

维生素 B_6 参与氨基酸的代谢，参与糖原与脂肪酸代谢，参与某些微量营养素的转化与吸收（如色氨酸转化形成烟酸），调节神经递质的合成和代谢，参与一碳单位和同型半胱氨酸代谢，还参与造血及抗体生成。

2. 维生素 B_6 的食物来源

维生素 B_6 的食物来源很广泛，动植物性食物中均含有，但一般含量不高。动物性食物中含量最高的为白色肉类（如禽肉和鱼肉），其次为肝脏、坚果、豆类等。水果和蔬菜中维生素 B_6 的含量较低。

3. 维生素 B_6 的推荐摄入量

备孕期妇女维生素 B_6 的每日推荐摄入量为 1.4mg，孕期和哺乳期分别为 2.2mg 和 1.7mg。

（八）维生素 B_{12}

1. 维生素 B_{12} 的生理作用

维生素 B_{12} 作为甲基转移酶的辅助因子参与蛋氨酸、胸腺嘧啶的体内合成，从而促进蛋白质和核酸的生物合成。由于其参与了细胞的核酸代谢，为造血过程所必需，因此缺乏维生素 B_{12} 会引起巨幼红细胞贫血。维生素 B_{12} 与蛋氨酸合成密切相关，缺乏会引起神经系统损害等。

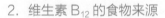

2. 维生素 B_{12} 的食物来源

膳食中的维生素 B_{12} 主要来源于动物性食品，如肉类、动物内脏、鱼、禽、贝壳类及蛋类。乳及乳制品中含量较少，在植物性食品中没有或几乎没有维生素 B_{12}。

3. 维生素 B_{12} 的推荐摄入量

备孕期妇女维生素 B_{12} 的每日推荐摄入量为 2.4μg，孕期和哺乳期分别为 2.9μg 和 3.2μg。

（九）烟酸

1. 烟酸的生理作用

烟酸参与能量与氨基酸代谢，参与蛋白质核糖基化的过程，与 DNA 复制、修复和细胞分化有关。在维生素 B_6、泛酸和生物素存在下，还参与脂肪酸、胆固醇及类固醇激素等的生物合成。非辅酶形式的烟酸还是葡萄糖耐量因子（GTF）的组分，增加胰岛素的敏感性，增加葡萄糖的利用及促使葡萄糖转化成为脂肪，但游离烟酸无此作用。

2. 烟酸的食物来源

烟酸及其衍生物广泛存在于动植物性食品中，肝、肾、畜禽肉、鱼及坚果类食物富含烟酸及其衍生物，乳类和蛋类中的含量虽不高，但色氨酸较多，可转化为烟酸，谷类含量居中，含量视加工的程度而异。虽然玉米也是含烟酸较高的食物之一，但是其中的烟酸是结合形式，不能被人体吸收、利用。所以，用碱处理玉米，可将玉米中的烟酸释放出来，易被人体吸收。酵母也含有较多的烟酸。

3. 烟酸的推荐摄入量

备孕期及孕期妇女烟酸的每日推荐摄入量均为 12mg NE（NE 为烟酸当量），哺乳期为 15mg NE。

（十）维生素 C

1. 维生素 C 的生理作用

维生素 C 参与体内氧化还原过程，参与胶原的形成和维持，促进铁的吸收和储存，参与胆固醇及酪氨酸、色氨酸的代谢。此外，维生素 C 还参与叶酸的代谢，对维生素 A、维生素 E、多不饱和脂肪酸有保护作用。

2. 维生素 C 的食物来源

维生素 C 主要存在于新鲜蔬菜、水果中，如辣椒、菠菜、西红柿、韭菜、柑橘、山楂、柚子、猕猴桃、草莓和橙子等。野生的蔬菜和水果，如苜蓿、苋菜、刺梨、沙棘和酸枣等维生素 C 含量尤其丰富。只要能经常食用足够的蔬菜和水果，并注意蔬菜的合理烹调方法，一般不会发生维生素 C 缺乏。

3. 维生素 C 的推荐摄入量

备孕期和孕早期妇女维生素 C 的每日推荐摄入量均为 100mg，孕中期、孕晚期均为 115mg，哺乳期为 150mg。

八、水

水是地球上最常见的物质之一，是包括人类在内所有生命不可缺少的资源，也是生物体十分重要的组成部分。

（一）水的生理作用

水是人体组织的主要成分，是保持细胞形状及构成人体体液必需的物质，广泛分布在组织中，构成人体内环境。人的一切生命活动都需要水的参与，是营养物质代谢的载体，并参与体内物质新陈代谢和生化反应。水在维持体液正常渗透压及电解质平衡、调节体温过程中起到重要的作用。

（二）水的食物来源

每日摄入的水来源于饮水及食物水，其中饮水为白水与饮料的饮用量之和。人们每日水分摄入量会因饮水量及食物种类的不同而变化。食物水来自于主食、副食、零食和汤，包括食物本身含的水分和烹调过程中加入的水。常见含水分较多的食物主要有液态奶、豆浆、蔬菜类、水果类，以及汤类和粥类。每日从不同类的食物中获得的水分是膳食水摄入重要组成部分。

（三）水的推荐摄入量

孕妇因孕期羊水及胎儿的水分吸收，水分需要量增多。每日饮水适宜摄入量备孕期为 1500ml，整个孕期为 1700ml，哺乳期为 2100ml。

第二节　各类食物的营养价值

一、粮谷类食物的营养价值

粮谷类食物主要包括小麦、大米、玉米、小米、高粱、薯类等杂粮，其中以大米和小麦为主，粮谷类食品在我国膳食中构成比为 50% 左右，占有重要地位。

（一）蛋白质

谷类中蛋白质的含量一般在 7%～16% 变动。谷类蛋白质含量虽然不算很高，但由于每日摄入量大，故也是蛋白质的重要来源。粮谷类蛋白质的氨基酸组成不平衡，其蛋白质营养价值低于动物性食物，其生物价仅为 50%～60%。为提高粮谷类蛋白质的营养价值，可以利用蛋白质的互补作用，与某些食物蛋白质混合食用，以提高蛋白质的营养价值，如将主食与动物性食物或大豆混合食用，可以大大提高蛋白质的利用率。

（二）脂肪

脂肪在粮谷类中含量很少，只占总重量的 1%～2%，小麦、玉米胚芽含大量不饱和脂肪酸，胚芽油为一种营养价值很高的食用油。

（三）碳水化合物

粮谷类的碳水化合物主要形式为淀粉，含量可达 70% 以上，是人类最理想、最经济的能量来源。

（四）矿物质

粮谷类含有丰富的磷，此外还有钙、铁、锌、锰、镁、铜、钴等矿物质。矿物质与纤维素主要存在于谷皮和糊粉层，在加工过程中大部分会丢失。

（五）维生素

粮谷类主要含有 B 族维生素，特别是硫胺素（维生素 B_1）和烟酸，此外还含有维生素 B_2、泛酸和吡哆醇等，碾磨越细，保留的维生素 B 族也越低。谷类不含维生素 C、维生素 D、维生素 A，只有黄玉米和小米含有少量的类胡萝卜素。

二、豆类及其制品的营养价值

豆类的品种很多，主要有大豆和各种杂豆。根据豆类所含主要营养素的种类和数量，可将它们分成两大类：一类是高蛋白、高脂肪的大豆类，如黄豆、青豆和黑豆；另一类是富含碳水化合物的杂豆类，如绿豆、赤豆。

（一）大豆的营养价值

大豆是指黄豆、青豆和黑豆，大豆的营养价值比其他豆类高，其中最常用的是黄豆。

1. 蛋白质

大豆平均含蛋白质 30%～50%，是粮谷类的 3～5 倍，而且生物价较高，属于优质植物蛋白，是与粮谷类蛋白质互补的理想食物来源。此外，加工的大豆制品，其蛋白质消化率比整粒大豆本身还要高。

2. 脂肪

大豆平均含脂肪 18%，其中 84.7% 为不饱和脂肪酸，饱和脂肪酸仅占 15.3%，脂肪酸中 55% 为必需脂肪酸，此外，它还含有丰富的磷脂。

3. 碳水化合物

大豆含碳水化合物约占 25%，其中一半左右为淀粉、阿拉伯糖等，另一半是半纤维素，即膳食纤维。

4. 矿物质和维生素

大豆含有丰富的磷、铁、钙，含有较多的维生素 B_1、维生素 B_2 和烟酸等 B 族维生素，其含量高于粮谷类，并含有一定量维生素 E。

（二）其他豆类的营养价值

其他豆类主要有豌豆、红小豆、绿豆、蚕豆等，它们的化学组成与大豆类有较大差别，营养价值比大豆低，其蛋白质含量较低，为 20%～25%，碳水化合物

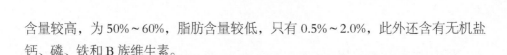

含量较高，为 50%~60%，脂肪含量较低，只有 0.5%~2.0%，此外还含有无机盐钙、磷、铁和 B 族维生素。

（三）豆类的抗营养因素

值得注意的是，豆类中存在胰蛋白酶抑制物，影响豆类营养素的消化吸收，但通过加热可使其破坏。此外豆类还含有皂素、植物血凝集素等有害因素，这些有害因素也可以通过加热使其破坏。

三、畜、禽肉和鱼类的营养价值

畜、禽肉及鱼类含有丰富的蛋白质，营养价值高，易于消化吸收。畜、禽肉含有较多的脂肪，多为饱和脂肪酸；鱼类含有脂肪少，多数为不饱和脂肪酸，同时含有丰富的铁、磷及 B 族维生素，尤其是烟酸、核黄素（维生素 B_2），还含有维生素 A 和维生素 D。

（一）畜肉的营养价值

（1）蛋白质：畜肉含蛋白质 10%~20%，营养价值高，易于消化吸收，属优质蛋白质。

（2）脂肪：畜肉脂肪含量因动物品种、年龄、肥瘦程度、取样部位等不同而有较大差异，如猪肥肉脂肪含量达 90%，猪里脊的脂肪只有 7.9%，而猪前肘含脂肪 31.5%，猪五花肉则含脂肪 35.3%；再如牛五花肉含脂肪 5.4%，而瘦牛肉脂肪含量仅有 2.3%。此外，畜肉脂肪以饱和脂肪酸为主，其主要成分是三酰甘油、少量卵磷脂、胆固醇和游离脂肪酸。胆固醇多存在于肥肉和动物内脏，如猪瘦肉胆固醇含量约为 81mg/100g，肥肉则比瘦肉高 2~3 倍，内脏更高，为瘦肉的 4~5 倍，如猪肝为 288mg/100g。

（3）碳水化合物：含量很少，以糖原形式存在于肌肉和肝脏之中。

（4）矿物质：畜肉富含磷、铁等矿物质，肝、肾含铁更高，而且吸收率高，是膳食铁的良好来源。

（5）维生素：畜肉含有丰富的 B 族维生素，肝脏富含维生素 A 和维生素 D。

（二）禽肉的营养价值

禽肉包括鸡、鸭、鹅、鸽、鹌鹑等的肌肉、内脏及其制品。其营养价值与畜肉相似，不同在于脂肪含量少，易于消化吸收。禽类质地较畜肉细嫩，蛋白质的含量约为 20%，氨基酸组成接近人体需要。营养价值高，易于消化吸收，且含氮浸出物多，故禽肉炖汤的味道较畜肉鲜美。

（三）鱼类的营养价值

鱼类含有丰富的蛋白质，含量为 15%～20%，属于优质蛋白，营养价值高，易于消化吸收。脂肪含量平均为 1%～3%，多是由多不饱和脂肪酸组成，如二十碳五烯酸（EPA）和二十二碳六烯酸（DHA）。鱼类富含磷、钙、碘等矿物质，其中虾皮含钙高达 2%。鱼类是维生素 B_2 和烟酸的良好来源，鱼的肝脏含有丰富的维生素 A、维生素 D。

四、蛋类的营养价值

各种禽类的蛋在营养成分上大致相同，用量较多的是鸡蛋。蛋类营养价值高，蛋中除缺乏维生素 C 之外，几乎含有人体必需的所有营养素。

蛋类蛋白质为天然食物中最理想的蛋白质，蛋白质含量为 14.8%，属于完全蛋白质。脂肪主要存在于蛋黄中，易于消化吸收，并含有一定量的卵磷脂和胆固醇，每 100g 鸡蛋含胆固醇 600mg。矿物质含量丰富，蛋黄中含钙、磷、铁较多，并含有较多的维生素 A、维生素 D、维生素 B_2 和维生素 B_1 等。蛋中所含的钙不及牛奶多，而铁含量则比牛奶多。

五、奶及奶制品的营养价值

牛奶是人类最普遍食用的奶类。鲜牛奶一般含水分 87%～89%，含蛋白质 3%～4%，含脂肪 3%～5%。奶所含的碳水化合物全部为乳糖，含量约为 4.5%。乳糖在肠道中能助长益生菌的繁殖、抑制肠腐败菌的生长。有些成年人因缺乏乳糖酶，乳糖不能分解而出现腹泻、腹痛等症状，称为乳糖不耐症。奶类几乎含有婴儿所需全部矿物质，其中钙、磷、钾尤其丰富。奶中的钙是钙的良好来源，含钙量约为 120mg/100ml；牛奶含有维生素 A、维生素 D、维生素 B_1、维生素 B_2。

17

六、蔬菜、水果的营养价值

蔬菜、水果富含维生素 C、维生素 B_2、胡萝卜素及矿物质钙、铁、钠、钾、镁等，此外，它还富含膳食纤维，而蛋白质、脂肪、碳水化合物的含量均很少。

（一）蔬菜的营养价值

蔬菜一般含蛋白质很少，为 1%～3%。蔬菜中所含碳水化合物包括淀粉和纤维素。根茎类蔬菜含有较多的淀粉，如土豆、山药和藕等，含量为 15%～20%，而一般的蔬菜淀粉含量为 2%～3%。蔬菜是人类无机盐的重要来源，含钙、钠、钾、镁及微量元素锌、铜、铁等。在各种蔬菜中，以叶菜含无机盐较多，尤以绿叶蔬菜更为丰富。

新鲜蔬菜富含胡萝卜素、核黄素（维生素 B_2）和抗坏血酸（维生素 C），根据我国的膳食结构特点，蔬菜是我国居民维生素的主要来源。蔬菜的胡萝卜素含量与蔬菜的颜色相关，绿色、红色、橙色、紫色的蔬菜都含有较多的胡萝卜素，它们经消化道进入人体后可转化成维生素 A，是最安全的补充维生素 A 的食物。此外，蔬菜是膳食纤维的主要来源。

（二）水果的营养价值

水果中富含维生素 C 及矿物质钙、钠、钾、镁等元素，含有一定量的碳水化合物，主要是淀粉、纤维素和果胶，而蛋白质、脂肪含量甚微。

水果中的碳水化合物主要是单糖（葡萄糖和果糖）、双糖（蔗糖）、多糖（淀粉、纤维素），因此不同水果的血糖生成指数不同（见附录 1）。苹果、梨等仁果类中以果糖为主，葡萄糖、蔗糖次之；桃子、杏等核果类以蔗糖为主，葡萄糖、果糖次之；葡萄、草莓、猕猴桃等浆果类主要含有葡萄糖和果糖；而柑橘类则以含蔗糖为主。水果含有较多的钠、钾、镁等元素。

（三）蔬菜、水果中的其他营养价值成分

蔬菜、水果中含有一些酶类、杀菌物质和具有特殊功能的植物化学成分。大蒜中含有硫化合物，具有抗菌消炎、降低血清胆固醇的作用；苹果、洋葱、甘蓝、西红柿等含有生物类黄酮，为天然抗氧化剂，能维持微血管的正常功能，保护维生素 C、维生素 A、维生素 E 等不被氧化破坏。

（四）加工烹调对蔬菜、水果营养价值的影响

烹调对蔬菜维生素的影响与烹调过程中洗涤方式、切碎程度、用水量、加热温度及时间等有关。先洗后切、随切随炒、急火快炒、现做现吃是保存蔬菜中维生素的有效措施。

热油快炒法是我国的传统烹制技术。这种炒法不仅可以保持蔬菜的原有色泽，使颜色明亮，而且味道鲜美，吃起来脆嫩可口，还可以使蔬菜中的维生素损失较少。

水果大都以生食为主，不受烹调加热影响，但在加工成制品时，如果脯、果干、罐头食品等，维生素将有不同程度的损失。

第二章
孕期的生理代谢特点

妊娠分为孕早期（妊娠开始到 13 周末）、孕中期（第 14 周至第 27 周末）、孕晚期（第 28 周至分娩）三个阶段。妊娠后全身的各器官和系统会发生一系列的生理变化，以满足孕期母体和胎儿的生长发育需要，直至分娩结束后的 2～6 周才能逐步消失和恢复至孕前状态。

第一节　孕期激素及营养代谢的改变

在受精卵着床后，孕妇的人绒毛膜促性腺激素分泌开始持续增加，黄体产生的孕酮刺激子宫内膜蜕膜样化，随着胎盘逐渐形成，将产生大量雌激素和孕酮，刺激子宫和乳腺发育。随着胎盘的生长，催乳素分泌增加，从而促进乳腺生长。与此同时，孕妇的甲状腺功能增强，基础代谢水平增高，这些激素水平的改变导致孕妇体内的合成代谢增高，需要摄入更多的能量和营养素来满足机体需求。孕期激素水平的改变对孕妇的糖代谢有一定的影响，催乳素可以促进脂肪分解，皮质醇可以促进合成葡萄糖，两者均具有拮抗胰岛素的作用，有些孕妇可能发展成为妊娠期糖尿病。

孕妇在以上各种激素的影响下，营养代谢变化较大，主要表现为合成代谢增加、基础代谢率升高。对糖类、脂肪和蛋白质的利用也有改变，作为胎儿主要能源的葡萄糖可以糖原的形式储存，并经扩散作用自胎盘转运至胎儿；氨基酸可通过胎盘主动转运；而脂肪酸可通过胎盘扩散转运至胎儿。接近孕晚期足月时，胎儿每天需利用 35g 葡萄糖、7g 氨基酸和 1.7g 脂肪酸以满足能量需要。孕晚期蛋白质分解产物排出减少，以利于合成组织所需的氮储存。

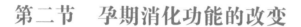

第二节　孕期消化功能的改变

　　孕早期受孕酮分泌增加的影响，消化系统功能发生一系列变化：胃肠道平滑肌松弛、张力减弱、蠕动减慢，胃排空及食物在肠道停留时间延长，易出现饱胀感及便秘；孕期消化液和消化酶（如胃酸和胃蛋白酶）分泌均减少，胃肠消化吸收能力下降，容易出现消化不良；贲门括约肌松弛，胃内容物容易逆流至食管下部，引起胃灼热、恶心，甚至呕吐等现象。上述消化系统功能的改变常常引起孕妇出现以消化道症状为主的妊娠反应，如恶心、呕吐、食欲不振等。

　　不过，由于消化功能的下降，食物在胃肠道停留时间过长，部分营养素，如钙、铁、维生素 B_{12} 及叶酸等肠道吸收量增加，反而与孕妇、胎儿对这些营养素的需求量增加相适应。

第三节 孕期循环系统的改变

正常成年女性的血容量约为 2.6L，而在孕期，血容量将随着孕期的进展而逐渐增加，到孕 28～32 周时达到峰值，最大增加量可达 50%；红细胞和血红蛋白的量也会随着孕周的增加而增加，至分娩时可达 20% 左右。但是红细胞和血红蛋白的这种增加幅度远远小于血容量的增加幅度，所以使孕妇的血液被稀释，血中的血红蛋白浓度相对下降，容易出现孕期生理性贫血。孕期贫血的界定值为 ≤ 110g/L。

孕早期血清总蛋白浓度下降，最初主要反映在白蛋白的降低，这是因血容量增加和蛋白质合成不足所致。血浆总蛋白浓度可由平均 70g/L 降至 40g/L，血浆白蛋白浓度由 40g/L 降至 25g/L。血浆中除血脂和维生素 E 以外，几乎所有营养素在孕期均降低，包括血浆葡萄糖、氨基酸、铁、水溶性维生素等，这可能更有利于将营养素转运到胎儿。

第四节　孕期肾脏功能的改变

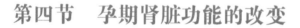

　　孕期需排出母体自身及胎儿的代谢废物，肾小球滤过率增加约50%，肾血流量增加约75%，肾脏负担明显加重。蛋白质代谢产物尿素氮、肌酐、肌酸等排泄明显增多；一些营养素如葡萄糖、氨基酸和水溶性维生素从尿中排出增加。其中葡萄糖的尿排出量可增加10倍以上，尤其是在餐后15分钟可出现尿糖，但是尿中葡萄糖排出量的增加与血糖浓度高低无关，应与糖尿病鉴别诊断。尿氨基酸日均排出量约2g，尿中氨基酸的构成与血浆氨基酸谱也无关。叶酸的排出比非孕期高出约1倍，为10~15μg/d。

第五节　孕期糖代谢的改变

　　妊娠妇女糖代谢有两个特点：一是胎儿只能利用葡萄糖作为能量来源，母体需提供大量葡萄糖以满足胎儿生长发育的需要。孕早期胎儿不断从母血中摄取葡萄糖，使孕妇血糖水平略低于非孕时。随着妊娠进展，碳水化合物代谢率不断增高，胰岛素的分泌量代偿性增多，以维持糖代谢平衡。二是孕期所特有的几种抗胰岛素的因素日益增多，胰岛素分泌量日渐增加，而且胰岛素廓清延缓，血胰岛素值上升。这些因素主要有：①人绒毛膜促性腺激素。它是一种由胎盘绒毛合体细胞分泌的多肽，在妊娠 3 周后开始分泌，并逐渐增加。此激素可引起口服糖耐量降低。②雌激素。主要为雌三醇，孕晚期可达非孕期的 1000 倍，可使糖耐量降低。③胎盘胰岛素酶。一种蛋白酶，可使胰岛素降解为氨基酸及肽而失活。④孕激素。胰岛素可与孕酮受体相结合。⑤肾上腺皮质激素。具有拮抗胰岛素的作用。因此，孕期胰腺需分泌更多的胰岛素才能保持体内血糖的稳定，如果胰腺代偿功能不足，将出现糖耐量异常或妊娠期糖尿病（GDM）。

第六节 孕期脂代谢的改变

　　孕期脂代谢变化主要表现为三酰甘油酯（TG）、总胆固醇（TC）和载脂蛋白升高。TG 和极低密度脂蛋白（VLDL）浓度在孕 8 周以前表现为降低，之后持续升高至足月；TC 和低密度脂蛋白（LDL）浓度在孕早期表现为降低，孕中、晚期上升，并于孕 34~36 周达高峰，足月时轻度下降；高密度脂蛋白（HDL）浓度在雌激素的作用下从孕 12 周开始增加并持续整个孕期。

　　孕早期和孕中期身体脂肪组织的变化表现为脂肪堆积。孕期肠道吸收脂肪能力增强，孕早期胰岛素水平升高、胰岛素敏感性增强，它通过抑制脂肪酶活性、促进脂肪酸再酯化等途径促进脂肪酸及脂肪合成，并抑制脂肪组织释放游离脂肪酸使脂肪生成增加。孕早期和孕中期的脂肪储存增多并非病理现象，而是一种生理性适应措施，为胎儿的生长发育、孕妇维持健康状态及产后的哺乳提供物质基础，有利于胎儿从母体中吸取更多的游离脂肪酸和其他脂类物质；是作为胎儿发育、脑组织及肺表面脂类活性物质合成的原料；为孕晚期脂肪分解增加、胎儿快速的生长做准备，并无病理意义。孕晚期因脂肪分解增加、脂肪组织脂蛋白酯酶（LPL）活性降低，脂肪积累停止甚至脂肪含量减少。胎盘催乳素、儿茶酚胺类增加及持续的胰岛素抵抗，使脂肪分解增加，血浆中游离脂肪酸和三酰甘油酯增加。

第三章

孕期营养状况与
母婴结局的关系

　　孕期营养不仅关系到孕妇自身的健康，与妊娠期糖尿病、高血压疾病、贫血（如铁、蛋白质、叶酸、维生素 B_{12} 缺乏）等并发症也密切相关，而且对胎儿的生长发育、出生后的健康及成年后的疾病发生都有明显的影响。第二次世界大战期间，很多人曾经历了能量摄入显著降低的特殊时期，荷兰"冬日饥荒（hunger winter）"和"列宁格勒围攻（siege of Leningrad）"两项调查均表明：妊娠期尤其是孕晚期营养不良，可导致胎儿出生体重降低 $300 \sim 500g$。国内部分调查结果显示，虽然城乡居民的营养不良和营养缺乏的患病率一直在下降，但我国仍面临着营养缺乏与营养失衡的双重挑战，农村儿童的生长迟缓率和低体重率仍然较高，尤其是在农村地区，铁、维生素 A 等微量营养素缺乏是我国城乡居民普遍存在的问题。在物质条件日渐优越的今天，营养缺乏的极端现象已很难再见，人们又开始走向营养过剩的另一个极端，这两者对母儿的健康结局都有不良影响。有趣的是，美国 Pima 对 $5 \sim 29$ 岁的 3061 名印第安人研究发现，出生体重与高血糖率呈 U 形关系，即出生体重过低和过大时，患糖尿病的危险性都会增加。Barker 根据流行病学研究成果，提出成人疾病"胎源"说：宫内营养不良或不平衡时，处于发育敏感期的胎儿组织器官在结构和功能上会发生永久性或程序性改变，其各种激素轴系重新设置，这些变化大大增加其出生后对各种慢性病的易感性。这些证据，也许对认识孕期营养状况与母儿结局的关系有一定意义的启示。

第一节　孕期营养不良对母婴的危害

一、能量不足

　　孕期营养不良主要指的是营养不足或营养缺乏。孕期营养不足首先是能量的不足，主要表现为孕妇体重低于正常体重，如孕前体质量指数（BMI）偏低

（<18.5kg/m²），或者孕期能量摄入不足导致母体增重不够，均可使胎儿宫内发育迟缓、分娩出低出生体重儿的风险增加。米杰等指出母亲孕前低体质量指数和随后的胎儿营养不良使出生体重过低则有可能发生胰岛素抵抗（IR）的危险。值得一提的是，尽管人们对代谢综合征（metabolic syndrome，MS）病因的研究从未中断过，对 MS 发病机制的研究也众说纷纭，但世界卫生组织（WHO）认为 IR 是 MS 发生的中心环节。譬如 Barker 进行长期的研究发现，成人疾病如高血压、2 型糖尿病和血脂代谢异常等均与低出生测量指标相关，且这种相关性不依赖成人生活方式和胎龄而单独存在。出生瘦小者患 2 型糖尿病的概率大大增加，且不依赖于其家族史，尽管有家族史且出生体重瘦小者患病率为最高。最近还有研究证实：妊娠期营养不良孕妇的子代在成年时期体重超重的概率增加，组织脂肪增加；子代成年后患糖尿病的概率增加，导致血糖失调；还明确报道胎儿宫内营养不良与其成年期心脏病、脑卒中、糖尿病的发生有关。大量的流行病学调查研究也证实，孕妇在妊娠期营养缺乏（或能量限制）可增加其子代成年期患代谢综合征的危险，这将代谢综合征的病因学研究提前到生命早期。

尽管有如此多的证据支持这一观点，但另外一些学者的研究却得出了不同的结论，认为妊娠期孕妇营养缺乏与成年期患代谢综合征之间没有关系。Stanner 等对保卫战期间出生于列宁格勒（现圣彼得堡）的 549 名儿童进行随访，得出了宫内营养不良对成年期的血压、葡萄糖耐量、血脂水平无影响的结论。Roseboom 等和 Bygren 等对荷兰"冬日饥荒"的研究结果表明，在妊娠中、晚期经历饥荒不会增加其子代成年时患动脉粥样硬化或心脏病的危险，但如果在妊娠早期营养不良却可以增加这两种病的危险性。

二、能量 - 蛋白质不足和多不饱和脂肪酸缺乏

能量的不足往往同时伴随着蛋白质的缺乏。蛋白质营养不良除了可造成以上不良后果外，还可影响胎儿脑的发育，造成不可逆的损伤，影响智力发育。母体蛋白质缺乏严重者可出现低蛋白血症、水肿、贫血等症状，并导致机体抵抗力降低，易发生感染。多不饱和脂肪酸的缺乏与不良妊娠结局风险的增加相关联，如早产、低出生体重、神经发育不良等。

三、维生素和矿物质不足

有关维生素和矿物质对妊娠结局的影响研究具有里程碑意义。在发展中国家，膳食质量差，摄入不足，同时胎盘和胎儿的生长对营养的需求增加可导致孕妇出现多种维生素和矿物质的缺乏。自发现叶酸在预防神经管畸形中的重要作用以来，备孕期及孕早期补充叶酸已成为众所周知的常规做法。孕期缺乏叶酸除了可导致神经管畸形外，还可引起流产、早产、胎盘早剥、巨幼红细胞性贫血等不良后果。同时，叶酸和维生素 B_{12} 缺乏引起的同型半胱氨酸血症可影响胎儿早期心血管的发育。维生素 B_{12} 的缺乏除了可引起巨幼红细胞性贫血外，还可导致神经系统的损害。维生素 A 可维持正常的视力和上皮组织健康，孕期缺乏维生素 A 可导致胎儿畸形、早产、宫内发育迟缓及低出生体重。维生素 D 可促进钙的吸收利用，孕期维生素 D 缺乏可影响胎儿骨骼发育，也可导致新生儿低钙血症、手足抽搐、婴儿牙釉质发育不良及母体骨质软化症。孕期缺乏维生素 B_1 时，母体可能没有明显的临床表现，但胎儿出生后会出现先天性脚气病。维生素 C 对胎儿骨骼和牙齿的正常发育、造血系统的健全和维持机体抵抗力等都有促进作用，孕妇缺乏维生素C时易出现贫血、出血，也可引起早产、流产，新生儿则有出血倾向。

铁缺乏和缺铁性贫血是世界范围的常见病，全球约有 20 亿人患病。不发达国家有 30%～60% 的儿童和育龄妇女患病，有 50% 的孕妇患贫血。孕期的缺铁性贫血对母亲和新生儿的出生结局有潜在的负面影响。研究揭示，妊娠期贫血可能与新生儿早产、低出生体重及死胎有关。孕妇贫血不仅影响自身健康，更重要的是影响子代。孕妇饮食中钙摄入不足，会引起母体血钙下降，可发生神经肌肉的兴奋性升高，引起指／趾麻木或手足抽搐；同时胎儿也会从母体夺取骨骼中的钙质，使母体出现骨质疏松或骨质软化症，胎儿也可能发生先天性佝偻病或缺钙抽搐症状。缺锌则使孕妇容易感染，并影响生殖系统、中枢神经系统的发育和味觉的形成，严重者可出现畸形。孕妇碘缺乏可致胎儿甲状腺功能低下，从而引起以智力发育迟缓和生长发育迟缓为主要表现的克汀病（呆小症）。

综上所述，孕期营养不良对胎儿的危害尤为重要，可造成低出生体重、早产、宫内发育迟缓、脑发育受损、先天畸形，甚至死亡等严重后果。此外，营养不良所导致的低出生体重人群，还可能在远期即成年后更易发生糖耐量减低、高胰岛素血症、胰岛素抵抗、2 型糖尿病等糖代谢异常，高血压、冠心病等心血管疾病，以及血脂代谢异常等代谢性疾病。

第二节 孕期营养过剩对母婴的危害

随着生活水平的不断提高，以及我国此前实行了多年的计划生育政策，在一定程度上导致孕妇在怀孕期间受到特别关照，尤其是孕期营养过剩、体力活动与锻炼的显著缺乏，导致孕期体重大幅增加。传统观念中，"生个大胖小子"或者"胖丫头"是件令人高兴的事。如今，人们"重视"营养而盲目补充的现象十分突出，在医院孕检过程中，发现超重的准妈妈比比皆是。孕期营养过剩宏观上表现为能量的过剩，这对母胎双方都非常不利，如超重或肥胖会增加妊娠合并症（如妊娠期糖尿病、高血压疾病、先兆子痫等）的危险性和剖宫产的概率，且术后合并症、低新生儿评分和巨大儿的危险性也增高。单因素分析发现，孕期体重增加、空腹血糖、糖耐量试验（OGTT）1小时血糖、孕前和分娩时BMI是巨大儿发生的相对危险因素，而且发生巨大儿时剖宫产率、产时并发症、阴道分娩产程延长的发生率、母亲的平均产后出血量、平均住院天数等都会增加。除此之外，对母体而言，孕期能量过剩还可导致高脂血症，为日后的心血管疾病和代谢综合征埋下隐患，还为产后健康体型的恢复增加困难。

在微量营养素方面，孕期的营养过剩主要为维生素A等脂溶性维生素和碘的过量摄入。如为了纠正孕期常见的生理性贫血，妇产科医生或营养师往往会建议增加肝脏的摄入，但如一次摄入过多或长期过量摄入蓄积，就会带来维生素A过量的问题。过量维生素A不仅可引起中毒，且可导致先天畸形，尤其是在孕早期，维生素A过多还可影响胎儿骨骼发育；维生素D的过量中毒较为少见；而一项研究表明，大剂量维生素E与先天性心脏病的发生密切相关。富碘食物的过量摄入则可导致胎儿甲状腺肿大或甲状腺功能减退。

第三节　孕期营养失调对母婴的危害

　　上面提到的过多食用富含维生素 A、维生素 E 和碘的食物会导致一系列危害外，相关营养补充剂的不合理滥用，也会导致相似的不良结局。孕期营养应遵循平衡膳食的原则，一些片面的营养素补充或者饮食模式可能会顾此失彼，影响到整体营养的均衡，导致营养失调问题的发生。如矿物质钙、铁、锌、铜等这些二价金属离子在体内的吸收会彼此影响，尤其是大剂量补充时要考虑到对其他成分的竞争性抑制。如近年来孕期多注重钙剂的补充而忽略了对铁、锌的影响，往往会加重生理性贫血。大剂量口服叶酸则有可能掩盖维生素 B_{12} 缺乏的早期表现，从而导致神经系统受到损害。很多妇女怀孕后早孕反应重，经常呕吐，就想当然地认为多服点维生素既能止吐又可补充维生素。其实不然，孕妇过量或长期服用维生素 B_6 会使胎儿对其产生依赖性，出生后会出现一系列异常表现，如哭闹不安、易兴奋、易受惊、眼球震颤、反复惊厥，医学上称之为"维生素 B_6 依赖症"，如果诊治不及时，将会留下智力低下的后遗症。又如，孕妇在怀孕初期，由于妊娠反应出现恶心、呕吐、食欲下降等症状，更可能主动或者被动采取素食主义者的饮食模式，以清淡的粥、蔬菜、水果类食物为主。尽管尚未有高质量的证据证实，这样可能会对妊娠结局造成不良影响，但与饮食均衡者相比，尤其是那些不摄入任何动物性食品的孕妇，可能无法保证给胚胎和胎儿正常发育提供足够的铁、必需氨基酸、维生素 B_{12}、维生素 D、钙、n-3 不饱和脂肪酸、锌等。而且在孕期要满足能量需求必须摄入大量的素食，这点也很难做到。建议此类孕妇一方面要摄入强化营养素的食品；另一方面要接受营养师的个性化评估咨询，以弥补这些缺陷。

　　总之，无论是营养缺乏、营养过剩还是营养失衡，对母儿的危害都不容小觑，作为医务工作者，有必要了解相关问题可能造成的潜在危害，重视并提前预防，及时纠正孕妇的不良饮食行为，为整个孕期保驾护航。

[1] 葛可佑. 中国营养科学全书 [M]. 北京：人民卫生出版社，2004.

[2] 薛长勇，郑子新，张荣欣. 孕产妇饮食专家谈 [M]. 北京：人民军医出版社，2005.

[3] 孙秀发. 临床营养学 [M]. 2 版. 北京：科学出版社，2009.

[4] 杨慧霞. 妊娠合并糖尿病：临床实践指南 [M]. 2 版. 北京：人民卫生出版社，2013.

[5] 杨慧霞. 孕产期营养 [M]. 北京：人民卫生出版社，2014.

[6] 乐杰. 妇产科学 [M]. 7 版. 北京：人民卫生出版社，2009.

[7] 中国营养学会. 中国居民膳食营养参考摄入量（2013 版）[M]. 北京：科学出版社，2013.

[8] Stein A D, Zybert P A, van de Bor M, et al. Intrauterine famine exposure and body portions at birth: The Dutch Hunger Winter [J]. Int J Epidemiol, 2004, 33 (4): 831–836.

[9] 李立明，饶克勤，孔灵芝，等. 中国居民 2002 年营养与健康状况调查 [J]. 中华流行病学杂志，2005，26（7）：478–484.

[10] Zhang J L, Shi J, Himes J H, et al. Undernutrition status of children under 5 years in Chinese rural areas-data from the National Rural Children Growth Standard Survey, 2006 [J]. Asia Pac J Clin Nutr, 2011,20（4）：584–592.

[11] Dabelea D, Pettitt D J, Hanson R L, et al. Birth weight, Type 2 diabetes, and insulin resistance in Pima Indian children and young adults [J]. Diabetes Care, 1999, 22（6）：944–950.

[12] Barker D J P. The fetal and infant origins of adult disease [J]. BMJ, 1990,301: 1111.

[13] 米杰，程红，侯冬青，等. 婴儿出生体重和母亲孕期体重指数与胰岛素抵抗综合征的关系 [J]. 2003, 3（3）：185–191.

[14] 纪立农. 国际糖尿病联盟代谢综合征全球共识定义解读 [J]. 中华糖尿病杂志，2005，13（3）：175–177.

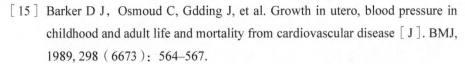

［15］Barker D J，Osmoud C, Gdding J, et al. Growth in utero, blood pressure in childhood and adult life and mortality from cardiovascular disease［J］. BMJ, 1989, 298（6673）：564–567.

［16］Barker D J，Hales C N, Fall C H, et al. Type 2（non-insulin-dependent）diabetes mellitus, hypertension and hyperlipidaemia（syndrome X）：relation to reduced fetal growth［J］.Diabetologia, 1993, 36（1）：62–67.

［17］Newsome C A, Shiell A W, Fall C H, et al. Is birth weight related to later glucose and insulin metabolism?—a systematic review［J］. Diabetes Medicine, 2003, 20（5）：339–348.

［18］Szostak-Wegierek D. Intrauterine nutrition：long-term consequences for vascular health［J］. Int J Womens Health, 2014, 6：647–656.

［19］Mathias P C, Elmhiri G, de Oliveira J C, et al. Maternal diet, bioactive molecules, and exercising as reprogramming tools of metabolic programming［J］. Eur J Nutr, 2014, 53（3）：711–722.

［20］Stanner S A, Bulmer K, Andrès C, et al. Does malnutrition in utero determine diabetes and coronary heart disease in adulthood? Results from the Leningrad siege study, a cross sectional study［J］. BMJ, 1997, 315 (7119)：1342–1348.

［21］Roseboom T J, Van J H, Osmond C, et al. Coronary heart disease after prenatal exposure to the Dutch famine, 1944—1945［J］. Heart, 2000, 84 (6)：595–598.

［22］Bygren L O, Edvinsson S, Broström G. Change in food availability during pregnancy：is it related to adult sudden death from cerebro and cardiovascular disease in offspring［J］. Am J Hum Biol, 2000, 12 (4)：447–453.

［23］Duggan C, Fawzi W. Micronutrients and Child Health：Studies in International Nutrition and HIV Infection［J］. Nutrition Reviews, 2001, 59 (11)：358–369.

［24］Fowles E R. Prenatal Nutrition and Birth Outcomes［J］. J Obstet Gynecol Neonatal Nurs, 2004, 33 (6)：809–822.

［25］Oken E, Duggan C. Update on micronutrients：iron and zinc［J］. Current Opinion in Pediatrics, 2002, 14 (3)：350–353.

［26］Hyder S M, Persson L A, Chowdhury M, et al. Anaemia and iron deficiency during pregnancy in rural Bangladesh［J］. Public Health Nutr, 2004, 7 (8)：1065–1070.

［27］首都儿科研究所，省妇幼保健院（所）. 1998 年中国育龄妇女贫血情况调查［J］. 中国生育健康杂志，2002, 13（3）：102–107.

［28］Bowman B, Russell R. Present Knowledge in Nutrition［M］. 8th ed. Washington DC: Internat Life Sci, 2001.

［29］Armony-Sivan R, Eidelman A I, Lanir A, et al. Iron Status and Neuro-behavioral Development of Premature Infants［J］. Journal of Perinatology, 2004, 24（12）：757–762.

［30］Fell D B, Joseph K S, Armson B A, et al. The impact of pregnancy on physical activity level［J］. Matern Child Health J, 2009, 13(5)：597–603.

［31］Hedderson M M, Gunderson E P, Ferrara A. Gestational weight gain and risk of gestational diabetes mellitus［J］. Obstet Gynecol, 2010, 115 (3)：597–604.

［32］刘启帆，张燕，赵岳. 我国孕妇孕期运动状况的研究现状［J］. 天津护理学院，2014, 22（3）：271–272.

［33］孙平平，李华萍，赵芳. 妊娠期糖代谢异常导致巨大儿发生的危险因素分析［J］. 实用妇产科杂志，2012, 28（1）：64–67.

［34］许厚琴，杜莉、秦敏，等. 上海市巨大儿影响因素及妊娠结局［J］. 中国妇幼保健，2010, 25（9）：1184–1188.

［35］Costello A, Osrin D. Vitamin A supplementation and maternal mortality［J］. Lancet, 2010, 375（9727）：1675–1677.

［36］Smedts H P, de Vries J H, Rakhshandehroo M, et al. High maternal vitamin E intake by diet or supplements is associated with congenital heart defects in the offspring［J］. BJOG, 2009, 116（3）：416–432.

［37］Connelly K J, Boston B A, Pearce E N, et al. Congenital hypothyroidism caused by excess prenatal maternal iodine ingestion［J］. J Pediatr, 2012, 161（4）：760–762.

［38］Craig W J, Mangels A R, American Dietetic Association. Position of the American Dietetic Association：vegetarian diets［J］. J Am Diet Assoc, 2009, 109（7）：1266–1282.

［39］Piccoli G B, Clari R, Vigotti F N, et al. Vegan-vegetarian diets in pregnancy：danger or panacea? A systematic narrative review［J］. BJOG, 2015, 122（5）：

623–633.

[40] Koebnick C, Hoffmann I, Dagnelie P C, et al. Long-term ovo-lacto vegetarian diet impairs vitamin B-12 status in pregnant women [J]. J Nutr, 2004，134 (12)：3319–3326.

[41] Cox S R. Staying healthy on a vegetarian diet during pregnancy [J]. J Midwifery Womens Health, 2008, 53 (1)：91–92.

[42] Penney D S, Miller K G. Nutritional counseling for vegetarians during pregnancy and lactation [J]. J Midwifery Womens Health, 2008, 53 (1)：37–44.

[43] Han Z，Mulla S，Beyene J，et al. Maternal underweight and the risk of preterm birth low birth weight：a systematic review and meta-analyses [J]. Int J Epidemiol, 2011, 40 (1)：65–101.

[44] Abu-Saad K, Fraser D. Maternal nutrition and birth outcomes [J]. Epidemiol Rev, 2010, 32：5–25.

[45] 蔡东联. 实用营养学 [M]. 2 版. 北京：人民卫生出版社，2012：191–193.

第四章
备孕期营养

——本章第一节、第二节内容引自人民卫生出版社出版的《中国居民膳食指南（2016）》。

合理膳食和均衡营养是成功妊娠所必需的物质基础。为降低出生缺陷、提高生育质量、保证妊娠的成功，夫妻双方都应做好孕前的营养准备。育龄妇女在计划妊娠前 3～6 个月应接受特别的膳食和健康生活方式指导，调整自身的营养、健康状况和生活习惯，使之尽可能都达到最佳状态，以利于妊娠的成功。

第一节　备孕妇女膳食指南

备孕是指育龄妇女有计划地怀孕并对优孕进行必要的前期准备，是优孕与优生优育的重要前提。备孕妇女的营养状况直接关系着孕育和哺育新生命的质量，并对妇女及其下一代的健康产生长期影响。为保证成功妊娠、提高生育质量、预防不良妊娠结局，夫妻双方都应做好充分的孕前准备。

健康的身体状况、合理膳食、均衡营养是孕育新生命必需的物质基础。准备怀孕的妇女应接受健康体检及膳食和生活方式指导，使健康与营养状况尽可能达到最佳后再怀孕。健康体检应特别关注感染性疾病（如牙周病），以及血红蛋白、血浆叶酸、尿碘等反映营养状况的检测，目的是避免相关炎症及营养素缺乏对受孕成功和妊娠结局的不良影响。备孕妇女膳食指南在一般人群膳食指南基础上特别补充以下 3 条关键推荐。

【关键推荐】

（1）调整孕前体重至适宜水平。

（2）常吃含铁丰富的食物，选用碘盐，孕前 3 个月开始补充叶酸。

（3）禁烟酒，保持健康生活方式。

孕前体重与新生儿出生体重、婴儿死亡率及孕期并发症等不良妊娠结局有密切关系。肥胖或低体重的育龄妇女是发生不良妊娠结局的高危人群，备孕妇女宜通过平衡膳食和适量运动来调整体重，使 BMI 达到 $18.5 \sim 23.9 kg/m^2$ 范围。

育龄妇女是铁缺乏和缺铁性贫血患病率较高的人群，怀孕前如果缺铁，可导致早产、胎儿生长受限、新生儿低出生体重及妊娠期缺铁性贫血。因此，备孕妇女应经常摄入含铁丰富、利用率高的动物性食物，铁缺乏或缺铁性贫血者应纠正贫血后再怀孕。碘是合成甲状腺激素不可缺少的微量元素。为避免孕期碘缺乏对胎儿智力和体格发育产生的不良影响，备孕妇女除选用碘盐外，还应每周摄入 1 次富含碘的海产品。叶酸缺乏可影响胚胎细胞增殖、分化，增加神经管畸形及流产的风险，备孕妇女应从准备怀孕前 3 个月开始每日补充 400μg DFE 叶酸，并持续整个孕期。

良好的身体状况和营养是成功孕育新生命最重要的条件，而良好的身体状况和营养要通过健康生活方式来维持。均衡的营养、有规律的运动和锻炼、充足的睡眠、愉悦的心情等均有利于健康的孕育。计划怀孕的妇女如果有健康和营养问题，应积极治疗相关疾病（如牙周病），纠正可能存在的营养缺乏，保持良好的卫生习惯。此外，吸烟、饮酒会影响精子和卵子质量及受精卵着床与胚胎发育，在怀孕前 6 个月夫妻双方均应停止吸烟、饮酒，并远离吸烟环境。

【实践应用】

1. 调整体重到适宜水平

肥胖或低体重备孕妇女应调整体重，使 BMI 达到 $18.5 \sim 23.9 kg/m^2$，并维持适宜体重，以在最佳的生理状态下孕育新生命。

（1）低体重（$BMI<18.5 kg/m^2$）的备孕妇女，可通过适当增加食物量和规律运动来增加体重，每天可有一两次的加餐，每天增加牛奶 200ml 或粮谷 / 畜肉类 50g 或蛋类 / 鱼类 75g。

（2）肥胖（$BMI \geqslant 28.0 kg/m^2$）的备孕妇女，应改变不良饮食习惯，减慢进食速度，避免过量进食，减少高能量、高脂肪、高糖食物的摄入，多选择低血糖生成指数、富含膳食纤维、营养素密度高的食物。同时，应增加运动，推荐每天 $30 \sim 90min$ 中等强度的运动。

2. 多吃含铁、碘丰富的食物

备孕期保证平衡膳食是充足营养的基础，对于铁、碘的重要性也应引起足够重视。

（1）铁：动物血、肝脏及红肉中铁含量及铁的吸收率均较高，一日三餐中应该有瘦畜肉 50~100g，每周 1 次动物血或畜禽肝脏 25~50g。在摄入富含铁的畜肉或动物血和肝脏时，应同时摄入含维生素 C 较多的蔬菜和水果，以提高膳食铁的吸收与利用。一日三餐含铁丰富的食物安排举例见表 4-1-1。

表 4-1-1　达到铁推荐量一日膳食举例

餐次	食品名称	主要原料及其重量
早餐	肉末花卷	面粉 50g，瘦猪肉 10g
	煮鸡蛋	鸡蛋 50g
	牛奶	鲜牛奶 200ml
	水果	橘子 150g
午餐	米饭	大米 150g
	青椒炒肉丝	猪肉（瘦）50g，柿子椒 100g
	清炒油菜	油菜 150g
	鸭血粉丝汤	鸭血 50g，粉丝 10g
晚餐	牛肉馅馄饨	面粉 50g，牛肉 50g，韭菜 50g
	芹菜炒香干	芹菜 100g，香干 15g
	煮红薯	红薯 25g
	水果	苹果 150g
加餐	酸奶	酸奶 100ml

注：依据《中国食物成分表 2002》计算。三餐膳食铁摄入量 32.2mg，其中动物性食物来源铁 20.4mg；维生素 C 190mg。

贴士

含铁和维生素 C 丰富的菜肴：

（1）猪肝炒柿子椒（猪肝 50g、柿子椒 150g），含铁 12.5mg、维生素 C 118mg。

（2）鸭血炒韭菜（鸭血 50g、韭菜 100g），含铁 16.8mg、维生素 C 24mg。

（3）水煮羊肉片（羊肉 50g、豌豆苗 100g、油菜 100g、辣椒 25g），含铁 7.6mg、维生素 C 118mg。

（2）碘：依据我国现行食盐强化碘量 25mg/kg，碘的烹调损失率为 20%，每日盐摄入量按 6g 计算，摄入碘约 120μg，几乎达到成人推荐量。考虑到孕期对碘的需要增加、碘缺乏对胎儿的严重危害、孕早期妊娠反应影响碘摄入，以及碘盐在烹调等环节可能的碘损失，建议备孕妇女除规律食用碘盐外，每周再摄入 1 次富含碘的食物，如海带、紫菜、贻贝（淡菜），以增加一定量的碘储备。

贴士

含碘丰富的菜肴：

（1）海带炖豆腐（鲜海带 100g 含碘 114μg、豆腐 200g 含碘 15.4μg）。

（2）紫菜蛋花汤（紫菜 5g 含碘 212μg、鸡蛋 25g 含碘 6.8μg）。

（3）贻贝（淡菜）炒洋葱（贻贝 100g 含碘 346μg、洋葱 100g 含碘 1.2μg）。

　　上述菜肴的含碘量分别加入每天由碘盐获得的 120μg 碘，碘摄入量约为 250～470μg，既能满足备孕妇女碘的需要，也在安全范围之内。

---

3. 健康生活，做好孕育新生命的准备

夫妻双方应共同为受孕进行充分的营养、身体和心理准备：①怀孕前 6 个月夫妻双方戒烟、禁酒，并远离吸烟环境，避免烟草及酒精对胚胎的危害；②夫妻双方要遵循平衡膳食原则，摄入充足的营养素和能量，纠正可能的营养缺乏和不良饮食习惯；③保持良好的卫生习惯，避免感染和炎症；④有条件时进行全身健康体检，积极治疗相关炎症疾病（如牙周病），避免带病怀孕；⑤保证每天至少 30min 中等强度的运动；⑥规律生活，避免熬夜，保证充足睡眠，保持愉悦心情，准备孕育新生命。

以下关键事实是在充分的科学证据基础上得出的结论，应牢记：

◆ 准备怀孕前 3 个月开始补充叶酸，可预防胎儿神经管畸形。

◆ 孕前适宜体重及充足的铁和碘储备有利于成功怀孕，降低不良妊娠结局风险。

◆ 禁烟酒，保持健康生活方式，有利于母婴双方的健康。

第二节　备孕期饮食原则及食谱举例

一、食物多样，谷类为主

各种各样的食品所含的营养素不尽相同，没有一种食品能供给人体需要的全部营养素，每天饮食必须由多种食品适当搭配，才能满足人体对各种营养素的需要，才能让机体免疫系统的功能处于最佳状态。谷类食物是我国传统膳食的主体，认为主食没有营养，是可吃可不吃的观点是绝对错误的，主食提供了人体所需要的绝大部分碳水化合物及蛋白质和维生素，一般建议每日主食要吃到 200g（生重 4 两）以上，最低不宜低于每日 150g（生重 3 两）。最好其中 40% 来源于除大米和白面以外的粗杂粮和全谷类食物，粗杂粮中富含 B 族维生素和膳食纤维。

二、适当增加鱼、禽、瘦肉及海产品的摄入量，提供优质蛋白质

老百姓普遍认为多吃肉类能够增强体质，实际上高脂肪和高蛋白食品容易导致人体体重超标和代谢异常，备孕期妇女保证摄入足够的优质蛋白质即可，瘦肉、鸡蛋、禽类、鱼类和虾富含优质蛋白质，每天摄入量可达到 100～150g，可经常吃大豆类及其制品，如豆腐、豆干、腐竹、豆浆等富含优质蛋白质、钙和大豆异黄酮，既可增加蛋白质供给，又能防止进食肉类过多带来的不利影响。每天至少 250ml 牛奶，奶类含钙量高，是天然钙质最好的来源，也是优质蛋白质的重要来源，可适当添加酸奶及其他奶制品。

三、保证足够的新鲜蔬菜，适量的水果

蔬菜和水果都含有较丰富的维生素、矿物质、膳食纤维和其他植物化学素。

红、黄、绿等深色蔬菜中维生素含量超过浅色蔬菜和水果，而水果中的糖、有机酸及果胶等比蔬菜丰富。维生素 C 含量高（如西红柿、苦瓜、豆角、菠菜、辣椒、茼蒿等）的蔬菜应尽可能凉拌生吃，或在沸水中焯 1~2min 后再拌，也可用带油的热汤烫菜，既能改善蔬菜口感，又能最大限度减少维生素的损失。蔬菜和水果中含有丰富的微量营养素和各类植物化学成分，对人体是非常有益处的，是非常重要的备孕食物。

四、饮食要清淡、适口，少食多餐，防止体重增长

现代人平时工作紧张，享受美食成了很多人休闲、娱乐的主要方式，尤其是在外就餐，很多美食都是煎炸、油爆的，煎炸食品含脂肪较多，并刺激食欲，容易导致体重迅速增加，不论从食品安全角度考虑或是烹调方式来讲，都是不健康的，建议采用蒸、煮、烧、汆等烹调方法，忌用油煎、油炸的方法。不需要在备孕期就开始喝各种进补汤，肉汤中溶解了大量的嘌呤和脂肪酸，其作用只会让体重快速增长，对备孕并无明显益处。

以下是一位身高 160cm、体重为 55kg 的女性一日食谱举例：

7:00 早餐：素包子（生面 50g，小白菜 50g）1 个，牛奶 250ml，煮鸡蛋 1 个

9:30 加餐：苹果 1 个（苹果 150g）

11:30 午餐：杂粮饭 1.5 两（生米 75g），清蒸鱼块 50g，香菇油菜（油菜 200g，香菇 30g），烹调油 15g

14:30 加餐：酸奶 100ml

16:30 加餐：葡萄 50g

18:00 晚餐：全麦馒头（生面 50g），家常豆腐（豆制品和瘦肉各 50g），炝炒西兰花（西兰花、胡萝卜、木耳等蔬菜 150g），西红柿蛋花汤 200ml，烹调油 15g

20:30 加餐：坚果 15g（松子仁 15g）

第三节　孕前体重管理

一、孕前体重分类的依据

育龄妇女的孕前体质量指数及孕期体重增长与妊娠结局密切相关，甚至对母婴远期生存质量都有深远影响，因此有必要对准备妊娠的妇女的体重进行评估。我们以 BMI 作为体重的评估标准，标准遵照 2013 年国家卫生和计划生育委员会发布的《中华人民共和国卫生行业标准——成人体重判定》（表 4-3-1），判定备孕期女性的体型，进一步给予备孕期体重管理的指导建议。

表 4-3-1　中国成年人体重分类

体重分类	BMI（kg/m^2）
体重过低	<18.5
体重正常	18.5～23.9
超重	24.0～27.9
肥胖	≥28.0

二、各类人群体重管理原则

营养是生命与健康的物质基础，人体营养状况的优劣决定了身体素质，对一生的健康都有重要的影响，而生命早期的营养状况更为重要，因为此时是生命过程中对营养状况最为敏感的时期。由于胎儿在母体中生长发育所需的一切营养都是通过胎盘由母体供给的，因此，胎儿的营养水平与母体的营养水平息息相关。表观遗传学研究发现，膳食营养素能够阻止甚至逆转因炎症所带来的胚胎早期 DNA 甲基化、组蛋白修饰和染色质重组，而孕前 BMI 反映了妇女孕前的营养状况，对于准备妊娠的妇女，体重正常者孕前不需要进行特殊的体重管理，依据备孕妇女膳食指南，维持现有体重即可，切勿在备孕前盲目进补，导致体重增加；而体重过低或者已经存在超重、肥胖的人群，进行积极的体重管理对于其成功妊娠有着重要的意义。

（一）孕前体重过低者的体重管理

1. 孕前体重过低的危害

日本学者研究发现，近年来该国婴儿出生平均体重下降与母亲孕前体重过低有直接的关系，母亲孕前体重过低反映了其营养状况较差，会对母婴近期及远期健康状况产生不利的影响。因为正常的月经周期需要体内足够的脂肪含量来维持，只有维持正常的月经周期，才可能具备生殖能力，脂肪是合成女性激素的物质基础，成年女性的脂肪过度减少会造成排卵停止或出现明显的闭经，不容易怀孕。即使怀孕后，如果体内脂肪含量不足以维持孕激素的水平，会导致孕早期流产的发生风险增加，也将影响孕中、晚期胎儿发育和产后泌乳，并且不耐受分娩时的体力消耗，对分娩不利。

国外一项包括 102 万名女性的荟萃分析发现：母亲孕前低体重分娩发生早产儿的风险较对照组增加 29%，低出生体重儿的风险较对照组增加 64%，该研究认为分娩出低出生体重儿就代表着母亲孕前及孕期营养不良。

2. 孕前体重过低者的体重管理原则

如果准备妊娠的妇女 BMI 低于 18.5kg/m^2（体重过低），应首先接受临床营养专科的咨询，帮助其体重达到理想状态以获得最佳的妊娠结局。

3. 孕前体重过低者的体重管理措施

明确体重过低的原因对于营养治疗非常重要。现代女性追求苗条的身材而过度节食所引起的消瘦是最为常见的原因，需纠正其不正确的饮食观念，给予个体化的平衡膳食指导：①依据备孕妇女膳食指南，提供足够的能量和蛋白质，如果患者的日常实际进食量与其目标量差距过大，应逐步增加，否则患者容易因无法接受给予的饮食量，而导致营养治疗失败；②如果患者存在消化系统疾病或贫血等情况导致平时摄入量较低或消耗量较大，应首先积极治疗原发病；③建立良好的生活习惯，即重视体格锻炼，纠正不良卫生及饮食习惯，保证充足睡眠。

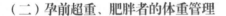

妊娠合并糖尿病的营养治疗

（二）孕前超重、肥胖者的体重管理

1. 孕前超重、肥胖的危害

（1）孕前超重、肥胖增加流产、早产及胎死宫内的风险。2010年我国成人超重率和肥胖率分别达到30.6%和12.0%，而孕前肥胖是早期流产的独立危险因素。孕前肥胖妇女在孕6周内发生流产的风险高于非肥胖妇女，其流产率分别为12%和2%。新生儿早期死亡的风险随孕前体重的增加而增加，新生儿早期死亡率在超重和肥胖组是正常组的2.0倍。较高的孕前体重可增加孕期胎儿宫内死亡的风险。

（2）孕前超重、肥胖增加新生儿先天缺陷的发生风险。因超重和肥胖孕妇身体的新陈代谢异常，其新生儿主要畸形发生率较正常BMI者的新生儿增加35%～80%，神经管缺陷的发生率增加1～3倍。国外研究显示：在排除了新生儿染色体异常和妊娠糖尿病等混杂因素后，肥胖孕妇的新生儿发生神经管缺陷的概率较大，包括脊柱裂和无脑畸形等。另外，肥胖孕妇的新生儿还易发生先天性心血管畸形。肥胖还增加了新生儿低阿氏评分（Apgar评分）、胎粪吸入、羊水污染的风险。

（3）孕前超重、肥胖对胎儿生长发育的远期影响。孕期营养能量过剩导致孕妇体重增长（gestational weight gain，GWG）过多及高出生体重儿，同样也会增加不良妊娠结局的发生。合并胰岛素抵抗的超重和肥胖孕妇，若胎儿也存在胰岛素抵抗，则容易发生胎儿生长受限及低出生体重儿，且新生儿成年后容易发生糖尿病、高血压和心血管疾病。

2. 孕前超重、肥胖者的营养治疗原则

治疗肥胖必须持之以恒地改变原有生活、饮食习惯，保证机体蛋白质及其他各种营养素需要，维持机体摄入能量与消耗间的负平衡状态，并持续相当时间，使体重逐渐下降。超重患者应尽可能接近标准体重，而肥胖患者较原有体重下降10%以上就可以起到改善妊娠结局的作用。

控制能量摄入和增加能量消耗是肥胖的基础治疗。有95%减重成功的患者在未来5年后体重又逐渐恢复至肥胖，甚至比以前还要胖。其原因是只增加体力活动而不控制饮食，其所增加的运动能量消耗极易从饮食摄入上获得补偿，也就难以达到减肥目的。反之，如不增加体力活动而只是控制饮食能量，患者则将不可避免地长期忍受十分严重的饥饿感及其他心理负担，会发生蛋白丢失，有损于健康，且基础代谢率将会变得更低，以致对身体带来更为有害的影响，故常难坚持

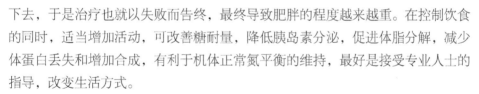

下去，于是治疗也就以失败而告终，最终导致肥胖的程度越来越重。在控制饮食的同时，适当增加活动，可改善糖耐量，降低胰岛素分泌，促进体脂分解，减少体蛋白丢失和增加合成，有利于机体正常氮平衡的维持，最好是接受专业人士的指导，改变生活方式。

3. 孕前超重、肥胖者的具体营养治疗措施

（1）限制总能量。能量限制要逐渐降低，避免骤然降至最低安全水平以下。辅以适当的体力活动，增加能量消耗。成年的轻度肥胖者，按每月减轻体重0.5～1.0kg 为宜，即每天减少 125～250kcal 能量来确定每日 3 餐的标准。而成年中度以上肥胖者，每周减体重 0.5～1.0kg，每天减少 552～1104kcal 能量，应严格控制。每人每天饮食中应尽量供给 1000kcal 能量，这是可以较长时间坚持的最低安全水平。

（2）适量蛋白质。肥胖的原因是摄入能量过多，过多能量无论来自何种能源物质都可致肥胖，蛋白质当然也不例外。严格限制饮食能量供给的同时，蛋白质摄入过多还会导致肝肾功能损害。对采用低能量饮食的中度以上的肥胖者，蛋白质提供能量占总能量的 20%～30% 为宜。

（3）限制脂肪。限制饮食能量供给时，必须限制饮食脂肪供给量，尤其需限制动物脂肪。在肥胖时，脂肪沉积在皮下组织和内脏器官，过多易导致脂肪肝、高脂血症及冠心病等。降低饮食能量同时应提高饱腹感，肥胖者饮食的脂肪含量应控制在总能量的 25%～30%。

（4）限制碳水化合物。为了防止酮症和出现负氮平衡，碳水化合物供给应控制在总能量的 40%～55% 为宜。碳水化合物在体内能转化为脂肪，尤其是肥胖者摄入简单糖后，更容易以脂肪的形式沉积，故对富含简单糖的食品，如蜜饯及甜点心等，应尽量少吃或不吃。

（5）限制食盐和嘌呤。食盐能致口渴和刺激食欲，并能增加体重，多食不利于肥胖症治疗，食盐以 3～6g/d 为宜。嘌呤可增进食欲和加重肝、肾代谢负担，故嘌呤含量高的动物内脏应加以限制，如动物肝、心、肾等。

（6）烹调方法及餐次。宜采用蒸、煮、烧、氽等烹调方法，忌用油煎、炸的方法。进食餐次应因人而异，通常为每日 3～5 餐。

（7）平衡的饮食结构。必须按正常标准保证饮食有足够维生素和矿物质，食品应多样化，切忌偏食。只要含能量低，来源分配得当，营养平衡，任何膳食搭配都可成为良好的减肥饮食。

（8）增加运动量。合理饮食对减肥相当重要，但必须与运动相结合，才能获得更大效益，表4-3-2列出了一些活动消耗100kcal能量所需要的时间，供参考。

表4-3-2 不同活动消耗100kcal能量所需时间

活动项目	时间（min）
坐、写字、手工缝纫	50
弹钢琴、打台球	40
跳舞、游泳	18~30
体操、上下楼	25
打高尔夫球	25
骑自行车	15~25
快步走（80m/min）	20
打乒乓球、排球	20
打羽毛球、网球	15
长跑、爬山、打篮球、踢足球	10

4. 重视向心性肥胖

成人向心性肥胖可以通过腰围直接判定。向心性肥胖前期：女性腰围80~85cm；向心性肥胖：女性腰围≥85cm。体脂和腰围的监测对于预判妊娠期糖尿病发生有着重要的意义，实际原因是源于此类人群虽然体重正常，但存在腹型肥胖和肌肉等瘦体组织减少，尽管患者BMI在正常范围内，但高胰岛素水平、胰岛素抵抗、高甘油三酯水平使其糖尿病和心血管疾病的发病风险明显增高；心肺功能和身体机能降低，容易发生心血管事件。作为美国医学史上最重要的流行病学研究之一的Framingham心脏研究显示：体内脂肪分布可能比脂肪本身更能准确预示心血管疾病的形成。体脂分布似乎对疾病发生风险有决定性意义，腹型肥胖危险性最大。由于脂肪组织沉积在内脏周围，此类肥胖者存在严重的胰岛素抵抗，容易出现高血压、高血糖、高血脂、蛋白尿等，而这些都是心血管疾病的高危因素，最终会导致不良事件，包括卒中和心肌梗死，而纠正腹型肥胖需要改变久坐的生活方式，坚持科学的营养治疗方案，强化有氧运动和抗阻力训练，以增加肌肉组织含量，纠正胰岛素抵抗的状态。给予个体化的运动训练计划也是强化生活方式干预中的重要组成部分。

第四节　糖尿病患者孕前血糖管理

一、为什么糖尿病患者孕前要重视血糖的控制？

糖尿病严重威胁患者健康，尤其是糖尿病合并妊娠孕妇，血糖控制难度较大，并发症发生风险较高，妊娠结局不理想。糖尿病对妊娠的影响，具体表现在以下方面：

（一）对孕妇的影响

（1）孕早期自然流产率增加可达 15%～30%。高血糖可使胚胎发育异常甚至死亡，因此糖尿病患者宜在血糖控制正常后再妊娠。

（2）糖尿病视网膜病变可因妊娠而加重。孕前血糖合理控制可减少糖尿病视网膜病变加重的危险性。

（3）妊娠期高血压疾病的发生率升高，比非糖尿病孕妇高 2～4 倍。糖尿病可导致广泛血管病变，使小血管内皮细胞增厚及管腔变窄，组织供血不足，血压升高。

（4）增加感染风险。血糖控制欠佳的孕妇易发生感染，以泌尿道和生殖道感染多见。

（5）羊水过多发生率增加，较正常孕妇升高 10 倍。主要与胎儿高血糖、高渗性利尿致胎尿排出增多有关，与胎儿畸形无关。

（6）巨大儿发生率增多。增加难产、产道损伤、剖宫术概率，产程延长容易发生产后出血。

（7）容易发生酮症酸中毒：由于妊娠期复杂的代谢变化，加之高血糖及胰岛素相对或绝对不足，代谢紊乱进一步发展到脂肪分解加速，血清酮体急剧升高，出现代谢性酸中毒。

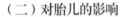

（二）对胎儿的影响

（1）巨大儿发生率增加，高达 25%～40%。胎儿长期处于高血糖环境，刺激胎儿胰岛 β 细胞增生，产生大量胰岛素，促进蛋白、脂肪合成和抑制脂解作用，导致胎儿过度生长。

（2）胎儿生长受限（FGR）发生率增加。妊娠早期高血糖有抑制胚胎发育的作用，导致孕早期胚胎发育落后。

（3）早产发生率增加，为 10%～25%。羊水过多、妊娠期高血压疾病、感染、胎膜早破、胎儿宫内窘迫等是早产增加的常见原因。

（4）胎儿畸形率增加，为正常妊娠的 7～10 倍。与妊娠早期高血糖水平有关，酮症、低血糖、缺氧等也与胎儿畸形有关。

综上所述，孕前血糖控制欠佳的糖尿病孕妇妊娠早期流产及胎儿畸形发生风险明显增加，妊娠前后理想的血糖控制可显著降低上述风险。同时，糖尿病相关并发症可因妊娠而加重，孕前血糖合理控制可减少并发症加重的风险。

二、糖尿病患者孕前血糖管理原则

（一）糖尿病患者孕前血糖控制目标

计划妊娠的糖尿病患者应严格控制血糖，加强血糖检测，使 $HbA_{1c}<6.5\%$，使用胰岛素者 $HbA_{1c}<7\%$。

（二）糖尿病患者孕前饮食及运动指导

1. 合理控制能量，适当减轻体重

合理控制饮食总能量是糖尿病营养治疗的首要原则。计划妊娠的糖尿病患者应接受个体化饮食计划，目标是既达到或维持标准体重，又满足不同情况下的营养需求。标准体重（kg）= 身高（cm）-105，采用 BMI 作为判断体型的标准，BMI= 体重（kg）/ 身高^2（m^2）（表 4-3-1）。应根据身高、体重、年龄、劳动强度（表 4-4-1）、病情等确定每日能量供给量（表 4-4-2）。

表 4-4-1 劳动强度表

轻体力劳动	中体力劳动	重体力劳动
洗衣服、做饭、办公室工作、购物等	搬运轻货物、油漆工人、电焊工人、园丁等	室外建筑工人、重货物搬运工人、收割、挖掘等

表 4-4-2 成人糖尿病患者每日能量供给量（单位：kcal/kg）

体型	卧床	轻体力劳动	中体力劳动	重体力劳动
消瘦	20~25	35	40	40~45
正常	15~20	30	35	40
肥胖	15	20~25	30	35

对于肥胖或超重个体，应建议减重。适当减轻体重可改善胰岛素抵抗，利于孕前血糖控制。就减重效果而言，限制能量摄入较单纯调节营养素比例更关键。不推荐 2 型糖尿病患者长期采用极低能量（<800kcal/d）饮食。

2. 碳水化合物适量，选择低血糖生成指数食物

碳水化合物是人体获取能量的主要来源，也是体内多个器官系统的主要能源物质。但碳水化合物摄入过多易影响血糖控制，并增加胰岛负担；碳水化合物摄入过少可升高血脂、引起低血糖等。因此，合理摄取碳水化合物成为影响糖尿病患者病程进展的重要内容。推荐每日碳水化合物供能比为 45%~60%；如碳水化合物的来源为低血糖生成指数（glycemic index，GI）食物（详见本书附录 1），其供能比可达 60%。

GI 指的是分别摄入含 50g 碳水化合物的某种食物与等量葡萄糖 2 小时后血浆葡萄糖曲线下的面积比，是衡量某种食物或某种膳食组成对血糖影响的一个指标。GI 高的食物，表示进入胃肠道后消化快、吸收完全，葡萄糖进入血液迅速，血糖波动大；而 GI 低的食物，则表示在胃肠内停留时间长、释放缓慢，葡萄糖进入血液后峰值低，下降速度慢，血糖波动比较小。此外，GI 还与淀粉的结构、颗粒大小及包裹淀粉的纤维状态有关，同时食物内除淀粉外，膳食纤维的种类和含量，以及食物中蛋白质种类与含量、食物的成熟度、食物中脂肪的含量等均与 GI 的大小有关。糖尿病患者在控制碳水化合物总量的基础上，合理利用低 GI 的食物，对于保持血糖稳定至关重要。

3. 增加膳食纤维

膳食纤维有助于糖尿病患者长期血糖控制。糖尿病患者膳食纤维摄入高于健康成年人推荐摄入量，推荐 25～30g/d 或 10～14g/1000kcal。膳食纤维从生理学角度是指不能被人体消化吸收的植物性食物成分。膳食纤维分为可溶性膳食纤维和非可溶性膳食纤维。非可溶性膳食纤维有纤维素、木质素等，主要存在于谷类、豆类的外皮及植物的茎叶部。可溶性膳食纤维有果胶、树胶、豆胶、藻胶等，在豆类、水果、蔬菜、紫菜、海带等食品中含量较多。可溶性膳食纤维可降低餐后血糖升高的幅度，提高机体胰岛素敏感性和降低血胰岛素水平。膳食纤维的其他主要生理功能还包括：维持正常肠道功能；降低血清胆固醇，预防冠心病及结石形成；防止能量过剩和肥胖；促进结肠功能，预防结肠癌等。因此，适量补充膳食纤维，可以达到控制血糖、血压、血脂和体重的目的。

如何才能增加每日膳食纤维的摄入量呢？每日用部分的粗粮代替精米面，约占总量的 1/3 为宜；适当添加豆类食品；每天摄入相当数量的青菜，尤其是青菜的叶和茎部；合理应用膳食纤维补充剂。

4. 控制脂肪摄入

膳食脂肪作为一种重要的营养物质不仅为机体提供能量与必需脂肪酸，促进脂溶性维生素的吸收，还能增进食物的美味，增加饱腹感。然而，由于其能量密度较高，过多摄入会对健康带来一系列的问题。避免吃脂肪（特别是动物脂肪）和胆固醇含量过高的食品，如肥肉、奶油蛋糕、动物内脏、蛋黄、鱼子、蟹黄等。膳食总脂肪的摄入以每天占总能量的 25%～30% 为宜；对超重或肥胖患者，脂肪供能比应严格控制在 30% 以内。饱和脂肪酸的摄入量不应超过供能比的 10%。膳食中宜增加富含 n-3 多不饱和脂肪酸的植物油。推荐每周吃鱼 2～4 次（尤其是 n-3 多不饱和脂肪酸含量丰富的深海鱼）。

5. 选用优质蛋白

针对肾功能正常的糖尿病女性，在备孕期推荐蛋白质的适宜摄入量在总能量的 15%～20%。尽量选用优质蛋白，不低于全日蛋白质总量的 1/3。所谓优质蛋白质是指必需氨基酸含量较高、种类齐全，且容易被人体消化、吸收、利用、合成自身蛋白质的食物蛋白质。鸡蛋、牛奶、鱼、瘦肉、豆制品等都属于优质蛋白。

6. 平衡膳食

平衡膳食指饮食所提供的营养素种类和数量满足人体需要，且各种营养素之间保持合适的比例，这样的膳食是平衡膳食。人体的正常运转和代谢需要平衡膳食。这是因为人体为了保证自身健康，需要摄入 40 余种营养素。每种食物所含营养素不止一种，如牛奶中含有蛋白质、脂肪、碳水化合物、钙、磷、维生素 A、维生素 B_2 等；瘦肉含有蛋白质、脂肪、B 族维生素、铁、锌等。但是没有一种食物能提供给人体所需要的全部营养素。比如牛奶虽营养丰富，但铁含量少；肉类铁含量丰富，却只含少量的钙。所以，只有不挑食、不偏食，食物种类多样化，才能获得所需的全部营养素，达到平衡膳食要求。糖尿病女性与普通女性在备孕期对于微量营养素的需求基本相同，所以除了控制饮食总热量和遵循糖尿病饮食原则外，应尽量做到平衡膳食。

7. 适当运动

糖尿病患者合理运动可改善胰岛素敏感性、骨骼肌功能、改善代谢紊乱，对改善生活质量有积极的作用。运动治疗前进行医学评估，严格把握适应证和禁忌证，2 型糖尿病（T2DM）合并肥胖的女性患者，运动时应注意预防关节疼痛和不适。根据病程、严重程度、并发症等综合考虑年龄、家庭状况、运动习惯、文化背景等多种因素，制定个体化运动处方。运动处方应包括运动频率、运动强度、运动时间、运动类型和运动量五大要素。运动类型应以有氧运动为主，适当结合抗阻力运动。注意事项：运动前、后应监测血糖以预防低血糖，如运动前血糖 < 4.2 mmol / L 或有低血糖反应，应注意在运动前加餐，或降低降糖药物的使用剂量。

参考文献

［1］ Cawley S，Mullaney L，McKeating A，et al. A review of European guidelines on periconceptional folic acid supplementation［J］. Eur J Clin Nutr，2016，70（2）：143–154.

［2］ Amitai Y，Koren G. The folic acid rescue strategy：high-dose folic acid supplementation in early pregnancy［J］. JAMA Pediatr，2015，169（12）：1083–1084.

［3］ Berry R J，Li Z，Erickson J D，et al. Collaborative Project for Neural Tube Defect Prevention. Prevention of neural-tube defects with folic acid in China：

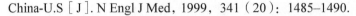

China-U.S［J］. N Engl J Med, 1999, 341（20）: 1485–1490.

［4］ Bortolus R, Blom F, Filippini F, et al. Italian and Dutch folic acid trial study groups. Prevention of congenital malformations and other adverse pregnancy outcomes with 4.0 mg of folic acid: community-based randomized clinical trial in Italy and the Netherlands［J］. BMC Pregnancy Childbirth, 2014, 14: 166.

［5］ Qiu C, Zhang C, Gelaye B, et al. Gestational diabetes mellitus in relation to maternal dietary heme iron and nonheme iron intake［J］. Diabetes Care, 2011, 34（7）: 1564–1569.

［6］ Soubasi V, Petridou S, Sarafidis K, et al. Association of increased maternal ferritin levels with gestational diabetes and intra-uterine growth retardation ［J］. Diabetes Metab, 2010, 36（1）: 58–63.

［7］ Bowers K, Yeung E, Williams M A, et al. A prospective study of prepregnancy dietary iron intake and risk for gestational diabetes mellitus［J］. Diabetes Care, 2011, 34（7）: 1557–1563.

［8］ Helin A, Kinnunen T I, Raitanen J, et al. Iron intake, haemoglobin and risk of gestational diabetes: a prospective cohort study［J］. BMJ Open, 2012, 2（5）. pii: eoo1730.

［9］ Young M F, Nguyen P H, Addo O Y, et al. The relative influence of maternal nutritional status before and during pregnancy on birth outcomes in Vietnam［J］. Eur J Obstet Gynecol Reprod Biol, 2015, 28（194）: 223–227.

［10］ Fukuda S, Tanaka Y, Harada K, et al. Maternal body mass index correlates with the neonatal physique of male infants［J］. Tohoku J Exp Med, 2015, 237（1）: 69–75.

［11］ Abubakari A, Kynast-Wolf G, Jahn A. Maternal determinants of birth weight in Northern Ghana［J］. PLoS One, 2015, 10（8）: e0135641.

［12］ Desai M, Jellyman J K, Ross M G. Epigenomics, gestational programming and risk of metabolic syndrome［J］. Int J Obes（Lond）, 2015, 39（4）: 633–641.

［13］ Grieger J A, Clifton V L. A review of the impact of dietary intakes in human pregnancy on infant birthweight［J］. Nutrients, 2014, 7（1）: 153–178.

［14］ Claycombe K J, Brissette C A, Ghribi O.Epigenetics of inflammation, maternal infection, and nutrition［J］. J Nutr, 2015, 145（5）: 1109S–1115S.

［15］ Barua S, Junaid M A. Lifestyle, pregnancy and epigenetic effects ［J］. Epigenomics, 2015, 7（1）: 85-102.

［16］ Grieger J A, Clifton V L. A Review of the Impact of Dietary Intakes in Human Pregnancy on Infant Birthweight ［J］. Nutrients, 2014, 7（1）: 153-178.

［17］ Liat S, Cabero L, Hod M, et al. Obesity in obstetrics. Best Pract Res Clin Obstet Gynaecol ［J］. 2015, 29（1）: 79-90.

［18］ McPherson N O, Fullston T, Aitken R J, et al. Paternal obesity, interventions, and mechanistic pathways to impaired health in offspring ［J］. Ann Nutr Metab, 2014, 64（3-4）: 231-238.

［19］ Mehta S H, Kerver J M, Sokol R J, et al. The association between maternal obesity and neurodevelopmental outcomes of offspring ［J］. J Pediatr, 2014, 165（5）: 891-896.

［20］ Wicklow B A, Sellers E A. Maternal health issues and cardio-metabolic outcomes in the offspring: a focus on Indigenous populations ［J］. Best Pract Res Clin Obstet Gynaecol, 2015, 29（1）: 43-53.

［21］ Klenov V E, Jungheim E S. Obesity and reproductive function: a review of the evidence ［J］. Curr Opin Obstet Gynecol, 2014, 26（6）: 455-460.

［22］ Reynolds C M, Gray C, Li M, et al. Early life nutrition and energy balance disorders in offspring in later life ［J］. Nutrients, 2015, 7（9）: 8090-8111.

［23］ Gohir W, Ratcliffe E M, Sloboda D M. Of the bugs that shape us: maternal obesity, the gut microbiome, and long-term disease risk ［J］. Pediatr Res, 2015, 77（1-2）: 196-204.

［24］ Carnethon M R, De Chavez P J, Biggs M L, et al. Association of weight status with mortality in adults with incident diabetes ［J］. JAMA, 2012, 308（6）: 581-590.

［25］ 中国营养学会. 中国居民膳食指南（2016版）［M］. 北京: 人民卫生出版社, 2016.

第五章

孕期营养

——本章内容引自中国营养学会编著的《中国居民膳食指南（2016）》。

孕期营养状况的优劣对胎儿生长发育直至成年后的健康都将产生至关重要的影响。孕期妇女对能量和各种营养素的需要量均有所增加，尤其是蛋白质、必需脂肪酸，以及钙、铁、叶酸、维生素 A 等多种微量营养素。为了满足孕期对各种营养素需要的增加，孕期的食物摄入量也应相应调整，但膳食构成仍然应由多种多样食物组成的平衡膳食，食物力求种类丰富、营养齐全，无须忌口（过敏的食物除外）。因各种原因从膳食中不能满足其营养需要时，可在医生指导下合理使用营养补充剂。

按妊娠的生理过程及营养需要特点，孕妇膳食指南分为孕早期、孕中期和孕晚期几个阶段，每个阶段由于胚胎的发育速度不同，孕妇的生理状态、机体代谢变化而不同，对营养素的需求也不同。

参考膳食指南要求进食，才能尽可能地在各个孕期摄入适量的能量和各种营养素，满足母婴的营养需要。

第一节 孕期妇女膳食指南

《中国居民膳食指南（2016）》由国家卫生计生委疾控局于 2016 年 5 月 13 日发布，为了提出符合我国居民营养健康状况和基本需求的膳食指导建议而制定，其包括大量的科学证据和理论分析，对从事营养与健康的科教专业人员是很好的参考工具，对规范孕期营养指导有重要而深刻的意义。下面就让我们一起来阅读其中关于孕期营养的章节：

【提要】

妊娠期是生命早期 1000 天机遇窗口的起始阶段，营养作为最重要的环境因素，对母子双方的近期和远期健康都将产生至关重要的影响。孕期胎儿的生长发育、母体乳腺和子宫等生殖器官的发育，以及为分娩后乳汁分泌进行必要的营养储备，都需要额外的营养。因此，妊娠各期妇女膳食应在非孕妇女的基础上，根据胎儿生长速率及母体生理和代谢的变化进行适当的调整。孕早期胎儿生长发育速度相对缓慢，所需营养与孕前无太大差别。孕中期开始，胎儿生长发育逐渐加速，母体生殖器官的发育也相应加快，对营养的需要增大，应合理增加食物的摄入量。孕期妇女的膳食仍是由多样化食物组成的营养均衡的膳食，除保证孕期的营养需要外，还潜移默化地影响婴儿对辅食的接受和后续多样化膳食结构的建立。

孕育生命是一个奇妙的历程，要以积极的心态去适应孕期变化，愉快享受这一过程。母乳喂养对孩子和母亲都是最好的选择，孕期应了解相关的知识，为产后尽早开奶和成功母乳喂养做好各项准备。孕期妇女指南应在一般人群膳食指南的基础上补充 5 条关键推荐。

【关键推荐】

（1）补充叶酸，常吃含铁丰富的食物，选用碘盐。

（2）孕吐严重者可少量多餐，保证摄入含必要量碳水化合物的食物。

（3）孕中、晚期适量增加奶、鱼、禽、蛋、瘦肉的摄入。

（4）适量身体活动，维持孕期适宜增重。

（5）禁烟酒，愉快孕育新生命，积极准备母乳喂养。

叶酸对预防神经管畸形和高同型半胱氨酸血症、促进红细胞成熟和血红蛋白合成极为重要。孕期叶酸应达到 600 μg DFE/d，除常吃含叶酸丰富的食物外，还应补充 400 μg DFE/d 叶酸。为预防早产、流产，满足孕期血红蛋白合成增加和胎儿铁储的需要，孕期应常吃含铁丰富的食物，铁缺乏严重者可在医师指导下适量补铁。碘是合成甲状腺素的原料，是调节新陈代谢和促进蛋白质合成的必需微量元素，除选用碘盐外，每周还应摄入 1~2 次含碘丰富的海产品。

孕早期应维持孕前平衡膳食。如果早孕反应严重，可少食多餐，选择清淡或适口的膳食，保证摄入含必要量碳水化合物的食物，以预防酮症对胎儿神经系统的损害。

自孕中期开始，胎儿生长速率加快，应在孕前膳食的基础上，增加奶类200g/d，动物性食物（鱼、禽、蛋、瘦肉）孕中期增加50g/d、孕晚期增加125g/d，以满足对优质蛋白质、维生素 A、钙、铁等营养素和能量增加的需要。建议每周食用2~3次鱼类，以提供对胎儿脑发育有重要作用的n-3长链多不饱和脂肪酸。

　　体重增长是反映孕妇营养状况最实用的直观指标，与胎儿出生体重、妊娠并发症等妊娠结局密切相关。为保证胎儿正常生长发育，应使孕期体重增长保持在适宜的范围。身体活动还有利于愉悦心情和自然分娩。健康的孕妇每天应进行不少于30分钟的中等强度身体活动。烟草、酒精对胚胎发育的各个阶段都有明显的毒性作用，容易引起流产、早产和胎儿畸形。有吸烟饮酒习惯的妇女必须戒烟、禁酒，远离吸烟环境，避免二手烟。

【实践应用】

1. 孕早期

（1）如何满足孕期对叶酸的需要

富含叶酸的食物有动物肝脏、蛋类、豆类、酵母、绿叶蔬菜、水果及坚果类。但天然食物中存在的叶酸是四氢叶酸的各种衍生物，均为还原型，烹调加工或遇热易分解，生物利用率较低；合成的叶酸是氧化型单谷氨酸叶酸，稳定性好，生物利用率高。因此，孕期除了常吃富含叶酸的食物外，还应补充叶酸400μg/d，以满足其需要。每天保证摄入400g各种蔬菜，且其中1/2以上为新鲜绿叶蔬菜，可提供约200μg DFE叶酸（表5-1-1）。

表5-1-1　提供200μgDFE叶酸的一天蔬菜类食物搭配举例

例一			例二		
食物名称	重量（g）	叶酸含量（μgDFE）	食物名称	重量（g）	叶酸含量（μgDFE）
小白菜	100	57	韭菜	100	61
甘蓝	100	113	油菜	100	104
茄子	100	10	辣椒	100	37
四季豆	100	28	丝瓜	100	22
合计	400	208	合计	400	224

注：依据《中国食物成分表2004》计算。

（2）早孕反应和碳水化合物摄入

怀孕早期无明显早孕反应者可继续保持孕前平衡膳食，孕吐较明显或食欲不佳的孕妇不必过分强调平衡膳食，可根据个人的饮食嗜好和口味选用清淡适口、容易消化的食物，少食多餐，尽可能多地摄入食物，特别是富含碳水化合物的谷、薯类食物。

进餐的时间、地点也可依个人的反应特点而异，可清晨醒来起床前吃，也可在临睡前进食。应对早孕反应可尝试以下饮食措施：

1）早晨可进食干性食品如馒头、面包干、饼干、鸡蛋等。

2）避免油炸及油腻食物和甜品，以防止胃液逆流而刺激食管黏膜。

3）可适当补充维生素 B_1、维生素 B_2、维生素 B_6 及维生素 C 等以减轻早孕反应的症状。

孕吐严重影响孕妇进食时，为保证脑组织对葡萄糖的需要，预防酮症酸中毒对胎儿的危害，每天必须摄取至少 130g 碳水化合物。应首选富含碳水化合物、易消化的粮谷类食物，如米、面、烤面包、烤馒头片、饼干等；各种糕点、薯类、根茎类蔬菜和一些含有较多碳水化合物的水果，可根据孕妇的口味选用。食糖、蜂蜜的主要成分为简单碳水化合物，易于吸收，进食少或孕吐严重时食用可迅速补充身体需要的碳水化合物，必要时应寻求医师帮助。

2. 孕中、晚期

（1）富铁膳食举例

孕中期和孕晚期每人每日铁的推荐摄入量比孕前分别增加 4mg 和 9mg，达到 24mg 和 29mg。由于动物血、肝脏及红肉中含铁量较为丰富，且铁的吸收率较高，孕中、晚期每天增加 20～50g 红肉可提供 1～2.5mg 铁，每周摄入 1～2 次动物血和肝脏，每次 20～50g，可提供7～15mg 铁，以满足孕期增加的铁的需要。

可提供 24mg 铁和 29mg 铁的孕中、晚期一天食谱举例见表 5-1-2 和表 5-1-3，主要营养素含量见表 5-1-4。

表 5-1-2　孕中期一天食谱举例

餐次	食物名称及主要原料重量
早餐	豆沙包：面粉 40g，红豆沙 15g
	蒸红薯：红薯 60g
	煮鸡蛋：鸡蛋 40～50g
	牛奶：250g
	水果：橙子 100g

餐次	食物名称及主要原料重量
中餐	杂粮饭：大米 50g，小米 50g
	青椒爆猪肝：猪肝 10g，青椒 100g
	芹菜百合：芹菜 100g，百合 10g
	鲫鱼豆腐紫菜汤：鲫鱼 20g，豆腐 100g，紫菜 2g
晚餐	牛肉面：面粉 80g，牛肉 20g，大白菜 100g
	滑藕片：莲藕 100g
	烧鸡块：鸡块 50g
	水果：香蕉 150g
	酸奶：250g
	核桃：10g
全天	植物油 25g，食用碘盐不超过 6g

注：提供 24mg 铁，依据《中国食物成分表 2002》计算。

表 5-1-3 孕晚期一天食谱举例

餐次	食物名称及主要原料重量
早餐	鲜肉包：面粉 50g，猪肉 15g
	蒸红薯蘸芝麻酱：红薯 60g，芝麻酱 5g
	煮鸡蛋：鸡蛋 50g
	牛奶：250g
	苹果：100g
中餐	杂粮饭：大米 50g，小米 50g
	烧带鱼：带鱼 40g
	鸡血菜汤：鸡血 10g，大白菜 50g，紫菜 2g
	清炒四季豆：四季豆 100g
	水果：鲜枣 50g，香蕉 50g
晚餐	杂粮馒头：面粉 50g，玉米面 30g
	虾仁豆腐：基围虾仁 50g，豆腐 80g
	山药炖鸡：山药 100g，鸡 50g
	清炒菠菜：菠菜 100g
	水果：猕猴桃 50g
	酸奶：250g
	核桃：10g
全天	植物油 25g，食用碘盐不超过 6g

注：提供 29mg 铁，依据《中国食物成分表 2009》计算。

表5-1-4 孕中、晚期一天食谱举例所提供的能量和营养素

营养素	孕中期	孕晚期
能量（kcal）	2100	2250
蛋白质（g）	78	93
脂肪（g）	64	71
碳水化合物（g）	303	311
维生素A（μgRE）	1026	963
硫胺素（mg）	1.2	1.3
核黄素（mg）	1.6	1.6
维生素C（mg）	198	284
烟酸（mg）	13.7	15.2
钙（mg）	1041	1150
铁（mg）	24.0	31.0
锌（mg）	13.0	14.0
硒（μg）	50.0	83.0

注：依据《中国食物成分表2009》计算。

（2）除摄入碘盐外，还需摄入哪些食物以提供碘

由于多数食物中缺乏碘，加碘盐能确保有规律地摄入碘。以每天摄入6g盐计算（含碘量25mg/kg），每天从碘盐中摄入碘约120μg，可基本满足一般女性碘的推荐摄入量。孕期碘的推荐摄入量比非孕时增加近1倍（增加110μg/d），食用碘盐仅可获得推荐量的50%左右，为满足孕期对碘的需要，建议孕妇每周摄入一两次富含碘的海产食品。海带（鲜，100g），或紫菜（干，2.5g），或裙带菜（干，0.7g），或贝类（30g），或海鱼（40g）均可提供110μg碘。

（3）孕期需增加多少奶、鱼、禽、蛋、瘦肉的摄入

孕中期孕妇需增加蛋白质15g、钙200mg、能量300kcal，在孕前平衡膳食的基础上，额外增加200g奶，可提供5～6g优质蛋白质、200mg钙和120kcal能量，再增加鱼、禽、蛋、瘦肉共计50g左右，可提供优质蛋白质约10g，能量80～150kcal。

孕晚期孕妇每天需要增加蛋白质30g、钙200mg，能量450kcal，应在孕前平衡膳食的基础上，每天增加200g奶，再增加鱼、禽、蛋、瘦肉共计约125g。

同样重量的鱼类与畜禽类食物相比，提供的优质蛋白质含量相差无几，但鱼

类所含脂肪和能量明显少于畜禽类。因此，当孕妇体重增长较多时，可多食用鱼类而少食用畜禽类，食用畜禽类时尽量剔除皮和肉眼可见的肥肉，畜肉可优先选择牛肉。此外，鱼类尤其是深海鱼类如三文鱼、鲱鱼、凤尾鱼等有较多 n-3 多不饱和脂肪酸，其中的二十二碳六烯酸（DHA）对胎儿脑和视功能发育有益，每周最好食用 2~3 次。

（4）孕期一天食物量

孕中期一天食物建议量：谷类 200~250g，薯类 50g，全谷物和杂豆不少于 1/3；蔬菜类 300~500g，其中绿叶蔬菜和红、黄色等有色蔬菜占 2/3 以上；水果类 200~400g；鱼、禽、蛋、肉类（含动物内脏）每天总量 150~200g；牛奶 300~500g；大豆类 15g，坚果 10g，烹调油 25g，食盐不超过 6g。

孕晚期一天食物建议量：谷类 200~250g，薯类 50g，全谷物和杂豆不少于 1/5；蔬菜类 300~500g，其中绿叶蔬菜和红、黄色等有色蔬菜占 2/3 以上；水果类 200~400g；鱼、禽、蛋、肉类（含动物内脏）每天总量 200~250g；牛奶 300~500g；大豆类 15g，坚果 10g，烹调油 25g，食盐不超过 6g。

3. 孕期体重监测和管理

孕早期体重变化不大，可每月测量 1 次。孕中、晚期应每周测量体重，并根据体重增长速率调整能量摄入和身体活动水平。体重增长不足者，可适当增加能量密度高的食物摄入；体重增长过多者，应在保证营养素供应的同时注意控制总能量的摄入，并适当增加身体活动。除了使用校正准确的体重秤外，还要注意每次称重前均应排空大、小便，脱鞋帽和外套，仅着单衣，以保证测量数据的准确性和监测的有效性。

由于我国目前尚缺乏足够的数据提出孕期适宜增重推荐值，建议以美国医学研究院（IOM）2009 年推荐的妇女孕期体重增长适宜范围和速率作为监测和控制孕期体重适宜增长的参考。不同孕前 BMI 妇女孕期体重总增重的适宜范围及孕中、晚期每周的增重速率参考值见表 5-1-5。孕妇可自行观察体重是否是适宜的增长，或咨询围产保健营养师或医生。

表 5-1-5　孕期适宜体重增长值及增长速率

孕前 BMI（kg/m²）	总增长范围（kg）	孕中、晚期增重速率（kg/w）
低体重（<18.5）	12.5～18	0.51（0.44～0.58）
正常体重（18.5～24.9）	11.5～16	0.42（0.35～0.50）
超重（25.0～29.9）	7～11.5	0.28（0.23～0.33）
肥胖（≥30.0）	5～9	0.22（0.17～0.27）

注：双胎孕妇孕期总增重推荐值：孕前体重正常者为 16.7～24.3kg，孕前超重者为 13.9～22.5kg，孕前肥胖者为 11.3～18.9kg。

参考来源：2009 年美国 IOM。

4. 孕期如何进行适当的身体活动

若无医学禁忌，多数活动和运动对孕妇都是安全的。孕中、晚期每天应进行 30 分钟中等强度的身体活动。中等强度身体活动可明显加快心率，一般为运动后心率达到最大心率的 50%～70%，主观感觉稍疲劳，但 10 分钟左右可得以恢复。最大心率可用 220 减去年龄计算得到，如年龄 30 岁，最大心率为 220-30=190，活动后的心率以 95～133 次/分为宜。常见的中等强度运动包括快走、游泳、打球、跳舞、孕妇瑜伽、各种家务劳动等。应根据自己的身体状况和孕前的运动习惯，结合主观感觉选择活动类型，量力而行，循序渐进。

5. 尽情享受孕育新生命的快乐

怀孕期间身体内分泌及外形的变化、对孩子健康和未来的担忧、工作及社会角色等的调整，都可能会影响孕妇的情绪，需要以积极的心态去面对和适应。孕育新生命是完美女人必经的重要历程，是正常的生理过程，孕妇要积极了解孕期生理变化特点，学习孕育知识，定期进行孕期检查，出现不适时能正确处理或及时就医，遇到困难多与家人和朋友沟通以获得必要的帮助和支持。适当进行户外活动和运动、向专业人员咨询等均有助于释放压力，愉悦心情。

6. 母乳喂养需做哪些准备

母乳喂养对宝宝和妈妈都是最好的选择，绝大多数妇女都可以而且应该用自己的乳汁哺育孩子，任何替代乳品都无法替代母乳。成功的母乳喂养不仅需要健康的身体准备，还需要积极的心理准备。孕妇应尽早了解母乳喂养的益处、加强母乳喂养的意愿、学习母乳喂养的方法和技巧，为母乳喂养做好各项准备。

思想准备和心理准备：母乳喂养可给孩子提供全面的营养和充分的肌肤接触，促进婴儿的体格和智力发育，对母体也有很多益处，有助于产妇子宫和产后体重的恢复，降低乳腺癌的发病率。健康妇女都应选择母乳喂养，纯母乳喂养至6个月，最好坚持哺乳至孩子满2周岁。母乳喂养时间越长，母子双方受益越多。

营养准备：孕期平衡膳食和适宜的体重增长，使孕妇身体有适当的脂肪蓄积和各种营养储备，有利于产后泌乳。正常情况下，孕期增重中有3～4kg的脂肪蓄积是为产后泌乳储备的能量，母乳喂养有助于这些脂肪的消耗和产后体重的恢复。

乳房护理：孕中期开始乳房逐渐发育，应适时更换胸罩，选择能完全罩住乳房并能有效支撑乳房底部及侧边、不挤压乳头的胸罩，避免过于压迫乳头妨碍乳腺的发育。孕中、晚期应经常对乳头、乳晕进行揉捏、按摩和擦洗，以增强乳头、乳晕的韧性和对刺激的耐受性。用温水擦洗乳头，忌用肥皂、洗涤剂或酒精等，以免破坏保护乳头和乳晕的天然油脂，造成乳头皲裂，影响日后哺乳。乳头较短或内陷者，不利于产后宝宝的吸吮，应从孕中期开始每天向外牵拉。

以下关键事实是在充分的科学证据基础上得出的结论，应牢记：

（1）孕期对能量、蛋白质、钙、铁、碘、叶酸的需要量增加。

（2）铁缺乏可导致多种不良妊娠结局；碘缺乏严重损害胎儿脑和智力发育。

（3）孕早期碳水化合物摄入不足，可因酮症损害胎儿脑和神经系统发育。

（4）适宜的孕期体重增长有助于获得良好的妊娠结局。

（5）烟酒危害胎儿发育，良好的情绪有利于优孕优育。

第二节　孕期妇女膳食营养素参考摄入量

由于胎儿生长发育的需要，以及母体为产后泌乳进行营养储备，妊娠期母体对各营养素的需要量在非孕妇女基础上均有所增加。由于胎儿在不同时期的生长发育速度不同，所以母体所需的营养素也不相同。孕期营养素推荐摄入量的权威数据来源于 2013 版《中国居民膳食营养素参考摄入量》，其是开展营养指导工作的重要依据，与 2000 版《中国居民膳食营养素参考摄入量》比较，2013 版推荐的妊娠期营养素推荐摄入量有显著变化。

一、妊娠期的能量推荐摄入量

妊娠期间，能量消耗主要包括基础代谢、体力和脑力活动消耗、食物特殊动力作用、胎儿及母体生殖器官的生长发育，以及母体用于产后泌乳的脂肪储备。

与 2000 版《中国居民膳食营养素参考摄入量》相比，2013 版降低了妊娠前的推荐能量摄入量，增加了妊娠中、晚期的推荐能量附加量，整个妊娠期的推荐能量摄入量降低（表 5-2-1）。

表 5-2-1　2013 版与 2000 版《中国居民膳食营养素参考摄入量》的
推荐能量摄入量比较（单位：kcal/d）

出版年份	妊娠前的推荐能量摄入量			妊娠期的推荐能量附加量[a]			轻体力活动者妊娠期的推荐能量摄入量		
	轻体力活动者	中体力活动者	重体力活动者	妊娠早期	妊娠中期	妊娠晚期	妊娠早期	妊娠中期	妊娠晚期
2000	2100	2300	2700	0	200	200	2100	2300	2300
2013	1800	2100	2400	0	300	450	1800	2100	2250

a. 在妊娠前推荐能量摄入量的基础上额外增加的能量。

孕期的能量摄入量之所以发生变化，主要是因为 2013 版与 2000 版的能量计算公式不同。国际公认测定成人自由活动时总能量消耗的"金标准"为双标水法。制订 2000 版时，由于采用双标水法测量中国成人的数据有限，故主要参照1985 年世界卫生组织推荐的 Schofield 公式，在西方人群数据的基础上进行经验性下调，修正后计算的中国男性与女性的基础能量消耗（basal energy expenditure，BEE）分别为 1590kcal/d 与 1250kcal/d，但是 BEE 与种族、地域和膳食模式密切相关，因为 Schofield 公式的样本来源有 50% 为意大利士兵，亚洲人群的资料较少，故准确性值得商榷。国内李可基和屈宁宁的研究显示，中国人基础代谢率的实测值低于 Schofield 公式的修正计算值。

为了使推荐能量摄入量更适用于中国人群，2013 版采用了要因加算法，增加了"能量需要量（estimated energy requirement，EER）"的概念，结合 BEE、体重及体力活动水平（physical activity level，PAL）系数进行计算。BEE 是根据我国 8 项研究的实测数据计算的加权平均值，男性与女性分别为 1500kcal/d 和 1200kcal/d；PAL 系数根据双标水法检测我国人群能量代谢来计算的，轻体力、中体力和重体力活动水平的 PAL 系数分别为 1.50、1.75 及 2.00。EER（kcal/d）=BEE［kcal/（kg·d）］×体重（kg）×PAL。

需要注意的是，2013 版《中国居民膳食营养素参考摄入量》明确指出，EER 是指满足某一特定人群中 50% 个体的能量摄入量。也就是说，当某一个体的能量摄入量达到 EER 时，摄入不足或者过量的概率各占 50%，而且推荐的 EER 仅适用于体重为 56kg、身高为 161cm、妊娠前 BMI 为 18.5～24.9kg/m^2、妊娠期体重增长 GWG 速度正常的中国孕妇，可以满足其身体健康且足月分娩正常体重的新生儿。

在妊娠前推荐能量摄入量的基础上，妊娠期需要额外增加能量，用于子宫、胎盘、乳房生长及胎儿发育。增加的能量包括两部分，一是蛋白质和脂肪储存所需的能量，二是体重增加导致的总能量消耗的增加。营养状况良好的孕妇，GWG 约为 12kg，足月分娩的新生儿出生体重约为 3.3kg，妊娠期体内储存蛋白质约为 597g，储存脂肪约为 3700g。以 GWG 为 12kg 的中国成年女性轻体力活动者为例，妊娠各阶段的蛋白质和脂肪储存所需的能量、体重增长所需要的能量消耗量及能量附加量见表 5-2-2。考虑到 50kcal/d 可以忽略，因此建议孕早期、孕中期、孕晚期能量附加量分别为 0、300kcal/d、450kcal/d，能量附加量与 2000 版（孕早期、孕中期、孕晚期能量附加量分别为 0、200kcal/d、200kcal/d）相比有所增加。

表 5-2-2　妊娠期每天蛋白质和脂肪储存所需的能量、体重增长所需要的
能量消耗量及能量附加量[a]

妊娠阶段	蛋白质[b]		脂肪[c]		能量消耗增加量[d]		每日能量附加量（kcal）	
	储存量（g）	能量（kcal）	储存量（g）	能量（kcal）	体重增加(g)	能量（kcal）	实际计算值	推荐值[e]
妊娠早期	0.0	0.0	5.2	48.1	17	19.1	67.2	50
妊娠中期	1.3	7.3	18.9	174.8	60.0	128.0	310.1	300
妊娠晚期	5.1	28.8	16.9	156.3	54.0	294.3	479.4	450

注：a. 以 GWG 为 12kg 的中国成年女性轻体力活动者为例。

b. 每克蛋白质储存的能量为 5.65kcal。

c. 每克脂肪储存的能量为 9.25kcal。

d. 根据中国 18～49 岁轻体力活动女性的 EER 为 1800kcal/d，则平均每千克体重能量消耗约为 32.1kcal，计算平均每日体重增长所需要的能量消耗量。

e. 50kcal/d 可以忽略。

二、蛋白质

2013 版《中国居民膳食营养素参考摄入量》建议普通女性膳食蛋白质的推荐摄入量为 55g，孕早、中、晚期蛋白质增加值分别为 0、15g/d、30g/d（表 5-2-3）。根据"2002 年中国居民营养与健康状况调查"的数据显示，全国仅有 18.4% 的居民蛋白质的摄入量达到或超过 2000 版的推荐摄入量（recommended nutrient intake, RNI）。但是，实际上在我国正常成年人中营养不良发生率很低，有些地区还达不到这一数值，说明我国现行的蛋白质参考摄入量偏高，需要重新修订我国成年人的蛋白质需要量。也有营养调查显示，我国城市孕妇蛋白质摄入量达到甚至超过了 2000 版的参考值。

表 5-2-3　2013 版与 2000 版《中国居民膳食营养素参考摄入量》的
蛋白质摄入量比较

版本	孕前蛋白质的推荐摄入量（g）	孕期蛋白质的增加值 RNI（g）
2000 版	65	+5、+15、+20
2013 版	55	+0、+15、+30

注：摘自《中国居民膳食营养素参考摄入量》。

蛋白质的主要功能是构成组织细胞的基本成分，是构成体内多种重要物质的主要成分。对于孕期妇女来说，充足的蛋白质摄入量对胎儿的大脑发育十分重要。胎儿脑细胞数的快速增殖期一般在妊娠 30 周至出生后 1 年，随后脑细胞数量不再增加而脑细胞增大，脑重增加直至 2 岁左右。孕妇的蛋白质摄入量，特别是孕后期的蛋白质摄入量充足与否，直接关系到胎儿脑细胞的增殖数量和大脑发育，并影响到日后的智力发育。因此，如果孕期严重蛋白质营养不良，可造成胎儿在出生时脑细胞数量少于正常新生儿。蛋白质摄入过多反而会对人体造成危害，如加重肾脏负担，导致肾脏损害。因此，蛋白质的摄入量要适宜。

2013 版《中国居民膳食营养素参考摄入量》建议孕早、中、晚期蛋白质的摄入量分别为 55g/d，70g/d、85g/d。蛋白质的食物来源包括动物性食物和植物性食物，其中肉、禽、鱼、蛋等动物性食物和大豆及其制品等植物性蛋白，不仅蛋白质含量丰富，而且蛋白质所含人体必需氨基酸的数量和比值很接近人体组织蛋白质，易于消化吸收，利用率也高，营养价值高。因此，孕妇膳食除应强调蛋白质的"量"足够外，还应注意"质"的要求，一般动物性蛋白质和大豆类蛋白质的摄入量应至少占全日蛋白质总量的 1/3 以上。

三、脂类

脂类包括脂肪和类脂。脂肪是人体重要的能量来源。当人体摄入能量过多而不能及时被利用时，就变成脂肪储存在体内；机体需要时，可把脂肪组织所储存的脂肪动员出来，用于能量供应。充足的脂肪起节约蛋白质的作用，使其发挥重要的生理功能，不必作为能源物质。食物中的脂肪可携带脂溶性维生素并促进其吸收。类脂则在维持生物膜结构与功能、参与脑和神经组织构成、合成维生素和激素前体的过程中起重要作用，对胎儿的生长发育至关重要。脂肪摄入过多会导致母体体重增加，超重或肥胖与许多不良妊娠结局有关，如使妊娠期高血压、子痫前期、妊娠期糖尿病、早产、巨大儿、肩难产、胎膜早破等母婴并发症的发生风险增加，对母婴危害极大。

2013 版《中国居民膳食营养素参考摄入量》推荐备孕期和孕期妇女膳食脂肪供能百分比均为 20%～30%，其中饱和脂肪（常见于动物内脏、肥肉、棕榈油、椰子油、可可奶油、全牛奶制品和普通的烧烤食品等）供能百分比 <10%、n-6 不饱和脂肪酸（n-6 PUFA，主要含在红花油、葵花籽油、豆油、玉米油等食物中）供能百分比为 2.5%～9%，n-3 不饱和脂肪酸（n-3 PUFA，主要含在亚麻籽油、紫苏油、核桃油食物中）供能百分比为 0.5%～2%，EPA+DHA（主要含在三文鱼、鲱鱼、凤尾鱼等深海鱼中）供能百分比为 0.5%～2%。控制总脂肪供能比在 30% 以下，满足 SFA、n-6 PUFA、n-3 PUFA 适宜摄入量的前提下，其余膳食脂肪供能由单不饱和脂肪酸（MUFA）提供。

四、碳水化合物

碳水化合物，也称糖类，可分为三类：单糖、双糖和多糖。膳食纤维是碳水化合物的重要组成部分，包括上千个不消化的化合物（如部分双糖和非淀粉多糖）。碳水化合物的重要功能是提供能量，是人类膳食能量的主要来源。在孕期，葡萄糖是胎儿代谢所必需的唯一能量来源，如果母体碳水化合物摄入过少可导致脂肪酸不能被彻底氧化，导致酮症，长期这种饮食方式会引起酸中毒、便秘、其他营养素缺乏等。在动物实验中的研究证实，缺乏碳水化合物的饮食可引起后代高死亡率和低出生体重，甚至死胎。当碳水化合物摄入过多时，超过母体总需要量的能量将转化成脂肪保存在身体内，导致肥胖的发生。而母亲肥胖可能引起多种不良后果，如妊娠期糖尿病、妊娠期高血压、难产、巨大儿、缺陷儿，甚至是胎儿死亡。

2013 版《中国居民膳食营养素参考摄入量》推荐孕前和孕期妇女膳食碳水化合物的供给应占总能量的 50%～65%，孕前不可少于 120g，孕期最低不可少于 130g，摄入量在孕早期与孕前相同，在孕中期及孕晚期每天控制在 200～250g。

食物中碳水化合物的主要来源是谷类、薯类、杂豆类、坚果类如栗子、菱

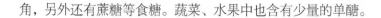

角，另外还有蔗糖等食糖。蔬菜、水果中也含有少量的单醣。

五、脂溶性维生素

1. 维生素A

维生素A是指所有具有视黄醇生物活性的化合物。可提供视黄醇生物活性的物质有两类：一类是视黄醇，其代谢产物以及具有相似结构的合成类似物，称为类视黄醇物质，也称为预先形成的维生素A；另一类是维生素A原类胡萝卜素，是指来自植物性食物的、在体内可以转化生成视黄醇的类胡萝卜素，是膳食视黄醇的前体物质。维生素A在人体具有广泛而重要的生理功能，主要包括视觉、维持和促进免疫功能、促进生长发育和维持功能等。维生素A与胎儿的生长发育、骨骼和胎盘的生长、免疫系统形成及母婴的视力维护等均有重要作用。维生素A缺乏会损害胚胎生长。严重缺乏维生素A的实验动物多发生胚胎吸收，而存活下来的胚胎也会出现眼睛、肺、泌尿道和心血管系统畸形。分别有文献报道，母体维生素A营养状况低下与贫困人群中的早产、胎儿生长受限及婴儿低出生体重有关。由于动物实验显示，过量维生素A可致胚胎畸形，因而担心大剂量补充维生素A可能会对人类也有致畸作用。流行病学资料显示，过量摄入预先形成的维生素A可导致出生缺陷，最敏感的时期为胚胎生成期（早孕期）。维生素A过量引起的出生缺陷主要有颅面畸形、中枢神经系统畸形、甲状腺和心脏畸形等，但是相应剂量的类胡萝卜素则没有毒性。

2013版《中国居民膳食营养素参考摄入量》推荐孕早期维生素A参考摄入量为700μg RAE/d，孕中、晚期维生素A参考摄入量为770μg RAE/d，该推荐量较2000版《中国居民膳食营养素参考摄入量》有所下调。维生素A的膳食来源包括各种动物性食物中含有的类视黄醇和各种红、黄、绿色蔬菜、水果中含有的维生素A原类胡萝卜素。预先形成的维生素A主要来源于各种动物肝脏和其他脏器类肉品、蛋黄、鱼油、奶油和乳制品。富含维生素A原类胡萝卜素最突出的食物有胡萝卜、红心甜薯、菠菜、水芹、羽衣甘蓝、绿芥菜、南瓜、莴苣叶、西兰花等。

2. 维生素D

维生素D可促进钙、磷在肠道的吸收，并促进钙、磷沉积于骨骼、牙齿中，有利于骨骼矿质化。对于孕妇这一特殊群体而言，由于胎儿不能合成维生素D，为满足胎儿生长需要大量的维生素 D，孕期母体的维生素 D 需要量会增加，以满足胎儿发育所需。孕期维生素 D 水平低下与多种胎儿或儿童疾病的发生有关，如软骨病或佝偻病、口腔疾病、糖尿病、自身免疫性疾病、皮肤病、哮喘或变应性鼻炎等。维生素 D 缺乏对母体本身也存在危害，可能与妊娠期糖尿病、子痫前期、妊娠期贫血、高剖宫产率相关。通常经食物摄入的维生素 D 不会过量，但是摄入过量含维生素 D 的补品可能会引起不适或中毒，以致出现高钙血症，从而影响胎儿的生长发育，并可能导致母体的多个器官功能障碍，甚至死亡。因此一定要在医生或营养师的指导下补充维生素 D，避免滥用。

2013 版《中国居民膳食营养素参考摄入量》推荐整个孕期维生素 D 参考摄入量为 10μg/d，约相当于 400IU。人体维生素 D 的来源主要包括通过皮肤接触日光或从膳食中获得。大多数食物中不含维生素 D，少数天然食物含有极微量的维生素 D，但是在含脂肪高的海鱼、动物肝脏、蛋黄和奶油中相对较多，而瘦肉和奶中含量较少。目前我国已有多种强化维生素 D 的食品，但是其中的含量差异较大。

3. 维生素 E

维生素 E 是生育酚与三烯生育酚的总称。其生化功能主要包括抗氧化作用、维持生育功能及免疫功能，是哺乳动物维持生育必不可少的营养物质。在动物实验观察到，孕早期缺乏维生素 E 可导致子代先天性畸形，并使胚胎死亡率增高。有研究提示，由于维生素 E 的抗氧化作用，可能对新生儿红细胞膜产生保护性作用而减少新生儿溶血和溶血性贫血的发生。但是，人类缺乏维生素 E 非常少见，因此多年来一直没有人体缺乏维生素 E 对生育功能影响的依据。目前没有报道天然膳食中维生素 E 会对人体产生不利影响，但当维生素 E 作为补充剂、食品强化剂时，有可能导致过量的风险。大剂量维生素 E 可干扰甲状腺功能及血液凝固等，有增加出血的危险。

2013 版《中国居民膳食营养素参考摄入量》推荐孕期维生素 E 的参考摄入量为 14mg/d。维生素 E 广泛存在于各种食物中，尤以种子中为多，谷类和油脂类是维生素 E 的主要食物来源，坚果也是维生素 E 的优质来源。蛋类、鸡（鸭）胗、绿叶蔬菜中含有一定量，肉、鱼类、水果及其他蔬菜中的含量很少。

4. 维生素 K

血凝过程中的许多凝血因子的生物合成有赖于维生素 K 的存在，维生素 K 对促进血液凝固有重要的作用。由于维生素 K 食物来源丰富，加之正常人体肠道的大肠杆菌、乳酸菌等微生物也能合成维生素 K，正常成人很少发生维生素 K 缺乏。但

妊娠合并糖尿病的营养治疗

0～3月龄的婴儿易发生维生素 K 缺乏性出血症，其原因包括：维生素 K 的胎盘转运较少，母乳中维生素 K 含量较低，婴儿自身肠道菌群未完全建立等。有研究表明，产前补充维生素 K，或新生儿补充维生素 K 可以有效预防这类疾病的发生。目前，动物或人群的研究均未显示从食物或补充剂摄入维生素 K 会对机体产生不良影响。

2013 版《中国居民膳食营养素参考摄入量》推荐整个孕期维生素 K 的参考摄入量为 80μg/d。维生素 K 含量丰富的食物包括豆类、麦麸、绿色蔬菜、动物肝脏、鱼类等，而奶类及其制品、肉类、蛋类、水果和其他蔬菜中的维生素 K 含量较少。

六、水溶性维生素

1. 维生素 B_1

维生素 B_1（硫胺素）参与碳水化合物代谢和能量生成。维生素 B_1 缺乏症又称"脚气病"，主要损害神经和血管系统，早期症状表现为食欲不佳、便秘、恶心、抑郁、周围神经障碍、易兴奋及疲劳等。婴儿缺乏维生素 B_1 还可表现为腹泻、便秘、水肿、心跳加快、呼吸急促甚至呼吸困难，严重时可导致死亡。孕期若出现缺乏或亚临床缺乏时，母体可能无显著症状，但新生儿可能出现先天性维生素 B_1 缺乏症。维生素 B_1 缺乏也影响胃肠道功能，进一步加重早孕反应，因此孕早期要特别注意维生素 B_1 的摄入。目前尚未发现经口摄入大剂量维生素 B_1 中毒的证据。

2013 版《中国居民膳食营养素参考摄入量》孕早期维生素 B_1 的推荐摄入量为 1.2mg/d，孕中期 1.4mg/d，孕晚期 1.5mg/d。富含维生素 B_1 的食物包括谷类、豆类及干果类。动物内脏（心、肝、肾）、瘦肉、禽蛋中含量也较高。日常膳食中，维生素 B_1 主要来自谷类食物，但对谷物碾磨过精或过度淘洗会造成维生素 B_1 大量丢失。

2. 维生素 B_2

维生素 B_2（核黄素）的主要功能是构成体内许多黄素蛋白酶中的辅酶，这些酶参与三羧酸循环、呼吸链中氧化还原反应与能量代谢。典型的核黄素缺乏会发生"口腔生殖系统综合征"，表现为唇炎、口角炎、舌炎、皮炎等。维生素 B_2 缺乏常常伴有其他 B 族维生素的缺乏，可能与维生素 B_2 缺乏会影响维生素 B_6 和烟酸的代谢有关。维生素 B_2 参与铁吸收、储存与动员，缺乏时可导致缺铁性贫血，影响生长发育。妊娠期维生素 B_2 缺乏可导致骨骼畸形。此外，严重维生素 B_2 缺乏可引起免疫功能低下和胎儿畸形。由于肠道吸收维生素 B_2 有上限，大量摄入维生素 B_2 并不能无限增加其被吸收；肾脏对维生素 B_2 的重吸收也有一定阈值，超过重吸收阈值，维生素 B_2 将大量被排出体外，因此，目前尚无因维生素 B_2 摄入过量产生毒性的报道。

2013 版《中国居民膳食营养素参考摄入量》推荐孕早期维生素 B_2 的参考摄入量为 1.2mg/d，孕中期为 1.4mg/d，孕晚期为 1.5mg/d，该推荐量与 2000 版相比有所下调。维生素 B_2 广泛存在于动物与植物性食物中，包括奶类、蛋类、各种肉类、内脏、谷类、蔬菜与水果中。奶类和肉类提供相当数量的维生素 B_2，谷类和蔬菜是中国居民维生素 B_2 的主要来源。但是，谷类过度加工会导致维生素 B_2 的损失。

3. 维生素 B_6

维生素 B_6 经磷酸化后参与体内氨基酸、脂肪酸和核酸的代谢，并参与造血、促进体内抗体的合成。由于维生素 B_6 来源广泛，缺乏症较为少见。但是维生素 B_6 缺乏可能造成脂溢性皮炎、机体抵抗力降低、消化系统紊乱等。在临床上常使用维生素 B_6 辅助治疗早孕反应，也有使用维生素 B_6、叶酸和维生素 B_{12} 预防妊娠期高血压疾病。维生素 B_6 的毒性相对较低，从食物中摄取大量的维生素 B_6 一般不会产生不良反应，但是长期大量服用维生素 B_6 容易引起血小板聚集和血栓形成，可出现头痛、恶心、低血糖、血栓性静脉炎等。

2013 版《中国居民膳食营养素参考摄入量》推荐孕早期维生素 B_6 的参考摄入量为 2.2mg/d，孕中期为 2.2mg/d，孕晚期为 2.2mg/d。食物中含维生素 B_6 最高的食物是干果（瓜子、核桃、榛子等）和鱼肉、禽肉类，其次为豆类和动物肝脏等，水果和蔬菜中维生素 B_6 的含量较低。

4. 维生素 B_{12}

维生素 B_{12} 参与体内多种生化反应，促进蛋白质和核酸的生物合成，缺乏可导致巨幼红细胞贫血、高同型半胱氨酸血症和神经系统的损害。孕妇维生素 B_{12} 缺乏可引起早产。在我国孕妇人群中的研究显示，维生素 B_{12} 缺乏可能是胎儿神经管畸形发生的危险因素。迄今尚未见从食物或补充剂中摄入过量维生素 B_{12} 有害人体健康的报道。

2013 版《中国居民膳食营养素参考摄入量》推荐孕期维生素 B_{12} 的参考摄入量为 2.9mg/d，该推荐量与 2000 版相比有所上调。膳食中的维生素 B_{12} 主要来源于动物食品，如肉类、动物内脏、鱼、禽、贝壳类及蛋类，乳及乳制品中含有少

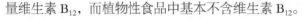
量维生素 B_{12}，而植物性食品中基本不含维生素 B_{12}。

5. 维生素 C

维生素 C 参与胶原蛋白的合成、促进铁的吸收与储存，长期缺乏可导致坏血病的发生，表现为广泛出血（牙龈出血、鼻出血、血尿、便血等）、骨骼病变与骨质疏松。维生素 C 的毒性很小，但过量服用仍会产生一些不良反应，维生素 C 的代谢产物之一是草酸盐，过量摄取维生素 C 时，草酸盐排泄量增加，可能会导致泌尿系统结石。此外，大量摄入维生素 C 可引起渗透性腹泻，导致人体出现腹痛、腹泻等症状，易造成人体脱水。

2013 版《中国居民膳食营养素参考摄入量》推荐孕早期维生素 C 的参考摄入量为 100mg/d，孕中期为 115mg/d，孕晚期为 115mg/d。维生素 C 的主要来源是新鲜的蔬菜与水果，如辣椒、菠菜、韭菜、西红柿、柑橘、山楂、猕猴桃、柚子、草莓和橙子等。野生的蔬菜和水果，如刺梨、酸枣等维生素 C 含量尤其丰富，动物性食物中的维生素 C 含量则较少。

6. 叶酸

叶酸参与氨基酸代谢、核苷酸的代谢、血红蛋白及甲基化合物的合成，是细胞增殖、组织生长和机体发育不可缺少的营养素。叶酸缺乏可使孕妇先兆子痫、胎盘早剥的发生率增高，胎盘发育不良，导致自发性流产。孕早期叶酸缺乏可引起胎儿神经管缺陷，表现为脊柱裂和无脑畸形等。天然食物中的叶酸不存在摄入过量而致中毒的问题，但长期摄入大剂量合成叶酸可能干扰锌的吸收，从而导致锌缺乏，使胎儿发育迟缓，低出生体重发生风险增加。

2013 版《中国居民膳食营养素参考摄入量》推荐孕期妇女的叶酸参考摄入量为 600μg DFE/d。叶酸可来源于肝脏、豆类和深绿色叶菜，但食物叶酸的生物利用率仅为补充剂的 50%，因此应补充 600μg DFE/d 叶酸或食用含有 600μg DFE/d 叶酸强化剂的食物。此外，叶酸的补充需从备孕期开始，对那些曾经生育过神经管畸形儿的母亲，在孕期还应在医生指导下继续补充叶酸，补充量可达到 4.0mg/d。

七、矿物质

矿物质包括常量元素和微量元素两大类。在人体中含量大于 0.01% 的无机盐称为常量元素，其中含量较多的（>5g）为钙、磷、钾、钠、氯、镁、硫 7 种；

在人体中含量小于 0.01% 的无机盐称为微量元素，包括铁、铜、锌、碘、锰、钼、钴、铬、镍、锡、钒、硅、氟和硒 14 种。以下介绍 4 种与孕期妇女关系密切的矿物质。

1. 钙

钙对人体有多方面的功能，除了维持骨骼和牙齿的生长、参与凝血外，还能抑制脑神经兴奋异常，充足的钙能帮助大脑发挥功能，使脑细胞正常工作。孕期储存的钙量约为 30g，其中 25g 保存于胎儿体内，其余保存于母体骨骼中以备哺乳之需。孕妇对钙的需要量增加，尤其是孕后期胎儿的骨骼、牙齿钙化加速，如果钙供给不足，则母体骨钙将被动用以满足胎儿的需要，从而影响母体的骨密度；若母体钙不足明显，还会损害胎儿钙营养状况，引起骨骼发育不良。14 项随机对照研究的荟萃分析结果表明，补充钙 375 ~ 2000mg/d，妊娠期高血压疾病的发生风险降低。随着钙强化食品的增多和钙补充剂的使用越来越普遍，钙过量的问题逐渐增加，主要不良后果包括高钙血症、高尿钙症、软组织钙化、肾结石等，也可能导致孕妇便秘、影响其他营养素如铁、锌的吸收。

2013 版《中国居民膳食营养素参考摄入量》推荐孕早期妇女钙参考摄入量为 800mg/d，孕中、晚期为 1000mg/d。钙的最好来源是奶及奶制品，每 250ml 鲜牛奶可提供约 300mg 的钙，并且吸收利用率高。此外，各种海产品如虾米、虾皮、海带、紫菜等，以及黑木耳、大豆及其制品、芝麻酱含钙量均较高。

2. 铁

铁是构成血红蛋白和肌红蛋白的必要成分，参与氧的运输、储存和利用。怀孕期间铁的需要量除了满足基本的铁损失外，还包括：①随胎儿的成长增加的铁储量；②向胎盘、脐带中供应的铁储量；③随循环血量及红细胞量的增加血红蛋白合成所需要的铁量。孕期体内铁的储存量为 1g，其中胎儿体内约为 300mg，红细胞增加约需 450mg，其余储存在胎盘中。随着胎儿娩出、胎盘娩出及出血，孕期储存铁的 80% 被永久性丢失，仅 200mg 的铁保留到母体内。孕妇缺铁对母体会造成缺铁性贫血，妊娠合并缺铁性贫血的孕妇发生早产、宫内生长迟缓、妊娠期高血压疾病的风险高，机体免疫力下降，发生感染性疾病风险增加，孕妇病死率增高；贫血孕妇的产儿体重较轻；孕早期缺铁对胎儿精神经功能的不利影响更为严重，孕早期缺铁，胎儿的生长明显减退。短时间内摄入大量铁导致的急性铁中毒可表现为胃肠道出血性坏死，发生恶心、呕吐、血性腹泻，甚至严重低血压、休克、昏迷等。由于机体无主动排铁的功能，长期服用铁制剂或从食物中摄铁过多均可引起体内过量铁积累，导致慢性铁中毒，引起多器官纤维化。

2013版《中国居民膳食营养素参考摄入量》推荐孕妇铁参考摄入量孕早期为20mg/d，孕中期为24mg/d，孕晚期为29mg/d。动物肝脏、动物血、瘦肉是铁的良好来源，含量丰富且吸收好。此外，蛋黄、黑木耳、海带、芝麻酱等含铁也较高。膳食中充足的维生素 C 有助于铁的吸收和利用；维生素 B_2、维生素 B_{12}、叶酸也有利于铁的利用和血红蛋白的合成。孕妇从普通膳食中摄入铁的数量往往能达到推荐量，但由于吸收利用率差，平均为 10% 左右，很难满足机体的实际需要，一般主张自孕中期开始补充铁剂。

3. 碘

在人体内主要参与甲状腺素的生成，其生理功能也通过甲状腺素的生理作用显示为促进生长发育、参与脑的发育、调节能量代谢、促进蛋白质的合成等。碘对人类发育的每一个过程，包括胎儿、新生儿、儿童和成人都可产生影响。胚胎对碘缺乏非常敏感，人和动物缺碘均可致胎儿和围产期新生儿死亡率升高，以及生育功能降低。克汀病是碘缺乏造成的最严重的疾病，是胎儿期碘缺乏导致的甲状腺功能不足引起的不可逆性神经损伤，表现为严重的智力障碍。孕期严重缺碘可引起胎儿不可逆的精神和躯体的发育迟缓，甚至发生流产。自我国实施食盐加碘计划以来，全国范围内的碘缺乏病得到很大的控制。当孕妇摄入过量碘时，母体的甲状腺疾病患病率较高，其中以亚临床甲状腺功能减退为主，同时不良妊娠结局的发生率也有升高的趋势，并可影响新生儿的甲状腺功能、促甲状腺激素的水平及甲状腺自身免疫功能。

2013版《中国居民膳食营养素参考摄入量》推荐孕期碘参考摄入量为230μg/d，最高摄入量为 600μg/d。生物体可通过生物富集和食物链作用对环境中的碘进行不同程度的富集。食物含碘量一般存在以下规律：①海产品的碘大于陆地食物，所以含碘最高的食物为海产品；②陆地食物中动物性食物的碘含量大于植物性食物，其中鸡蛋的含碘量较高，其次为肉类，再次为淡水鱼，植物的含碘量很低，特别是水果和蔬菜更低。

4. 锌

人体内锌的主要生理功能是通过参与碳酸酐酶、DNA 和 RNA 聚合酶等重要酶的合成和释放，来促进细胞的分裂、生长和再生，并能增强免疫功能和脂肪酸的代谢及细胞的正常结构和功能，对胰岛素及某些激素的合成及活性产生影响，同时对改善食欲及消化功能均有一定作用。血锌降低可能与流产、妊娠期高血压疾病等相关，且与异常分娩（如宫缩乏力、难产、增加产后出血等）存在相关性。近年来，关于锌缺乏与人类先天性畸形关系的研究逐渐增多，胎儿畸形包括骨骼和中枢神经系统的畸形，表现为眼球过小、脑积水、无脑儿等。此外，母体缺锌可导致低体重儿的出生率升高。关于锌过量，由食物摄入锌的不良影响鲜有报道，长期补充锌的不良影响主要是对免疫响应的抑制作用、降低高密度脂蛋白等，但是目前没有关于孕妇锌过量的相关报道。

2013 版《中国居民膳食营养素参考摄入量》推荐非孕妇膳食锌参考摄入量为 7.5mg/d，孕期为 9.5mg/d，较 2000 版有所下调。锌普遍存于各种食物，但食物中锌含量差别很大，吸收利用率也不相同，一般来说，动物性来源的食物如贝壳类海产品、红色肉类、动物内脏都是锌的极好来源，干酪、虾、燕麦、花生酱、花生等为良好来源；干果类、谷类胚芽和麦麸也富含锌。一般植物性食物含锌较低，过细的加工过程可导致大量的锌丢失。铁剂补充 30mg/d 可能干扰锌的吸收，故建议妊娠期间治疗缺铁性贫血的孕妇补充锌 15mg/d。

第三节　孕期食谱举例

孕早期、中期、晚期食谱举例见表 5-3-1 至表 5-3-3。

表 5-3-1　孕早期食谱

早餐	面包 1 个（75g）
	牛奶 1 杯（200ml）
	鸡蛋 1 个（50g）
	凉拌生菜（生菜 30g）
加餐	蒸山药（山药 200g）
	桃子（200g）
午餐	清蒸鲈鱼（鲈鱼 50g）
	苦瓜炒肉（猪瘦肉 50g，苦瓜 100g）
	凉拌菠菜（菠菜 150g）
	二米饭（小米 50g，大米 25g）
加餐	葡萄柚（300g）
	开心果（25g）
晚餐	木耳烧豆腐（豆腐 100g，水发木耳 100g）
	炒苋菜（苋菜 150g）
	水饺（小白菜 100g，猪肉 20g，富强粉 50g）
加餐	蒸芋头（芋头 150g）
全天烹调油	20g
全天食盐	6g

注：营养成分分析：①能量：1700kcal；②蛋白质：70g；③脂肪：47g；④碳水化合物：250g。

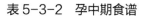

表5-3-2 孕中期食谱

早餐	面包1个（75g）
	牛奶1杯（200ml）
	鸡蛋1个（50g）
	凉拌生菜（生菜30g）
加餐	蒸山药（山药200g）
	桃子（200g）
午餐	清蒸鲈鱼（鲈鱼50g）
	苦瓜炒肉（猪瘦肉100g，苦瓜100g）
	凉拌菠菜（菠菜150g）
	二米饭（小米50g，大米25g）
加餐	葡萄柚（300g）
	开心果（25g）
晚餐	木耳烧豆腐（豆腐100g，水发木耳100g）
	炒苋菜（苋菜150g）
	水饺（小白菜100g，猪肉20g，富强粉50g）
加餐	蒸芋头（芋头150g） 酸奶（200ml）
全天烹调油	25g
全天食盐	6g

注：孕中期比孕早期增加50g瘦猪肉、200ml酸牛奶，5～10g植物油。

营养成分分析：①能量：2000kcal；②蛋白质：85g；③脂肪：57g；④碳水化合物：286g。

表5-3-3　孕晚期食谱

早餐	面包1个（100g）
	牛奶1杯（200ml）
	鸡蛋1个（50g）
	凉拌生菜（生菜30g）
加餐	蒸山药（山药200g）
	桃子（200g）
午餐	清蒸鲈鱼（鲈鱼100g）
	苦瓜炒肉（猪瘦肉100g，苦瓜100g）
	凉拌菠菜（菠菜150g）
	二米饭（小米50g，大米25g）
加餐	葡萄柚（300g）
	开心果（25g）
晚餐	木耳烧豆腐（豆腐200g，水发木耳100g）
	炒苋菜（苋菜150g）
	水饺（小白菜100g，猪肉20g，富强粉75g）
加餐	蒸芋头（芋头150g）
	酸奶（200ml）
全天烹调油	30g
全天食盐	6g

注：孕晚期比孕中期增加100g北豆腐、50g鲈鱼，适量主食，5～10g植物油。

营养成分分析：①能量：2150kcal；②蛋白质：100g；③脂肪：62g；④碳水化合物：298g。

参考文献

［1］　中国营养学会. 中国居民膳食营养素参考摄入量（2013版）［M］. 北京：科学出版社，2014：89.

［2］　窦攀，张涵，杨慧霞. 结合《中国居民膳食营养素参考摄入量（2013版）》和妊娠合并糖尿病相关指南解读妊娠期能量［J］. 糖尿病临床，2016，10（7）：310-312.

［3］ 刘健敏，朴建华，杨晓光．双标水法在能量代谢测定中的研究及应用现状［J］．科学技术与工程，2008，8（5）：1671-1819.

［4］ 李可基，屈宁宁．中国成人基础代谢率实测值与公式预测值的比较［J］．营养学报，2004，26（4）：244-248.

［5］ Human energy requirements: report of a joint FAO/WHO/UNU expert consultation［J］. Food Nutr Bull, 2005, 26（1）: 166.

第六章
妊娠合并糖尿病

第一节　妊娠合并糖尿病的基础知识

一、妊娠合并糖尿病的定义及种类

妊娠合并糖尿病包括孕前糖尿病（pre-gestational diabetes mellitus，PGDM）和妊娠期糖尿病（gestational diabetes mellitus，GDM）。PGDM 是指孕前已确诊的糖尿病患者和在妊娠期首次发现且血糖升高已经达到糖尿病的诊断标准的患者，也称为"糖尿病合并妊娠"。GDM 是指妊娠期发生的糖代谢异常，一般是指在妊娠 24～28 周及 28 周后做 75g 口服葡萄糖耐量试验，空腹、服糖后 1 小时、服糖后 2 小时任意一点血糖值超过标准值时即可诊断为妊娠期糖尿病。

二、妊娠合并糖尿病的病因

关于妊娠合并糖尿病的发病机制和原因目前尚不十分清楚，可能涉及遗传、胰岛素抵抗和胰岛素分泌受限、慢性炎症反应、代谢紊乱、高龄及超重等多种因素。

（一）遗传因素

妊娠合并糖尿病的遗传背景虽然尚不十分明确，但有研究表明，遗传因素在其发病过程中发挥的作用不容忽视。GDM 和 2 型糖尿病（T2DM）可能具有相同的遗传易感基因，有糖尿病家族史的孕妇 GDM 的发生率明显增高。目前研究发现，相关的遗传易感基因主要有以下几类：

1. 与胰岛 β 细胞相关的基因

如 *KCNJ11* 基因、*TCF7L2* 基因、*IGF2BP2* 基因、*CDKN2A* 基因、*CDKN2B* 基因、*MTNR1B* 基因、*CDKAL1* 基因、*HHEX* 基因和 *KCNQ1* 基因等。

2. 与胰岛素抵抗及肥胖相关的基因

如 *IRS1* 基因、*ADIPOQ* 基因、*LEP* 基因、*FTO* 基因等。

3. 自身免疫和炎症反应相关的基因

轻度炎症性反应与胰岛素抵抗、葡萄糖耐量异常密切相关，炎症反应通路中基因的多态性可以影响炎性介质的产生，导致出现不同的紊乱状态。与此相关的基因包括 *IL-10* 基因、*TNF-α* 基因、*RAGE* 基因等。

（二）胰岛素抵抗和胰岛素分泌受限

妊娠中、晚期，孕妇体内激素环境发生巨大的改变，拮抗胰岛素样物质增加，如肿瘤坏死因子、瘦素、胎盘催乳素、雌激素、孕酮、皮质醇和胎盘胰岛素酶等，使孕妇对胰岛素的敏感性随着孕周的增加而下降。为维持正常糖代谢水平，胰岛素需求量必须相应增加。有研究认为，GDM 患者孕前即可能存在胰岛素抵抗，与妊娠中、晚期生理性的胰岛素抵抗相叠加，而胰岛 β 细胞代偿性分泌增加的胰岛素不足以满足胰岛素抵抗，从而导致的一种失代偿状态。也有研究认为，患者可能存在胰岛 β 细胞功能缺陷，不能分泌足够的胰岛素来维持正常的糖代谢水平，从而使血糖升高，使原有糖尿病加重或出现 GDM。

（三）慢性炎症反应

有研究认为，慢性炎症反应也可能与 GDM 的发生相关。GDM 患者妊娠期白细胞计数高于正常孕妇，妊娠早期的 C- 反应蛋白水平与 GDM 的发生呈正相关，有研究者认为 C- 反应蛋白可作为妊娠期糖尿病的预测因子。

（四）代谢紊乱

GDM 是以胰岛素抵抗和分泌受限为主的糖、脂代谢紊乱，这一代谢特征与代谢综合征的发病特点相似。GDM 的发生与代谢紊乱密切相关，是一种内分泌代谢紊乱的综合性疾病。

（五）个体因素

诱发 GDM 的个体因素主要包括高龄及超重。随着女性怀孕年龄的增加，发生 GDM 的危险性升高。有研究表明，初孕年龄是 GDM 的独立危险因素，年龄在 35 岁以上的孕妇发生 GDM 的风险是 30 岁以下孕妇的 5～8 倍。孕妇年龄大于 30 岁，GDM 的发病率显著增加。孕前超重者，GDM 的发生风险也显著增加。

三、流行病学及高危人群

（一）流行病学的特点

2013 年国际糖尿病联盟（international diabetes federation，IDF）对全球 34 个国家的 47 个流行病学数据进行了统计分析，分析时 IDF 均采用国际妊娠期糖尿病专家组（international association of diabetes and pregnancy study groups，IADPSG）的诊断标准进行校正。结果显示，2013 年全球 20～49 岁的孕妇妊娠期高血糖的发生率高达 16.9%，对年龄进行标化后的发病率为 14.8%。其中 GDM 占 84%，PGDM 占 16%。由于母亲患有妊娠期高血糖而受累的活产婴儿高达 2140 万。IDF 发布的数据显示我国的发病率为 7.7%，在全球范围内目前虽然处于相对较低的水平，但由于我国人口基数大，妊娠期高血糖患者人数高达 130 万，仅次于印度。妊娠期高血糖的发病率国内外均呈现逐年上升的趋势。我国一项调查研究显示，以 WHO 诊断标准（1999），GDM 患病率从 1999 年的 2.4% 增长至 2008 年的 6.8%，增长了 2.8 倍。2013 年我国一项多中心调查结果显示，以 IADPSG 为诊断标准，我国 GDM 的发病率为 17.5%。

（二）高危人群

高危人群主要包括肥胖者（尤其是重度肥胖）、一级亲属患 2 型糖尿病者、有 GDM 史或巨大儿分娩史者、多囊卵巢综合征患者、妊娠早期空腹尿糖反复阳性者等。

四、危害

妊娠期血糖异常可对母婴健康造成巨大的危害。

（一）对孕妇的影响

1. 羊水增多

妊娠合并糖尿病患者血糖控制不佳时，可出现羊水增多，其原因主要是胎儿的血糖水平增高，导致其出现渗透性利尿，形成羊水增多。

2. 感染发生风险增高

妊娠合并糖尿病患者的抵抗力显著下降，容易合并感染，常见的感染主要有泌尿系感染和霉菌性阴道炎。

3. 妊娠高血压疾病

妊娠合并糖尿病时，可导致血管病变，使小血管内皮细胞增厚和管腔狭窄，发生妊娠高血压疾病。

4. 酮症酸中毒

妊娠合并糖尿病患者容易出现酮症，若不及时纠正，严重时可导致糖尿病酮症酸中毒，对母亲和胎儿造成巨大的危害。孕妇在妊娠早期出现酮症可导致胎儿畸形，在妊娠的中、晚期出现酮症则可加重胎儿在宫内缺氧的程度。

5. 产伤和剖宫产率增加

妊娠合并糖尿病患者容易发生宫缩乏力，且因巨大儿的发生率增加，使其产伤及剖宫产率显著增加。

6. 产后糖尿病的发病风险增加

虽然大多数 GDM 患者在产后血糖都能恢复正常，但她们日后出现 2 型糖尿病的风险显著增加。

（二）对胎儿和新生儿的影响

1. 胎儿畸形、流产率增加

有研究表明，妊娠早期血糖异常，可增加胎儿心血管系统及神经系统畸形的发生风险，甚至造成胎儿流产。

2. 巨大儿发生风险增加

妊娠合并糖尿病患者血糖控制不佳时，可使胎儿长期处于高血糖状态，刺激胎儿胰岛 β 细胞增生，产生大量胰岛素，促进蛋白、脂肪合成并抑制脂肪分解，形成巨大儿。

3. 胎儿宫内窘迫

胎儿高血糖可导致胎盘血氧供量下降，胎儿机体耗氧增加，发生胎儿缺氧、宫内窘迫，严重者甚至胎死宫内。

4. 新生儿低血糖

妊娠合并糖尿病患者血糖控制不佳时，可使胎儿体内出现高胰岛素血症，新生儿出生后葡萄糖来源突然中断而胰岛素水平仍然较高，从而造成新生儿低血糖。由于血糖是脑细胞的主要能量来源，低血糖可影响脑细胞能量代谢，造成新生儿脑神经损伤。

5. 糖尿病的发生风险增加

有研究表明，妊娠合并糖尿病患者的子代糖尿病及肥胖的发生风险都显著高于正常孕妇。

五、诊断

近年来，国际、国内对妊娠合并糖尿病的诊断一直存在争议。目前我国采用的妊娠合并糖尿病的诊断标准是由中华医学会妇产科学会产科分会产科学组、中华医学会围产医学分会妊娠合并糖尿病协助组编写的《妊娠合并糖尿病诊疗指南（2014）》中推荐采用的国际和国内推荐的新诊断标准。

（一）孕前糖尿病的诊断

符合以下两项中任意一项者，可确诊为 PGDM：

（1）妊娠前已确诊为糖尿病的患者。

（2）妊娠前未进行过血糖检查的孕妇，尤其是存在糖尿病高危因素者，首次产前检查时需明确是否存在糖尿病，妊娠期血糖升高达到以下任何一项标准应诊断为 PGDM：

①空腹血浆葡萄糖（fasting plasma glucose，FPG）≥ 7.0mmol/L（126mg/dl）。

② 75g 口服葡萄糖耐量试验（oral glucose tolerance test，OGTT），服糖后 2 小时血糖 ≥ 11.1mmol/L（200mg/dl）。

③伴有典型的高血糖症状或高血糖危象，同时随机血糖 ≥ 11.1mmol/L（200mg/dl）。

④糖化血红蛋白（HbA$_{1c}$）≥ 6.5%［采用美国国家糖化血红蛋白标准化项目（national glycohemoglobin standardization program，NGSP）/ 糖尿病控制与并发症试验（diabetes control and complication trial，DCCT）标化的方法］，但不推荐妊娠期常规用 HbA$_{1c}$ 进行糖尿病筛查。

（二）妊娠期糖尿病的诊断

GDM 指妊娠期发生的糖代谢异常，妊娠期首次发现且血糖升高已经达到糖尿病标准，应将其诊断为 PGDM 而非 GDM。GDM 诊断方法和标准如下：

（1）推荐医疗机构对所有尚未被诊断为 PGDM 或 GDM 的孕妇，在妊娠

24~28 周及 28 周后首次就诊时做 OGTT 试验。

75g OGTT 方法：OGTT 前禁食至少 8 小时，试验前连续 3 天正常饮食，即每日进食碳水化合物不少于 150g，检查期间静坐、禁烟。检查时，5 分钟内口服含 75g 葡萄糖的液体 300ml，分别抽取孕妇服糖前及服糖后 1 小时、2 小时的静脉血（从第 1 口开始饮用葡萄糖水计算时间），放入含有氟化钠的试管中，采用葡萄糖氧化酶法测定血糖水平。

75g OGTT 的诊断标准：服糖前及服糖后 1 小时、2 小时，3 项血糖值应分别低于 5.1mmol/L、10.0mmol/L、8.5mmol/L（92mg/dl、180mg/dl、153mg/dl），其中任何一项血糖值达到或超过上述标准即诊断为 GDM。

（2）孕妇具有 GDM 高危因素或者医疗资源缺乏地区，建议妊娠 24~28 周首先检查 FPG。

① FPG ≥ 5.1mmol/L，可以直接诊断 GDM，不必做 OGTT。

② FPG<4.4mmol/L（80mg/dl），发生 GDM 可能性极小，可以暂时不做 OGTT。

③ FPG ≥ 4.4mmol/L 且 <5.1mmol/L 时，应尽早做 OGTT。

（3）孕妇具有 GDM 高危因素，首次 OGTT 结果正常，必要时可在妊娠晚期重复 OGTT。

（4）妊娠早、中期随孕周增加 FPG 水平逐渐下降，尤以妊娠早期下降明显，因而妊娠早期 FPG 水平不能作为 GDM 的诊断依据。

（5）未定期检查者，如果首次就诊时间在妊娠 28 周以后，建议首次就诊时或就诊后尽早做 OGTT 或 FPG 检查。

六、2015 年国际妇产科联盟妊娠期糖尿病指南建议

2015 年国际妇产科联盟（international federation of gynecology and obstetrics, FIGO）根据近年的循证医学证据更新了 GDM 诊断、治疗和管理指南，该指南推出的主要目的包括：① 提高民众对高血糖导致的不良妊娠结局和对孕妇及其子代健康远期影响的认知水平；② 形成指导 GDM 诊断、管理和保健的共识文件。

FIGO 指南采纳了 2013 年世界卫生组织《妊娠期新发现的高血糖诊断标准和分类》中的建议，将妊娠期间的高血糖分为糖尿病合并妊娠（diabetes in pregnancy, DIP）和 GDM。DIP 包括孕前已诊断的糖尿病和妊娠期间首次诊断的

糖尿病，GDM 是指妊娠期间发生的高血糖但血糖值未达到 DIP 的诊断标准。目前现行的大部分妊娠期高血糖指南均采用此分类方法。2013 年美国国立卫生研究院（national institutes of health，NIH）指南中将妊娠期间发生或首次发现的不同程度的糖耐量受损均归为 GDM，因此该指南诊断的部分 GDM 可能包括了孕前未被诊断的糖尿病。

FIGO 指南详述了 DIP 和 GDM 的诊断标准（表 6-1-1，同时列出了其他指南的诊断标准），其关于妊娠期高血糖的分类和诊断标准在以下几点与其他指南存在异同：

表 6-1-1　各指南对妊娠期高血糖的分类和诊断标准

指南	分类	诊断标准
FIGO 指南（2015 年）	DIP 和 GDM	1．DIP：（1）孕前已诊断的糖尿病；（2）孕期任何时候血糖值满足下述任意 1 条或多条：①FPG ≥ 7.0mmol/L（126 mg/dl）；②75g OGTT 2 小时血糖 ≥ 11.1mmol/L（200 mg/dl）；③随机血糖 ≥ 11.1mmol/L 伴高血糖症状 2．GDM：孕期任何时候血糖值满足下述任意 1 条或多条：①FPG：5.1～6.9mmol/L（92～125mg/dl）；②75g OGTT 1 小时血糖 ≥ 10.0mmol/L（180 mg/dl）；③2 小时血糖：8.5～11.0mmol/L（153～199 mg/dl）
IADPSG 指南（2010 年）	显性糖尿病和 GDM	1．显性糖尿病：（1）第一次孕检：①FPG ≥ 7.0mmol/L；②HbA$_{1c}$ ≥ 6.5%；③随机血糖 ≥ 11.1mmol/L，满足①、②任一条即可诊断，满足③时需进一步检查①或②验证。（2）妊娠 24～28 周，FPG ≥ 7.0mmol/L 2．GDM：妊娠 24～28 周，血糖值满足下述任意 1 条或多条：①5.1mmol/L ≤ FPG < 7.0mmol/L；②75g OGTT 1 小时血糖 ≥ 10.0mmol/L；③OGTT 2 小时血糖 ≥ 8.5mmol/L
WHO 指南（2013 年）	同 FIGO 指南	同 FIGO 指南
中国指南（2014 年）	孕前糖尿病和 GDM	1．孕前糖尿病：（1）妊娠前已确诊为糖尿病。（2）首次产前检查血糖达到 4 项中任何 1 项：①FPG ≥ 7.0mmol/L；②75g OGTT 2 小时血糖 ≥ 11.1mmol/L；③伴有典型的高血糖症状或高血糖危象，同时随机血糖 ≥ 11.1mmol/L；④HbA$_{1c}$ ≥ 6.5% 2．GDM：妊娠 24～28 周及 28 周后血糖值满足下述任意 1 条或多条：①FPG ≥ 5.1mmol/L；②75g OGTT 1 小时血糖 ≥ 10.0mmol/L；③2 小时血糖 ≥ 8.5 mmol/L

指南	分类	诊断标准
ADA 指南（2016 年）	显性糖尿病和 GDM	1. 显性糖尿病：诊断同中国指南的孕前糖尿病 2. GDM：妊娠 24～28 周，两种筛查方法：①一步法：直接进行 75g OGTT，诊断标准同中国指南；②两步法：先进行 50g GLT 检查，若服糖后 1 小时 ≥ 7.8mmol/L，继续进行 100g OGTT（可采用 Carpenter/Coustan 标准和 NDDG 标准）

注：FIGO：国际妇产科联盟；DIP：糖尿病合并妊娠；GDM：妊娠期糖尿病；FPG：空腹血糖；OGTT：口服葡萄糖耐量试验；IADPSG：国际妊娠与糖尿病研究组织；WHO：世界卫生组织；ADA：美国糖尿病学会；GLT：葡萄糖负荷试验；NDDG：国家糖尿病数据组。

（1）名称：DIP 与 2013 年 WHO 颁布的指南名称相同，其含义类似于 2010 年 IADPSG 颁布的指南和 2016 年 ADA 指南中的显性糖尿病，而 2014 年《中国妊娠合并糖尿病诊治指南》则称之为孕前糖尿病。

（2）是否以糖尿病诊断标准的血糖值作为妊娠期高血糖的分类依据：① FIGO 和 WHO 指南采用糖尿病诊断标准血糖值来区分 DIP 和 GDM，将孕期任意时间血糖值达到糖尿病诊断标准的孕妇诊断为 DIP；②孕周小于 24 周时，IADPSG 指南与 FIGO 指南相同，采用糖尿病诊断标准血糖切点区分显性糖尿病和 GDM，但在孕 24～28 周，IADPSG 指南中 GDM 诊断标准为 FPG 在 5.1～7.0mmol/L、OGTT 1 小时血糖 ≥ 10.0mmol/L 或 2 小时血糖 ≥ 8.5mmol/L，未采用 OGTT 2 小时血糖值 11.1mmol/L 来区分显性糖尿病和 GDM；③中国和 ADA 指南则将孕 24～28 周 OGTT 检查满足 FPG ≥ 5.1mmol/L、1 小时血糖 ≥ 10.0mmol/L 或 2 小时血糖 ≥ 8.5mmol/L 任意标准之一的患者均诊断为 GDM，孕 24 周之后不再诊断孕前糖尿病或显性糖尿病。

（3）是否将 HbA$_{1c}$ 作为诊断指标：① FIGO 及 WHO 指南均未推荐 HbA$_{1c}$ 作为 DIP 诊断指标；② ADA 指南、IADPSG 指南和中国指南均将 HbA$_{1c}$ 列入显性糖尿病或孕前糖尿病诊断标准。

目前国际上存在多种妊娠期高血糖的诊疗标准，在某些地区甚至内分泌科和产科使用的诊疗标准也不相同。FIGO 认为造成上述现象的原因：①部分指南缺乏强有力的临床证据，制定时仅依据专家意见或临床研究数据分析的结果；②部分指南的制定带有偏见，过多考虑了经济因素或指南推行时的方便性；③ 最根本的原因，正如高血糖与不良妊娠结局（hyperglycemia and adverse pregnancy outcomes，HAPO）研究提示：不良妊娠结局的风险和高血糖的相关性是持续的，没有明确的拐点。因此任何关于 GDM 的诊疗标准均需要在特定的社会、经济和医疗背景下平衡风险和收益后才能提出。FIGO 支持并采纳 IADPSG/WHO 的观点：既往未诊断为糖尿病的女性，在妊娠 24～28 周，直接行 75g OGTT 检查，测定空腹和服糖后 1 小时、2 小时血糖。FIGO 认为：血糖筛查是基于明确的危险因素，虽然在高危人群中进行血糖筛查更符合成本效益原则，但鉴于妊娠期高血糖的高发率，而且在低中等收入国家，由于大众文化水平、意识水平、医疗记录的完整性等有一定差异，危险因素识别能力较差，应采用一步法检测血糖，并提出基于医疗资源配置情况的务实诊断方案。此外 FIGO 指出亚洲人易出现单纯餐后高血糖，但 FPG、HbA_{1c} 筛查敏感性较低，因此，OGTT 对亚洲人更有筛查意义。

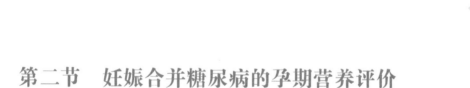

第二节　妊娠合并糖尿病的孕期营养评价

准确全面地评估孕妇的营养状况，是为孕妇提供合理营养方案的前提和关键，也是医学营养治疗（medical nutrition therapy，MNT）的要求。孕期营养评价内容主要包括 3 个方面，即膳食调查评价、人体测量评价和运动评价。

一、膳食调查评价

膳食调查评价是通过调查孕妇一定时间内的膳食能量和各种营养素的数量和质量等，以此来评价该调查对象的能量和营养素得到满足的程度。

1. 膳食调查方法和实施

根据具体情况可采用查账法、称重法、询问法、膳食史法和熟食采样分析等方法。在进行膳食调查时，应选择一个能正确反映孕妇当时食品摄入量的方法，必要时可并用两种方法。调查的时间为 3~7 天，通常不包括节假日。如果调查对象有星期日吃得较丰盛的习惯，则应进行包括节假日在内的 7 天调查。

2. 膳食调查评价内容

（1）食物的品种是否齐全、数量是否合理。

（2）能量是否足够及产能营养素占总能量的比例。

（3）膳食制度和餐次分配是否合理。

（4）烹调方法对维生素保存的影响。

（5）特殊营养素（叶酸、钙、铁、膳食纤维等）是否充足。

（6）膳食习惯是否合理。

二、人体测量评价

孕期人体测量的主要内容包括孕前体重、孕前体质量指数、孕期体重增长速度、宫高和腹围。

1. 评价孕妇孕前体型

根据孕前 BMI 评价孕前体型。判定孕前体型时 BMI 的切点可遵照 2013 年国家卫生和计划生育委员会发布的《中华人民共和国卫生行业标准——成人体重判定》（表 4-3-1），也可以按照 WHO 标准（表 6-2-1）。两个表格的切入点稍有不同。

表 6-2-1　基于 BMI 评价孕前体型

BMI（kg/m²）	孕前体型
<18.5	低体重
18.5～24.9	理想体重
25.0～29.9	超重
≥ 30.0	肥胖

2. 评价孕妇孕期体重增长速度

所有孕妇应根据孕前 BMI 选择适合自己的孕期体重增长速度（表 6-2-2），特殊孕妇如孕前 BMI ≥ 30.0kg/m²、双胎或多胎的孕妇的体重增长速度可参考表 6-2-3 美国医学研究院（IOM）孕妇体重增长指南，如超过此范围，则定义为孕期体重增长过快。

表 6-2-2　基于妊娠前体质量指数推荐的妊娠期体重增长标准

妊娠前体质量指数（kg/m²）	妊娠期体重增长值（kg）	妊娠中、晚期每周体重增长值	
		均数	范围
<18.5	12.5～18.0	0.51	0.44～0.58
18.5～24.9	11.5～16.0	0.42	0.35～0.50
≥ 25.0	7.0～11.5	0.28	0.23～0.33

表 6-2-3　IOM 中推荐的单胎和双胎孕妇体重增长的推荐

孕前 BMI（kg/m²）		单胎孕妇孕期体重增长推荐（kg）	单胎妊娠中、晚期每周体重增长推荐（kg）	双胎孕妇孕期体重增长推荐（kg）
低体重	<18.5	12.5～18	0.51（0.44～0.58）	暂无推荐范围
理想体重	18.5～24.9	11.5～16	0.42（0.35～0.50）	16.8～24.5

孕前 BMI（kg/m²）		单胎孕妇孕期体重增长推荐（kg）	单胎妊娠中、晚期每周体重增长推荐（kg）	双胎孕妇孕期体重增长推荐（kg）
超重	25.0～29.9	7～11.5	0.28（0.23～0.33）	14.1～22.7
肥胖	≥ 30.0	5～9	0.22（0.17～0.27）	11.4～19.1

3. 宫高和腹围

宫高是指从下腹耻骨联合处到子宫底的长度，是判断子宫大小的数据之一。随着孕期的进展，子宫顺应胎儿的发育而增大，通过宫高和腹围的测量即可初步判断孕周，并间接了解胎儿生长发育状况，估计胎儿体重。

一般从怀孕 20 周开始测量宫高，每 4 周测量 1 次，怀孕 28～35 周每 2 周测量一次，怀孕 36 周后每周测量一次。孕期宫高的标准范围见表 6-2-4。

表 6-2-4　孕期宫高的标准范围

周数	宫高（cm）	周数	宫高（cm）	周数	宫高（cm）	周数	宫高（cm）	周数	宫高（cm）
20	16～20.5	23	19～23.5	26	21.5～26.5	29	23.5～29.5	32	26～32.5
21	17～21.5	24	20～24.5	27	22.5～27.5	30	24～30.5	33	27～33.5
22	18～22.5	25	21～25.5	28	23～28.5	31	25～31.5	34	27.5 以上

从孕 16 周开始测量腹围，取立位，以肚脐为准，水平绕腹一周，测得数值即为腹围。腹围平均每周增长 0.8cm。怀孕 20～24 周时增长最快；怀孕 34 周后，腹围增长速度减慢。如果以妊娠 16 周测量的腹围为基数，到足月，平均增长值为 21cm。孕期腹围的标准范围见表 6-2-5。

表 6-2-5　孕期腹围的标准范围

孕月	下限 (cm)	上限 (cm)	标准 (cm)	孕月	下限 (cm)	上限 (cm)	标准 (cm)
5	76	89	82	8	84	95	89
6	80	91	85	9	86	98	92
7	82	94	87	10	89	100	94

第六章

妊娠合并糖尿病

三、运动评价

在无妊娠期运动禁忌证的前提下，孕妇进行适当运动和锻炼是预防妊娠期糖代谢异常的有效、初级措施。体力活动已被证明在糖尿病患者中能够起到改善血糖、减少胰岛素抵抗、降低心血管疾病发病率、有利于体重控制和身心健康的作用。妊娠合并糖尿病孕妇运动的具体要求见本章第六节"妊娠合并糖尿病的运动管理"。据此，医生在评价孕妇的运动情况时，应主要评价运动的方式及安全性、运动的时间、运动频率及运动心率（代表运动的强度）是否在合理的范围内，使运动既能达到适度能量消耗、降低妊娠期胰岛素抵抗的作用，又对母儿无不良影响。

第三节　妊娠合并糖尿病的营养治疗

一、糖尿病医学营养治疗的历史概况

医学营养治疗（MNT）是糖尿病预防、治疗和自我管理、教育的一个重要组成部分。1971 年 ADA 首次颁布了"糖尿病患者营养及饮食推荐原则"。1994年 ADA 又率先提出了 MNT 的概念，旨在更好地阐明营养治疗的重要性及工作流程。2002 年 ADA 首次提出基于循证的糖尿病营养供给标准。2006 年 ADA 强调，糖尿病患者应接受注册营养师指导的个性化营养治疗，以达到理想的治疗目标。2010 年 ADA 强调由于 MNT 可节省医疗花费并改善糖尿病患者的临床结局，相关保险公司及其他医疗保障应支付 MNT 的费用。2010 年美国膳食学会《基于循证的 GDM 营养实践指南》对推荐等级采用了不同于以前的"A、B、C 或 E"证据等级系统，在该指南中将证据等级描述为"强、中、弱、专家共识和证据不充分"以及"有条件做的""必须做的"等。"有条件做的"用于特殊情况；"必须做的"广泛应用于目标人群。2014 年中华医学会妇产科学分会产科学组发布了《妊娠合并糖尿病诊治指南》，根据妊娠前不同体质量指数，明确了不同孕周的体重增长速度、能量及营养素的摄入标准，这为临床制订 GDM 营养治疗方案提供了依据。

对于妊娠合并糖尿病患者，医学营养治疗方案应以保证母亲和胎儿的最佳营养状况，摄入足够能量，保证孕期适宜的体重增加，达到并维持正常的血糖水平，避免发生酮症为目标。获得良好的血糖控制及满意的妊娠结局是妊娠合并糖尿病 MNT 面临的挑战。已有大量研究资料显示，GDM 孕妇良好的血糖控制与妊娠结局关系密切。2005 年以后的两项随机对照试验（randomized controlled trial，RCT）为 GDM 营养治疗和管理提供了强有力的证据。一项是 2005 年发表在《新英格兰医学》杂志的澳大利亚孕妇碳水化合物不耐受试验（australian carbohydrate intolerance study in pregnant women trial，ACHOIS），该研究显示，接受 MNT 的治疗组（包括营养咨询和必要时的胰岛素治疗），和常规保健组比较，严重的围产期并发症发生率明显降低。另一项 RCT 试验中，Landon 等报道，对轻型 GDM（空腹血糖 <5.3mmol/L）患者进行膳食干预及胰岛素治疗（当需要时），可明显降低胎儿过度增长、剖宫产及子痫前期的发生率。在这两项研究中，研究组孕期增重明显低于对照组。2012 年的一项 Meta 分析纳入了 44 个 RCT 研究，其中评估生活方式干预对妊娠期总增重影响的研究 34 项，研究表明，与对照组相比，干预组的妊娠期总增重减少了 1.42kg（n=5481，$95\%CI$：$-0.95 \sim -1.89$，$P<0.01$），与运动干预或饮食和运动混合干预相比，饮食干预减少妊娠期总增重最明显（-3.84kg，$95\%CI$：$-2.45 \sim -5.22$，$P<0.01$）。有证据显示对普通超重、肥胖孕妇进行膳食干预和强化生活方式管理也可降低孕期增重过多及剖宫产率。这些研究提示，对所有孕妇进行孕期生活方式干预不失为明智而又经济的策略。

二、妊娠合并糖尿病营养治疗原则

妊娠合并糖尿病的营养治疗既要考虑能量限制，也要考虑营养素达到妊娠需求，这样才能既有利于血糖控制，又利于体重控制，同时满足孕妇的生理需求和胎儿生长发育的需求，避免孕期体重增长过多和增长不足，避免能量供应不足或过剩及营养素比例不平衡的问题，减少不良妊娠结局的风险。

（一）合理控制总能量，维持体重的适宜增长

妊娠早期，孕妇每天食物摄入量不需要增加，但应均衡饮食，品种多样，多摄入富含叶酸等维生素丰富的食物。中华医学会妇产科学分会产科学组颁布的《妊娠合并糖尿病诊治指南（2014）》规定，根据孕前体重和妊娠期的体重增长速度决定每日能量摄入量。虽然要控制每日摄入的总能量，但应避免能量限制过度，妊娠早期应保证不低于 1500kcal/d，妊娠晚期不低于 1800kcal/d，对于 BMI<18.5kg/m^2 的妊娠合并糖尿病患者，要增加每日摄入量至 $30 \sim 35$kcal/kg。BMI $\geq$ 25.0kg/m^2，尤其是 BMI $\geq$ 30kg/m^2 的妊娠早期每日总能量控制在 25kcal/kg 左右更为合理（表 6-3-1）。

表6-3-1 基于孕前体质量指数推荐的孕妇非孕期及孕早期每日能量摄入量

妊娠前体质量指数	能量系数（kcal/kg 理想体重）	平均能量（kcal）
<18.5	35～40	2000～2300
18.5～24.9	30～35	1800～2100
≥25	25～30	1500～1800

注：平均能量（kcal/d）=能量系数（kcal/kg）×理想体重（kg）。对于我国常见身高的孕妇（150～175cm），可以参考：理想体重（kg）=［身高（cm）−105］。孕中、晚期在能量系数的基础上平均依次再增加200kcal/d，在身材过矮或过高孕妇需要根据患者的状况调整膳食能量推荐。多胎妊娠者，应在单胎基础上每日适当增加200kcal能量摄入。

有研究显示，限制能量至1200～1800kcal/d，可降低巨大胎儿发生率至6%，不进行能量限制者为23%。然而过分的能量限制可能加速脂肪分解而发生酮症酸中毒，应尽量避免，以防止孕期酮症酸中毒对胎儿神经发育造成损害。对于肥胖患者（BMI≥30kg/m²），ADA建议需要减少能量30%～33%（可按不超过25kcal/kg实际体重来计算），对于体重较轻或体质虚弱的患者，要注意供给足够的能量。要根据孕妇血糖、酮体、体重增长情况、胃肠道自我感觉、运动情况随时调整糖尿病孕妇的膳食能量供给。虽然过度限制能量摄入容易导致母体酮症而对胎儿有潜在的不利影响，但是多项研究证实对患有糖尿病的肥胖妇女在妊娠期间中等程度地限制膳食能量摄入［25kcal/（kg·d）或1800～2000kcal/d］有助于改善妊娠结局。当然，仍需避免能量过度限制，妊娠早期不低于1500kcal/d，妊娠中、晚期不低于1800kcal/d。

妊娠中、晚期GDM孕妇能量需要：在非孕期每日能量基础上平均增加200kcal。而多胎妊娠者，应在单胎基础上每日增加200～300kcal能量摄入。

膳食能量推荐要结合孕前体重、身高、孕期增重及病情等综合考虑，且应根据监测情况必要时给予调整。

孕期增重是基于孕前BMI来推荐的。孕期能量的增加主要用于维持胎儿增长及保证母儿的营养需要。目前尚无充分证据显示正常及低体重GDM孕妇的孕期增重和非GDM孕妇存在不同，故对GDM孕妇的孕期增重建议参考IOM修订的孕期增重指南，详见表6-2-3。

（二）适当限制和选择合适的碳水化合物

碳水化合物是神经系统和心肌的主要能源，其特点是在体内释放能量快，供能快，对维持母体和胎儿神经系统、红细胞、骨髓和心脏的正常供能有非常重要的意义，是最经济和最主要的能量来源。在合理控制总能量的基础上，适量的碳水化合物有助于刺激胰岛素的分泌，提高胰岛素的敏感性，刺激葡萄糖的利用，减少肝脏葡萄糖的产生；减少体内脂肪的分解，预防酮症的发生；减少蛋白质的分解，有利于蛋白质的合成代谢，但过量的碳水化合物则会使血糖升高。主食是碳水化合物的主要来源。

2011 年"ADA 糖尿病诊疗标准"推荐糖尿病患者碳水化合物、蛋白质和脂肪的最佳比例应满足糖尿病患者的代谢目标和个人喜好（E 级）。监测碳水化合物的摄入量是血糖控制达标策略，无论采用碳水化合物计算法、食品交换份法或经验估算（A 级）。对糖尿病患者，当仅考虑碳水化合物总量时，用食物生糖指数和血糖负荷，可能更有助于血糖控制（B 级）。2013 年《中国糖尿病医学营养治疗指南》建议糖尿病患者的碳水化合物推荐摄入量占每日膳食总能量的 50%～60%。美国妇产科医师学会（ACOG）2013 年发布的 GDM 指南建议，碳水化合物的供能比为 33%～40%，优先选择复杂碳水化合物，避免简单糖的摄入。美国内分泌学会 2013 年发布的"糖尿病和妊娠临床实践指南"建议，GDM 和 PGDM 孕妇碳水化合物供能比为 35%～45%，优先选择低生糖指数的食物。在我们的临床实践中，GDM 患者碳水化合物供能比多在 50%～55%。

在制订膳食计划时应考虑碳水化合物的数量和种类。妊娠合并糖尿病患者（包括超重 / 肥胖、体重增长过快和体重增长不足）应保证每日三餐均要有主食，每餐主食不低于 50～75g，并根据孕前体重和目前体重增长情况计算每日摄入量。在同等量情况下可优先选择低 GI 的食物，最好选用糙米、玉米面等杂粮，同时与一些新鲜蔬菜（如土豆、山药等根茎类）混合食用，来作为日常的主食。由于不同食物来源的碳水化合物在消化、吸收、食物相互作用等方面的差异，以及由此引起的血糖和胰岛素反应的区别，混合膳食可使糖的消化吸收减慢，有利于控制病情。如果已经补充了胰岛素，可以给予适量的多糖类食物以增加胰岛素的敏感性，并应适量鼓励摄入富含膳食纤维的食物。

（三）保证充足的蛋白质

母体的健康和胎儿的生长发育均离不开蛋白质。充足的蛋白质对胎儿的发育至关重要，孕期应适当增加蛋白质的摄入，蛋白质供能比应为 15%～20%，每日需 80～100g，其中动物性蛋白至少占 1/3。孕中、晚期为胎儿快速生长期，应进一步增加蛋白质的摄入量。根据中国居民膳食营养素参考摄入量，孕中期蛋白质摄入量应在原来基础上平均增加 15g，孕晚期增加 30g。超重／肥胖的妊娠合并糖尿病患者，在适当控制碳水化合物和脂肪摄入量的基础上，应保证优质蛋白的摄入，防止发生蛋白质营养不良。对于体重增长不足、完全素食主义者或偏食的妊娠合并糖尿病患者，要关注其营养状况，定期监测血生化指标。当出现蛋白质营养不良，自然饮食不能提供推荐剂量的蛋白质时，应口服补充蛋白制剂。除非宗教信仰、食物过敏等特殊情况，蛋白质类食物的来源尽可能多样化，从鱼类、瘦肉、鸡蛋、牛奶、豆制品中摄取优质蛋白，这样营养物质丰富，提高蛋白的吸收和利用。ADA 关于糖尿病患者蛋白质摄取建议：①虽然蛋白质也像碳水化合物一样是胰岛素刺激因子，但控制良好的 2 型糖尿病患者摄入蛋白质并不使血糖浓度升高；②对于糖尿病患者，尤其是对血糖控制不好的患者来说，蛋白质的需要量比每日膳食推荐量（RDA）高，但不要超过总能量的 20%；③对于没有肾病并发症的糖尿病患者，没有证据表明其膳食蛋白质摄入量占总能量的 15%～20% 需要改变。富含优质蛋白质的食物包括肉类、蛋类、奶类及大豆类。

（四）合理的脂肪摄入

推荐膳食脂肪供能比为 25%～30%。但应当限制动物油脂、红肉类、椰奶、全脂奶制品等富含饱和脂肪酸的食物，糖尿病患者饱和脂肪酸摄入量不应该超过总摄入量的 7%（A 级）；减少反式脂肪酸摄入量有助于降低低密度脂蛋白胆固醇，增加高密度脂蛋白胆固醇（A 级）。糖尿病孕妇应减少反式脂肪酸的摄入量（B 级）。烹调油可选用不饱和脂肪酸含量较高的橄榄油、山茶油、大豆油或玉米油。

在妊娠合并糖尿病的营养治疗中，应该指导孕妇认识食物中的"隐性脂肪"和反式脂肪酸含量高的食物，避免过量摄入。鱼油、牛奶、植物种子中存在的"隐性脂肪"常常被忽略，应将这部分脂肪也计算在总热量中。对于妊娠合并糖尿病患者，不管是超重／肥胖还是体重增长过快或体重增长不足，我们追求的目标应该是"尽可能低"的反式脂肪酸摄入量。反式脂肪酸高的食物有起酥油、人造黄油或奶油等制作的沙拉酱、饼干、蛋黄派、糕点和面包，植物油反复煎炸的食物如西式快餐中的炸薯条、炸薯片、炸鸡腿等，甜点如巧克力、冰激凌等松软香甜、口味独特的食品。

（五）膳食纤维的摄入要充足

膳食纤维按理化性质分为可溶性纤维和非可溶性纤维。可溶性纤维如水果中的果胶，海带、紫菜中的藻胶，某些豆类中的胍胶和魔芋块茎中的魔芋粉等，非可溶性纤维如植物中的纤维素、半纤维素和木质素，在谷、豆类种子的外皮，蔬菜的茎、叶和果实中均含有之。研究表明，每日从燕麦、大麦、干豆类摄入可溶性膳食纤维 5～10g，可使血清胆固醇降低 5%～10%。可溶性纤维可以降低血糖，并能改善血糖控制。但研究发现，食物中的非可溶性纤维的含量与该食物的血糖生成指数更相关。流行病学研究也证明，摄入谷类食物中的不溶性纤维可使冠心病和 2 型糖尿病的危险性降低，每增加 10g 可使患这两种疾病的危险性降低30%。Cuilin Zhang 等分析美国护士研究的结果发现，低膳食纤维、高血糖负荷的膳食习惯与 GDM 发生显著相关，每增加 10g/d 的膳食纤维可降低 26%GDM发生危险，尤其与燕麦及水果中的可溶性纤维有关。加拿大糖尿病学会（CDA）建议所有人群包括糖尿病患者应从各种食物中增加膳食纤维的摄入量。美国糖尿病学会（ADA）鼓励糖尿病患者同普通人群一样选择富含膳食纤维的食物，如全谷物、水果和蔬菜。膳食纤维的供给量，据 1994 年中国台湾"行政卫生署"编制的饮食手册提示为每日 20～35g，美国则推荐每日 50g 或在低能量饮食中按每1000kcal 饮食中 25g 供给。中国推荐每日摄入 25～30g 膳食纤维。在充分认识膳食纤维益处的同时，也应清楚地认识到膳食纤维并非"多多益善"。过量摄入可能造成：①腹胀、消化不良；②影响钙、铁、锌等元素的吸收；③降低蛋白质的消化吸收率；④若突然在短期内由低纤维膳食转变为高纤维膳食，可能造成一系列消化道不耐受反应，如胃肠胀气、腹痛、腹泻等。常见的食物膳食纤维含量如表 6-3-2 所示。

表 6-3-2　常见食物膳食纤维含量 [单位：g/100g（食物）]

食物	膳食纤维	食物	膳食纤维
白面	3.5	海带（干）	23.8
糯米	3.4	心里美萝卜	1.4
粞米	2.3	圆白菜	1.7

食物	膳食纤维	食物	膳食纤维
小米	4.6	芹菜	1.6
高粱米	7.3	胡萝卜	1.7
燕麦面	9.8	蒜苗	2.2
燕麦片	10.4	鸭梨	1.1
玉米面	11.4	国光苹果	1.11
荞麦面	12.3	魔芋	70.0

注：部分摘自《中国食物成分表 2004》。

（六）保证足够的维生素、矿物质

妊娠期间，多种维生素及矿物质需要量增加，妊娠期铁、叶酸和维生素 D 的需要量增加了 1 倍，钙、磷、硫胺素、维生素 B_6 的需要量增加了 33%～50%，锌、核黄素的需要量增加了 20%～25%，维生素 A、维生素 B_{12}、维生素 C、硒、钾、生物素、烟酸和每日总能量的需要量增加了 18% 左右。每日供给一定量的鲜奶或奶制品、动物肝脏、蛋、鱼、虾、豆类、干果类、大量的新鲜叶菜类，可以获得足量的钙、镁、铁、锌、碘、铬、硒、维生素和膳食纤维。粗粮、干豆、蛋类、绿叶蔬菜中含有丰富的 B 族维生素，新鲜蔬菜、水果中富含维生素 C，两种维生素均参与糖代谢的调节。维生素 D、铬参与胰岛素的生物合成、体内能量代谢的调节。蛋黄、肝脏、深海鱼、鱼肝油含有丰富的维生素 D，牡蛎和蛋黄中铬含量高。畜肉和禽肉中含有丰富的锌和易吸收的铁元素。钙、镁、钾能改善血管内皮功能，调节血压。奶制品、豆制品和新鲜蔬菜是它们的主要来源。

有水肿和高血压的患者，要限制盐（钠）的摄入量，因为高钠膳食容易诱发高血压等并发症。此外研究还发现，食物中的钠含量与淀粉的消化、吸收速度和血糖反应有着直接的关系。食盐可通过刺激淀粉酶的活性加速对淀粉的消化，或加速小肠对葡萄糖的吸收。实验结果证实，进食含盐食物者的血浆葡萄糖浓度比进食不含盐食物者高。

目前尚无证据表明，GDM 孕妇和普通孕妇在维生素和矿物质需要量方面存在不同。因此，GDM 孕妇应同样遵循中国营养学会对孕妇膳食营养素参考摄入量的推荐。孕妇（包括 GDM 孕妇）若膳食摄入不能满足膳食营养素参考摄入量，应鼓励使用维生素和矿物质的补充剂。

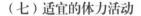

（七）适宜的体力活动

糖尿病患者应增加体力活动，没有禁忌证的 2 型糖尿病患者推荐每周至少参加 150 分钟的中等强度有氧运动。对于 GDM 患者，除有不宜者，如先兆流产、先兆早产、产前出血、子痫前期患者外，均鼓励坚持适量有规律的运动，如餐后 0.5~1 小时后可散步 30 分钟。体力活动已被证明在糖尿病患者中能够起到改善血糖控制、减少胰岛素抵抗、降低心血管疾病发病率、有利于体重控制和身心健康的作用。详见本章第六节。

（八）给予合理的餐次安排

一般来说，妊娠期糖尿病患者和糖尿病合并妊娠患者的营养需求是相似的，但在餐次安排方面却存在一定差别。对于需要依靠注射胰岛素才能获得满意血糖控制的患者，要求其碳水化合物的摄入量与胰岛素（内源性或外源性）剂量保持一致。

对于每一餐的能量分布在妊娠期糖尿病和糖尿病合并妊娠之间是相似的。但是对于妊娠合并糖尿病患者加餐的次数方面却存在一定争论。有建议对于肥胖的妊娠合并糖尿病患者三餐外仅在晚上睡前加餐 1 次。而另外一些学者则建议每餐都少吃，但是每餐之间都有加餐。总的原则仍是以分餐为主，早餐的总能量摄入限制在总能量的 10%~15% 可有助于维持满意的血糖水平和减少早餐前胰岛素的剂量，尤其是妊娠期糖尿病患者更为明显。上午加餐有助于预防午餐前的过度饥饿感，尤其适用于早餐能量仅为总能量 10% 的人群。一般来说每日 5~6 餐，使血糖尽可能波动小。早餐宜占总能量的 10%~15%，中餐 30%，晚餐 30%，上午 9~10 点、下午 3~4 点及睡前各加餐一次，每次加餐的能量占总能量的 5%~10%，防止低血糖的发生。当出现早期妊娠呕吐和恶心及 7~9 个月时出现胃肠功能障碍时可考虑增加正餐及加餐的次数。总之，膳食计划必须实现个体化，要根据文化背景、生活方式、经济条件和教育程度进行合理的膳食安排和相应营养教育。

（九）饮食治疗效果不满意，及时使用胰岛素治疗

饮食调整 1 周左右，在孕妇不感到饥饿的情况下，监测 24 小时血糖轮廓情况，若空腹 ≥ 5.3mmol/L、餐后 2 小时 ≥ 6.7mmol/L，考虑胰岛素治疗。详见本章第九节。

（十）鼓励糖尿病孕妇产后母乳喂养，强化生活方式调整

若无禁忌证，应鼓励糖尿病孕妇产后母乳喂养。研究表明，母乳喂养可以改善糖代谢，也可降低子代发生 2 型糖尿病的风险（推荐等级：中等；有条件的）。产后 6～12 周进行血糖复查，若正常，此后至少每 3 年筛查一次，警惕发展为糖尿病或糖尿病前期。超重 / 肥胖 GDM 孕妇产后停母乳后建议减重，预防糖尿病的发生。

三、妊娠合并糖尿病患者的饮食设计

（一）妊娠合并糖尿病患者的食谱制定步骤

第一步：计算患者的理想体重，即

理想体重（kg）= 身高（cm）-105

第二步：计算患者孕前体质量指数，判断是否超重 / 肥胖，即

孕前体质量指数（BMI）= 孕前体重（kg）/ 身高 ^{2}（m^2）

孕前消瘦：BMI<18.5

孕前体重正常：BMI = 18.5～23.9

孕前超重：BMI = 24.0～27.9

孕前肥胖：BMI ≥ 28.0

第三步：评价体力活动情况，见表 6-3-3。

表 6-3-3　不同强度劳动项目举例

劳动强度	劳动项目举例
极轻	以坐着为主的工作，如办公室工作，组装或修理收音机、钟表等
轻	以站着或少量走动为主的工作，如店员售货、化学实验操作、教师讲课等
中	以轻度活动为主的工作，如学生的日常活动、机动车驾驶、电工、安装、金工切削等
重	以较重活动为主的工作，如非机械化的农业劳动、炼钢、舞蹈、体育运动
极重	以极重活动为主的工作，如非机械化的装饰、伐木、采矿、砸石等

第四步：判断孕妇的体重增长目前是否在合理的范围内，详见表 6-2-2。

第五步：根据孕前 BMI 计算孕早期每日能量供给量（kcal/kg 理想体重），参考表 6-3-1。需要注意的是，不同孕妇因既往饮食习惯、体力活动消耗、代谢水平的个体差异，应对利用公式计算出的能量适当调整，避免能量过低（孕早期不低于 1500kcal，孕中、晚期不低于 1800kcal），防止酮症的发生，避免对母儿产生不利影响。

第六步：能量的分配为

碳水化合物：50%～60%，孕早期不少于 150g，孕中、晚期不少于 180g

蛋白质：15%～20%

脂肪：25%～30%

第七步：利用食物交换份的方法计算模式食谱。

食物交换份是将食物按照来源、性质分成几大类。同类食物在一定重量内所含的蛋白质、脂肪、碳水化合物和能量相似，不同类的食物所含的三大营养素不同，但所提供的能量相同。即将食物分成四大组（细分为八小类），以"份"为交换单位，每份食物所含能量大致相仿，约 90kcal。

食物交换份法是将已计算好的、所含营养素类似的常用的食物进行互换，灵活地使用能量及营养素平衡的配餐方法，其特点是简单、实用、易于计算，但比较粗略。食物交换份给各类人群提供了一种理想的饮食控制模式，通过食物交换可以得到多样化的食谱而不影响身体的代谢功能。需要注意的是，食物交换只能在同类食物中进行，如在肉类之间，或者是在蔬菜之间，而不能将肉类与蔬菜进行等量交换，也不能用主食类同肉类交换。详见表 6-3-4 至表 6-3-12。

表 6-3-4 每一交换份食品的产能营养素含量

组别	食品分类	每份重量（g）	能量（kcal）	蛋白质的含量（g）	脂肪的含量（g）	碳水化合物的含量（g）	主要营养素
谷薯类	谷薯类	25	90	2	—	20	碳水化合物、膳食纤维
菜果组	蔬菜类	500	90	5	—	17	矿物质、维生素、膳食纤维
	水果类	200	90	1	—	21	膳食纤维、矿物质、维生素

组别	食品分类	每份重量（g）	能量（kcal）	蛋白质的含量（g）	脂肪的含量（g）	碳水化合物的含量（g）	主要营养素
肉蛋组	大豆类	25	90	9	4	4	蛋白质
	奶类	160	90	5	5	6	蛋白质
	肉蛋类	50	90	9	6	—	蛋白质
油脂组	硬果类	15	90	4	7	2	脂肪
	油脂类	10	90	—	10	—	脂肪

表 6-3-5 谷类的食物交换份

食物	重量（g）	食物	重量（g）	食物	重量（g）	食物	重量（g）
窝头	50	咸面包	35	大米	25：（GI：83.2）	花卷	35
鲜玉米（1中个带棒心）	200（GI：55）	生面条	35	烙饼	35（GI：79.6）	烧饼	35
土豆	100（GI：62）	干莲子	25	苏打饼干	25	油条	25（GI：74.9）
油饼	25	小米	25（GI：71）	薏米	25	淡馒头	35
干粉条	25	各种挂面	25	糯米	25（GI：87）	高粱米	25
面粉	25	荞麦面	25	红豆	25	绿豆	25（GI：27.2）
米粉	25	燕麦片	25	混合面	25		

表 6-3-6 蔬菜的食物交换份

食物	重量（g）	食物	重量（g）	食物	重量（g）	食物	重量（g）
慈姑	100	洋葱	250	莴笋	1000	凉薯	200
荷兰豆	400	蒜苗	300	胡萝卜（黄）	200（GI：71）	藕	150
扁豆	250	马兰头	400	荸荠	200	芹菜	500
山药	200（GI：51）	豌豆（鲜，带荚）	200	菠菜	400	油菜	500
毛豆	150	百合	70	大白菜	500	西红柿	500

续表

食物	重量（g）	食物	重量（g）	食物	重量（g）	食物	重量（g）
芋头	150（GI：47.7）	苦瓜	500	鲜蘑	500	茄子	500
圆白菜	500	茼蒿	500	黄瓜	500	水浸海带	500
冬笋	500	芥蓝	500	绿豆芽	500	丝瓜	500
辣椒（青）	500	茭白	500	白萝卜	500	山药	150
南瓜	500（GI：75）	菜花	500	苋菜	400	百合	100
西葫芦	500	韭菜	400	冬瓜	1000	毛豆	70

表6-3-7　水果的食物交换份

食物	重量（g）	食物	重量（g）	食物	重量（g）	食物	重量（g）
芦柑	250	橘子（柑橘）	200（GI：43）	苹果	200（GI：36）	桃	200（GI：28）
梨	250（GI：36）	鲜荔枝	150	柿子	150	李子	250（GI：24）
柚子肉	200（GI：25）	香蕉	150（GI：52）	猕猴桃	200（GI：52）	西瓜	500（GI：72）
杏	250（GI：31）	葡萄	200（GI：43）	草莓	300		
榴梿	500	橙子	250	金橘	200		

表6-3-8　肉蛋类的食物交换份

食物	重量（g）	食物	重量（g）	食物	重量（g）	食物	重量（g）
对虾	150	草鱼	100	带鱼	100	鹌鹑蛋	60（带壳6个）
鸡蛋	60（带壳一大个）	大黄鱼	150	鲜贝	100	蟹肉	150
黑鲢鱼	150	鲫鱼	150	大肉肠	35	水浸鱿鱼	100
鳝鱼	150	河虾	100	虾仁	50	梭子蟹	200

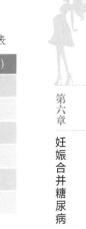

食物	重量（g）	食物	重量（g）	食物	重量（g）	食物	重量（g）
兔肉	100	酱鸭	50	鹅肉	50	水浸鱿鱼	100
瘦猪肉	60	牛肉	60	猪肝	60	清虾	100
鸡	80	鸡蛋	60	鸭蛋	60	鹅	60
鸽子	100	叉烧肉	35	香肠	20	肥瘦猪肉	25
猪小排	50	肥瘦羊肉	50	酱汁肉	20	酱牛肉	35
鸭	60	午餐肉	35	大闸蟹	200	瘦羊肉	80

表6-3-9 大豆类的食物交换份

食物	重量（g）	食物	重量（g）	食物	重量（g）	食物	重量（g）
南豆腐	150	北豆腐	100	豆浆	600	豆腐丝	50
大豆粉	20	大豆	25（GI：18）	腐竹	20	豆腐干	50（GI：23.7）

表6-3-10 奶类的食物交换份

食物	重量（g）	食物	重量（g）	食物	重量（g）	食物	重量（g）
乳酪	25	无糖酸奶	130	牛奶	160（GI：27.6）	奶粉	20（GI：26）

表6-3-11 坚果类的食物交换份

食物	重量（g）	食物	重量（g）	食物	重量（g）	食物	重量（g）
腰果	15	西瓜子	40	葵花子	25	松子	40
南瓜子仁	15	葵花子仁	15	杏仁	15	核桃仁	15
花生米	15（GI：14）	西瓜子仁	15	南瓜子	40		

表6-3-12 油类的食物交换份

食物	重量（g）	食物	重量（g）	食物	重量（g）	食物	重量（g）
香油	10	黄油	10	羊油	10	玉米油	10
猪油	10	红花油	10	豆油	10		
花生油	10	菜籽油	10	牛油	10		

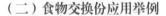
（二）食物交换份应用举例

患者，27 岁，现孕 28 周，确诊为 GDM，办公室职员，身高 168cm，孕前体重 65kg，目前体重 72kg，每周增长 0.4kg。作息规律，饮食上偏荤食，多吃牛羊肉，偶食猪肉。

制订食谱步骤如下：

第一步：计算孕前标准体重：168-105=63kg，职员属轻体力劳动。

第二步：计算孕前 BMI：$65/1.68^2=23.0kg/m^2$，该孕妇孕前属于正常体型。因此孕早期能量为 25～30kcal/（kg·d）。

第三步：因就诊时为孕中期，且目前体重增长速度合理，计算每日所需总能量：$63×30+200=2090kcal$。

第四步：计算食品交换份数：$2090÷90=23.22$ 份。

第五步：按食品交换份法进行食物的分配。

具体参见表 6-3-13。

表 6-3-13　2090kcal/d 能量及营养素分配

食物	份数	重量（g）	碳水化合物重（g）	蛋白质重（g）	脂肪重（g）	能量（kcal）	交换表
谷类	12	300	240	24	—	1080	表 6-3-5
奶类	3	500	18	15	15	270	表 6-3-10
肉蛋	3	150	—	27	18	270	表 6-3-8
豆类	1	25	4	9	4	90	表 6-3-9
蔬菜	1	500	17	5	—	90	表 6-3-6
水果	1	200	21	1	—	90	表 6-3-7
油脂	2.5	25	—	—	25	225	表 6-3-12
总计	23.5		300	81	62	2115	
产能比			56.7%	15.3%	26.4%		

第六步：参考等值食品交换份表分配食物，根据自己的习惯和嗜好选择并交换食物。

表 6-3-13 中各食物重量均指生重即原材料的重量，因此要患者学会生熟互换，生熟互换原则如下：

1两大米：生重50g，熟重（米饭）130g

1两面粉：生重50g，熟重（馒头）75g

第七步：餐次及量的分配，如表6-3-14所示。

表6-3-14　餐次及量的分配

项目	早餐	加餐	午餐	加餐	晚餐	加餐
时间	7：00	9：30	12：00	14：30	17：00	19：30
供能比	10%~15%	5%~10%	30%	5%~10%	30%	5%~10%
能量（kcal）	313	174	627	174	627	174

2090kcal/d的能量各餐分配见表6-3-15，具体食谱举例如下：

表6-3-15　2090kcal/d的能量在各餐分配的食物交换份

餐次	谷类	奶类	肉蛋	豆制品	蔬菜	水果	油脂
早餐	2	1.5	1				
早加	1.5					0.5	
中餐	3		1	0.5	0.5		1.5
中加	1.5					0.5	
晚餐	3		1	0.5	0.5		1.5
晚加	1	1.5					
合计	12	3	3	1	1	1	3

早餐：一个小花卷（面粉50g）

　　　一杯低脂奶（牛奶250ml）

　　　煮鸡蛋1个

　　　八宝菜少许

加餐：全麦面包一片（面粉35g），草莓（草莓约100g）

午餐：杂豆饭一碗（杂米杂豆75g）

　　　鸡丁炒柿子椒（鸡肉50g，柿子椒100g）

　　　素炒油麦菜（油麦菜150g，豆腐50g）

　　　烹调油15g，食盐<3g

加餐：粗粮饼干（面粉 35g），橙子（橙子约 100g）

晚餐：粗粮花卷 1 个（粗粮面粉 75g）

砂锅豆腐（对虾 80g，豆腐 50g，白菜 150g，香菇少许）

麻酱肉末豇豆（麻酱 5g，肉 50g，豇豆 100g）

烹调油 10g，食盐 3g

睡前加餐：燕麦（25g），低脂牛奶 1 杯（250ml）

第八步：根据 GI/GL 概念在控制每日总能量的前提下，合理选择食物，在同一类食物总量控制的前提下，优先选择低 GI 的食物。一般规律是粗粮的 GI 值低于细粮，复杂碳水化合物低于精制糖，多种食物混合低于单一食物。如附录 1《食物血糖生成指数（GI）表》所示：

◆ 大米饭与小米饭宜选择小米饭，或食用二米饭（大米和小米各半）。

◆ 粥，宜选择粗粮粥，或精米与粗粮参半，有研究显示大米红小豆粥 GI 值明显降低。

◆ 包子、饺子由于馅占有一定比例和食材品种丰富，因此，GI 值更低。

◆ 面类食物宜选择粗粮面，如荞麦面条。

◆ 薯类食物宜蒸食或煮食，另外做成粗粉条其 GI 值更低，做成烤红薯则 GI 值明显升高。

◆ 鲜桃、柚子、李子、樱桃、苹果、梨是常见低 GI 食物，可以选择；芒果、香蕉、猕猴桃、奇异果、葡萄、柑橘、柳橙 GI 值较高，应在血糖稳定且较低水平时选择。

血糖生成指数不仅与食物种类、食物搭配及烹调方式有关，它还和进食速度、胃肠道消化功能有关。

四、营养治疗与其他治疗的关系

1. 营养治疗与胰岛素治疗的关系

营养治疗作为糖尿病治疗的基础已被国内外糖尿病诊疗指南推荐。饮食、运动和胰岛素剂量均是影响血糖的可控因素。在饮食和运动相对固定的状态下，根据血糖监测结果调整胰岛素剂量是安全、可行且规范的治疗流程。不同剂型的胰岛素对饮食的内容、量和时间也有一定的要求。总量一定、少量多餐、粗细搭配、餐餐有优质蛋白质和蔬菜可以减少胰岛素用量，睡前加餐可预防夜间低血糖的发生。

2. 营养治疗与运动治疗的关系

控制体重和血糖最基本、最安全的方法是营养治疗和运动治疗。为保证孕期体重合理增长和血糖控制，需要两项措施并举，缺一不可。研究表明，通过日常饮食管理和身体活动可使 80%～90% 的妊娠合并糖尿病患者在保证合理热量和营养物质基础上体重和血糖得到控制。营养治疗的目的是提供能量合理、营养均衡丰富的食物，保证孕妇在妊娠期的营养需求，提供胎儿生长发育所必需的营养物质，同时也能控制血糖。运动治疗的目的是增加能量的消耗，使孕妇能量摄入量和消耗量保持平衡，维持孕期体重合理增长，改善胰岛素抵抗、提高胰岛素的敏感性，降低餐后血糖，锻炼心肺功能，同时还有提高精力、促进睡眠等作用。空腹血糖高的孕妇，可在早餐前适当运动。若空腹血糖在正常范围，应先进食一定量的食物后再进行运动。GDM 孕妇一般以餐后血糖高为主要表现，未应用胰岛素的 GDM 者一般选择三次正餐后休息 40～50 分钟后运动；对于应用胰岛素的 GDM 者，运动时间应避开药物作用高峰。

第四节　妊娠合并糖尿病的体重管理

一、概述

体重不仅是衡量孕妇营养状态的重要标志，也是影响血糖的关键因素。体重对母婴的健康状况产生多方面的影响，直接关系母婴近期和远期的临床结局。

妊娠前超重／肥胖及妊娠期体重增加过多对母亲的影响有：

（1）与正常孕妇相比，妊娠前超重／肥胖及妊娠期体重增长过多不仅增加妊娠合并糖尿病的发病率，其他与肥胖相关的妊娠合并症包括妊娠期高血压疾病、妊娠期高脂血症，妊娠期胃食管反流病的发病率也相应增加，也增加了难产、非选择性剖宫产的概率。

（2）从远期来看，妊娠前超重／肥胖及妊娠期体重增长过多还增加冠心病、脑血管病、骨骼病变、胆囊结石以及结肠癌、乳腺癌等恶性肿瘤的发生率。

妊娠前超重／肥胖及妊娠期体重增长过多对新生儿的影响有：

（1）早产儿、巨大儿、新生儿窒息、新生儿低血糖、子代成年后糖耐量异常、肥胖、代谢综合征的发病率明显增高。

（2）其他炎症性疾病，比如脂肪肝病、哮喘和食物过敏等的发病率也明显增加。

（3）神经及精神发育障碍发生率高，语言功能、社交能力等也下降。

妊娠合并糖尿病孕妇体重增长不足同样能够增加妊娠不良结局风险，如胎儿宫内发育迟缓，早产、胎儿先天性畸形、低出生体重儿和小于胎龄儿，也与成年后慢性代谢性疾病密切相关。

总之，大量研究证明，妊娠前超重／肥胖及孕期体重增长过多或体重增长不足，均能增加母亲和子代代谢性疾病发生的风险。因此，加强妊娠合并糖尿病孕妇的体重管理对孕妇和子代都至关重要。

二、影响妊娠期体重增长速度的因素

妊娠期体重增长速度受多种因素影响，除生理性增重外，其他几个方面可作为体重管理的切入点。

1. 生理性增重

生理性体重增长是胎儿生长发育的最基本条件。随着妊娠的发生、发展，血容量、红细胞、血红蛋白、淋巴细胞增加。William 等报道至孕晚期，血容量增加 35% ~ 40%。乳腺组织快速增重为泌乳打下基础。脂肪储存是孕期极其重要的生理改变。孕 11 ~ 30 周，有 3 ~ 4kg 的脂肪增加，是孕妇生理性脂肪储存最快的阶段，此期的脂肪储存为分娩和产后泌乳提供能量储备。另外，子宫内环境也发生了深刻变化。子宫组织、胎盘、羊水、胎儿的生长发育占孕期体重增长的 1/3 以上。孕 30 周后，母体脂肪的增加趋于缓慢，而胎儿体重则进入快速增长期。各种体成分的增长在妊娠各时期有所不同，详见表 6-4-1。

表 6-4-1 孕期体重增加及构成

组织名称	体重增加（g）			
	0 ~ 10 周	11 ~ 20 周	21 ~ 30 周	31 ~ 40 周
胎儿、胎盘及羊水	55	720	2530	4750
子宫、乳房	170	765	1170	1300
血液	100	600	1300	1250
细胞外液	—	—	—	1200
脂肪组织及其他	325	1915	8500	4000
合计	650	4000	13500	12500

2. 能量摄入

能量摄入过多或不足均与孕期体重增长相关，两者均应受到重视。

妊娠期是女性易肥胖的关键时期之一，这是物种进化中必然存在的现象。孕期体重增长过多是导致产后肥胖的主要原因，体重增加的本质特征是能量摄入量大于消耗量。进入孕中期后，孕妇食欲增加，同时受文化、传统因素的影响，认为孕期为保证胎儿生长，需大量进食高营养、高热量的食物，当摄入量超过了孕妇生理需要、身体活动需要以及胎儿生长发育的需要，脂肪过多堆积加重胰岛素抵抗，使血糖升高。孕期雌激素增加，促进脂肪合成，而脂肪增多又可提高雌激素水平和活性，两者相互作用，促进脂肪储存。

相反，部分妊娠合并糖尿病孕妇因担心血糖过高，过度限制饮食，常导致能量摄入过低，或者因为妊娠期食欲下降、孕吐、孕前消瘦等原因导致孕期体重增长不足，而产生对母儿不利的影响。

3. 身体活动

机体任何活动都可以增加能量消耗，肌肉活动对能量代谢的影响最为显著。缺少身体活动是体重增加过多和 GDM 发生的主要原因之一。适当的运动强度和运动方式（详见本章第六节），不但有利于血糖控制，同时对保持合理的体重增长也非常重要。

4. 孕前体重及生活行为方式直接影响孕期体重

妊娠使体重平均增加 11.5 ~ 16kg。孕前超重 / 肥胖会增加胰岛素抵抗，使妊娠合并糖尿病发病率增加。孕前高糖、高脂肪的饮食习惯和久坐等不良生活行为方式延续到孕期，将影响到孕期体重和血糖控制。

三、妊娠前超重和肥胖人群的界定

HAPO 研究回顾分析了妊娠前 BMI 较高的孕妇和妊娠前 BMI 正常者，结果显示前者较后者巨大儿、子痫前期、GDM 和脐血 C 肽大于第 90 百分位数的风险均明显增高。妊娠期间不主张对超重 / 肥胖的孕妇进行减重治疗，故对于妊娠前超重 / 肥胖的女性应进行包括营养治疗在内的综合干预措施以降低孕前体重。可根据 2013 年国家卫生和计划生育委员会发布的《中华人民共和国卫生行业标准——成人体重判定》（表 4-3-1）判断是否超重或肥胖。BMI 的缺点是不能区分肌肉和脂肪，不能提示是周围型肥胖还是腹型肥胖。腰围（waist circumference, WC）是腹型肥胖的重要指标，能够反映腹部脂肪的含量，与内脏脂肪含量、胰岛素抵抗及心血管病风险的相关性均明显强于 BMI 和腰臀围比值。根据中国肥胖问题工作组编写、原卫生部疾控司发布的《中国成人超重和肥胖症预防控制指南 2003 版（试行）》，当女性 WC ≥ 80cm 时诊断为肥胖。国际生命科学学会中国办事处中国肥胖问题工作组对我国 20 ~ 70 岁的有腰围数据的 111 411 人体格测量指标和 5 个危险因素（包括血压高、血糖高、血清总胆固醇高、血清三酰甘油高和血清高密度脂蛋白胆固醇降低）的研究数据汇总分析显示，女性 WC 控制到 80cm 以下，可防止约 47% 的危险因素聚集。因此，在衡量肥胖时腰围代替 BMI 和腰臀围比值更具合理性。

四、妊娠期体重管理的营养评估

体重管理的营养评估，参照 Mary Courtney Moore 的 "妊娠期及哺乳期的营养评估"，现根据我国实际情况略作修改，如表 6-4-2 所示。

表 6-4-2　妊娠合并糖尿病孕期与体重增长相关指标的营养评估

项目	可能的病因	查体	辅助检查
能量过剩	孕前超重 / 肥胖 不良饮食习惯：饮食放纵、零食、饮料、进餐不规律 大量高能量食物 妊娠后身体笨拙，活动量减少 妊娠并发症如阴道流血、先兆流产、胎盘前置、耻骨分离综合征等需要减少活动量	体重增长大于妊娠月份	胎儿超声、血脂、肝功能、肝脏超声
能量不足	妊娠后恶心与呕吐 有限的经济收入 对体形担忧 孕期营养相关知识欠缺 压力和疲劳 妊娠前营养不良：$BMI < 18.5kg/m^2$ 不良孕产史（如自然流产、曾分娩低出生体重儿） 罹患其他疾病	体重增长小于妊娠月份	胎儿超声、血电解质、血微量元素、肝肾功能、血尿常规
蛋白质摄入不足	严格的素食主义者，未添加蛋白质补充剂 对食物性味要求高，如不吃任何腥味（奶、蛋、鱼、虾等） 偏食：只食喜爱而缺乏优质蛋白质的食物	非生理性水肿，头发细软变色变脆、易脱落，体重增长与妊娠月份不符	血清白蛋白、前白蛋白、24h 尿肌酐

项目	可能的病因	查体	辅助检查
蛋白质摄入不足	食物不耐受或食物过敏 妊娠期恶心与呕吐明显 有限的经济收入 孕期营养相关知识欠缺 多胎妊娠	非生理性水肿，头发细软变色变脆、易脱落，体重增长与妊娠月份不符	血清白蛋白、前白蛋白、24h尿肌酐
维生素摄入不足			
维生素C摄入不足	偏食：不喜蔬菜、水果等富含维生素C的食物 有限的经济收入不能进食新鲜蔬菜	牙龈出血、皮肤瘀点	血清或白细胞维生素C
叶酸摄入不足	未补充叶酸制剂 偏食：不喜蔬菜、水果及大豆制品 食物烹饪过度 成瘾物质依赖	贫血貌、舌炎	血清叶酸、血常规、红细胞叶酸
维生素B$_{12}$摄入不足	严格的素食主义者未添加维生素B$_{12}$	贫血貌、舌炎	血维生素B$_{12}$、血常规
维生素D摄入不足	日照不足：很少户外活动，天气、气候、雾霾等因素的影响 缺少奶及奶制品的摄入 严格的素食主义者 有限的经济收入 乳糖不耐受	骨痛、关节痛	血25-（OH）D$_3$ 血钙
矿物质摄入不足			
铁摄入不足	严格的素食主义者未添加铁补充剂 多次怀孕人流 妊娠前月经过多所致贫血 妊娠期贫血病史者 多胎妊娠 有限的经济收入	舌炎、口角皲裂、口腔炎、贫血貌、匙状甲、蓝甲	血清铁、总铁结合力、铁蛋白游离红细胞原卟啉/Hb 血常规
钙摄入不足	缺少奶及奶制品的摄入 乳糖不耐受 完全素食主义者	间断短暂性肌肉抽搐（尤以下肢明显）、牙齿松动、骨痛	血钙、骨密度

续表

项目	可能的病因	查体	辅助检查
锌摄入不足	完全素食主义者 使用铁钙等含二价离子的制剂 频繁怀孕、人流、分娩	脂溢性皮炎、脱发、腹泻、味觉不敏感或改变	血清锌

要做到合理营养，必须通过询问病史、膳食调查、体格检查和辅助检查等手段客观地了解孕妇的营养状况，及时制订和调整营养治疗方案，防止能量和营养素缺乏，改善超重／肥胖或者体重增长异常所致的妊娠不良结局。

（1）现病史：根据孕周、血糖水平，了解体重变化情况（出生体重、孕前体重、最大体重、最低体重、有无诱因引起体重明显变化等），有无伴随症状（口干、多饮、多尿、出汗、心慌等）。

（2）膳食调查。

（3）既往史：重点了解有无贫血、营养不良、甲状腺疾病、消化系统疾病等病史。

（4）月经史、孕产史：如曾经分娩，应关注前次妊娠体重增长情况、血糖情况、新生儿体重、分娩方式等。

（5）家族史：重点了解直系亲属有无代谢性疾病、心脑血管疾病等病史。

（6）个人史：饮酒和吸烟史。

（7）其他：了解经济状况、文化程度、情绪状况、社会及家庭支持等。

（8）体格检查：重点检查体形、精神情况、面色、指甲、皮肤、头发光泽、身高、体重、有无水肿等，条件许可时可进行身体成分分析。

（9）辅助检查：根据病史、症状、体格检查，结合孕妇的经济状况、意愿等进行选择。在对检查结果解读时，尤其是未纳入标准化质量控制的检验项目时，应考虑可能存在的质量控制因素。

• 蛋白质营养状况：前白蛋白、白蛋白、铁蛋白等。

• 脂肪营养状况：血胆固醇、三酰甘油、高密度脂蛋白胆固醇、低密度脂蛋白胆固醇、载脂蛋白、脂肪酸等。

• 其他营养素状况：血 25-（OH）D_3；血同型半胱氨酸；血钾、钠、氯、钙、镁、铁、锌；维生素 C、维生素 E；血碘、尿碘等。

• 血尿常规。

- 肝肾功能。
- 甲状腺功能检查。
- 妊娠前超重 / 肥胖或孕期体重增长过多者：口服葡萄糖耐量试验（OGTT 试验）、腹部超声。

五、妊娠合并糖尿病体重管理的目标

按照目前国内外妊娠合并糖尿病指南，一般建议在 24～28 周进行 OGTT 试验，以明确孕妇是否患 GDM。由于超重和肥胖本身是 GDM 的危险因素，体重管理应尽早进行，尤其是孕前存在超重 / 肥胖、消瘦或合并其他代谢紊乱的孕妇更应将体重管理窗口提前，经济条件发达地区可将体重管理窗口提前到备孕期。对于妊娠合并糖尿病孕妇，体重管理有多重意义，应尽量使她们的孕期体重控制在规定范围（详见表 6-2-2）。

六、体重及体重增加记录

记录日期：　　　年　　月　　日　　末次月经时间：　　　年　　月　　日

孕前体质量指数（BMI）= 孕前体重（kg）÷ 身高^2（m^2）

当前孕周（周）：

当前体重（kg）：

当前体重增加（kg）：　　　　【孕前体重（kg）- 以上当前体重（kg）】

理论体重增加（kg）：

第五节 妊娠合并糖尿病的血糖管理

血糖管理直接影响妊娠合并糖尿病的临床结局。PGDM 和 GDM 妊娠不良结局有所不同，前者使胎儿更容易发生先天性畸形和自然流产，孕妇更容易并发糖尿病肾病和糖尿病视网膜病变等严重并发症，后者则会增加巨大儿、剖宫产术和子痫前期的发生率。著名的 HAPO 研究显示，在未进行血糖管理的情况下，GDM 者与正常孕妇相比，大于胎龄儿（16.2% *vs.* 8.3%）、胎儿高胰岛素血症（17.5% *vs.* 6.7%）、子痫前期（9.1% *vs.* 4.5%）、早产（9.4% *vs.* 6.4%）、首次剖宫产（24.4% *vs.*16.8%）、产伤和肩难产（1.8% *vs.* 1.3%）、新生儿低血糖（2.7% *vs.* 1.9%）、新生儿转科率（9.0% *vs.* 7.8%）等母儿并发症的发生率均明显增加。不管是 PGDM 还是 GDM，妊娠结局均取决于血糖控制情况。通过综合管理使血糖达标，对改善母儿妊娠结局非常重要。

一、血糖管理的目标

PGDM 诊断之初血糖水平即高于 GDM。PGDM 者血糖波动范围较大，基本需要通过使用胰岛素达到控制血糖的目的，如治疗过程中不能将饮食、运动、血糖监测和胰岛素应用有机结合，制订综合管理方案，血糖不仅较难控制，也容易发生低血糖反应。PGDM 患者妊娠早期血糖控制勿过于严格，以防低血糖发生。而 GDM 患者的血糖波动相对较小，多以餐后血糖升高为主，与饮食和运动因素相关性较大，大部分 GDM 患者通过饮食和运动即能达到血糖良好控制，仅有少数 GDM 患者需要胰岛素治疗。无论 GDM 或 PGDM，经过饮食和运动管理，妊娠期血糖达不到标准时，应及时加用胰岛素或口服降糖药物进一步控制血糖。

妊娠期血糖控制目标：GDM 患者妊娠期血糖应控制在餐前及餐后 2 小时血糖值分别 ≤ 5.3mmol/L 和 ≤ 6.7mmol/L，特殊情况下可控制在餐后 1 小时血糖 ≤ 7.8mmol/L；夜间血糖不低于 3.3mmol/L；妊娠期 HbA_{lc} 宜 <5.5%。PGDM 患

者妊娠期血糖控制应达到下述目标：妊娠早期血糖控制勿过于严格，以防低血糖发生；妊娠期餐前、夜间血糖及 FPG 宜控制在 3.3~5.6mmol/L，餐后峰值血糖 5.6~7.1mmol/L，HbA_{1c}<6.0%。无论 GDM 或 PGDM，经过饮食和运动管理，妊娠期血糖达不到上述标准时，应及时加用胰岛素或口服降糖药物进一步控制血糖。

二、血糖监测

血糖监测是血糖管理的重要方法。妊娠合并糖尿病患者应充分了解血糖监测在血糖管理中的重要性。首先按照医生 / 营养师制订的饮食和运动方案固定饮食量、固定运动量，减少日常生活的随意性。在此基础上按照医嘱监测血糖。根据血糖监测结果调整下一步的治疗方案和药物剂量。

1. 血糖监测的目的

（1）判断糖代谢紊乱的程度：了解不同时间段的血糖及血糖波动情况，有无低血糖情况。

（2）制定降糖方案的依据：根据血糖监测结果，选择个体化的治疗方案。

（3）评估降糖方案的效果：评估不同方案的执行情况及治疗效果，纠正患者执行过程中的偏差，保证方案实施。

（4）指导治疗方案的调整：血糖监测结果是调整胰岛素剂型和剂量、饮食和运动方案的重要依据。

2. 血糖监测的方法

常用的血糖监测方法包括毛细血管血糖监测、动态血糖监测系统（continuous glucose monitoring system，CGMS）、HbA_{1c} 和 糖 化 白 蛋 白（glycated albumin，GA），其中毛细血管血糖监测包括患者的自我血糖监测（self monitoring blood glucose，SMBG）及在医院内进行的快速血糖监测（point-of-care testing，POCT）。妊娠合并糖尿病者可根据实际情况，选择以下几种血糖监测方案。

（1）SMBG 是利用血糖监测工具，了解患者日常血糖状态最常用的一种监测方法，虽然不能带来直接的治疗效果，但不需要孕妇频繁前往医院即能很好地了解自己的血糖水平，评估生活事件和药物对血糖的影响，且可以实时记录，为孕妇和医护人员之间架起互动的桥梁。医生或营养师通过行为记录即可了解孕妇的饮食情况、运动方式和运动时间、情绪波动、睡眠、药物和血糖的关系，从而为调整个体化生活方式干预和优化干预方案提供依据。对于应用胰岛素的孕妇，通过 SMBG，记录餐前、餐后、睡前血糖甚至夜间血糖，有助于医生调整药物的使用剂量，提高治疗的有效性和安全性。除此之外，还可与孕妇探讨合理的生活方式和情绪状态对血糖的影响，积极采取措施，提高对自我情绪的觉察能力，调整不良情绪对血糖的影响。SMBG 是医护人员指导下的孕妇自觉行为，医护人员应为其提供正确的自我监测方法、生活行为和血糖记录模板，鼓励孕妇积极配合，共同参与血糖管理。

血糖监测的频率和时间根据孕妇的实际需要来决定。国内外各指南建议糖尿病患者血糖监测频率见表 6-5-1、表 6-5-2。中华医学会妇产科学分会产科学组规定的血糖监测频率见表 6-5-3。FIGO 建议所有 GDM 孕妇每天自我监测 3～4 次（即空腹血糖和三餐后血糖），条件有限时，每日应至少测 1 次血糖，并记录其与进食的关系。

表 6-5-1　各类指南对 SMBG 监测频率的建议

治疗方案	指南	HbA_{1c} 未达标（或治疗开始时）	HbA_{1c} 已达标
胰岛素治疗	CDS（2013）	≥5 次/日	2～4 次/日
	ADA（2015）	多次注射或胰岛素泵治疗，应进行 SMBG 的时间点：正餐和点心前、偶尔餐后、睡前、运动前、怀疑低血糖时、治疗低血糖至血糖恢复正常后、执行关键任务前（如驾驶） 1～2 次注射：SMBG 结果有助于指导治疗决策和（或）自我管理	
非胰岛素治疗	IDF（2013）	每周 3 天，5～7 次/日	每周 3 天，2 次/日
	ADA（2015）	SMBG 结果有助于指导治疗决策和（或）自我管理	

注：IDF：国际糖尿病联盟；CDS：中华医学会糖尿病学分会；ADA：美国糖尿病学会。

表 6-5-2　各时间点血糖监测的适用范围

时间	适用范围
餐前血糖	空腹血糖较高，或有低血糖风险时（老年人、血糖控制较好者）
餐后 2 小时血糖	空腹血糖已获良好控制，但 HbA_{1c} 仍不能达标者；需要了解饮食和运动对血糖影响者

127

时间	适用范围
睡前血糖	注射胰岛素患者，特别是晚餐前注射胰岛素患者
夜间血糖（3 点）	经治疗血糖已接近达标，但空腹血糖仍高者；或疑有夜间低血糖者
其他	出现低血糖症状时应及时监测血糖，剧烈运动前后宜监测血糖

表 6-5-3 妊娠合并糖尿病血糖监测频率的建议

监测对象	监测频率和时间适用范围
新诊断的高血糖 血糖控制不良者 血糖不稳定者	7 次 / 日，三餐前、三餐后 2 小时血糖和夜间血糖
应用胰岛素且血糖稳定者	每周应至少行血糖轮廓试验 1 次
不需要用胰岛素且血糖稳定者	在随诊时每周至少监测 1 次全天血糖小轮廓
应用胰岛素者（需调整剂量）	3 短 1 中：7 次 / 日，三餐前、三餐后 2 小时和夜间血糖 预混：5~7 次 / 日，空腹、晚餐前和三餐后 2 小时血糖或同上

　　具体操作过程中，应根据孕妇血糖和用药情况，制订个体化的监测方案。胰岛素剂量调整期间，如血糖不稳定、血糖未达标、妊娠 32~36 周血糖达高值期、36 周后血糖下降、分娩后、手术前后等均需要增加血糖监测频率。不需要胰岛素治疗的妊娠期糖尿病患者，每周至少监测 1 天血糖共 4 次，即空腹血糖和三餐 2 小时后血糖。应用短效胰岛素 / 速效人胰岛素类似物者，监测三餐前和三餐后 2 小时血糖，并根据餐后血糖和下一餐餐前血糖调整上一餐前的胰岛素剂量；应用预混胰岛素者，根据空腹血糖调整晚餐前胰岛素剂量，根据晚餐前血糖调整早餐前胰岛素剂量，如晚餐后血糖达标，但次日空腹血糖高，加测夜间 3 点血糖；如果空腹血糖达标，注意监测餐后血糖以优化治疗方案。

　　对于经济条件有限、交通不便的孕妇，在医护人员的指导下选择就近诊所、乡镇卫生院、社区卫生中心监测血糖，复诊时携带监测记录和行为记录表。

　　（2）HbA$_{1c}$ 作为评估长期血糖控制的金标准，反映前 2~3 个月的血糖水平。GDM 孕妇在初次血糖评估时需要监测，使用胰岛素治疗的糖尿病孕妇，推荐每 2 个月监测 1 次。建议采用美国国家 HbA$_{1c}$ 标准化计划（NGSP）标准化的 HbA$_{1c}$ 来估测平均血糖水平。孕中期女性 HbA$_{1c}$ 水平略降低，而孕晚期略升高，结果解读时应注意此点。

（3）CGMS 价格昂贵不作为常规监测手段。主要应用于需胰岛素强化治疗（每日三次以上或应用胰岛素泵者）、应用胰岛素后血糖仍控制不佳、血糖波动大，或怀疑夜间低血糖、黎明现象、Somogyi 现象的孕妇。《中国血糖监测临床应用指南（2015 年版）》推荐 24 小时平均血糖值 <6.6mmol/L，而 24 小时血糖 ≥ 7.8mmol/L 及 ≤ 3.9mmol/L 的时间百分率分别 <17%（4 小时）、12%（3 小时）；平均血糖波动幅度（MAGE）及血糖标准差（SDBG）分别 <3.9mmol/L、<1.4mmol/L 作为中国人动态血糖正常参考值标准。同时，初步分析表明 24 小时平均血糖值与 HbA_{1c} 具有良好的相关性，其中 HbA_{1c} 为 6.0%、6.5% 及 7.0% 时，对应的 CGM 的 24 小时平均血糖值分别为 6.6mmol/L、7.2mmol/L 和 7.8mmol/L。但是，上述标准对于 PGDM 和 GDM 均过高，需要大样本研究提供妊娠合并糖尿病动态血糖正常值的数据。

综上所述，糖尿病孕妇的行为记录表可以设计成表 6-5-4 及表 6-5-5。

表 6-5-4 GDM 行为记录表

姓名：　　　孕周：　　　体重变化：　　　注意：晨起排尿后着内衣、内裤测体重。

日期	体重	时间	空腹 / 餐前血糖 ≤ 5.3 mmol/L	餐次	饮食内容（详细记录食物内容、数量、烹饪方式等）	餐后 1h 血糖 ≤ 7.8 mmol/L	餐后 2h 血糖 ≤ 6.7 mmol/L	运动时间
				早餐				
				早加餐				
				中餐				
				午后餐				
				晚餐				
				晚加餐				
				早餐				
				早加餐				
				中餐				
				午后餐				
				晚餐				
				晚加餐				

续表

日期	体重	时间	空腹/餐前血糖 ≤ 5.3 mmol/L	餐次	饮食内容（详细记录食物内容、数量、烹饪方式等）	餐后1h血糖 ≤ 7.8 mmol/L	餐后2h血糖 ≤ 6.7 mmol/L	运动时间
				早餐				
				早加餐				
				中餐				
				午后餐				
				晚餐				
				晚加餐				

表 6-5-5　PGDM 行为记录表

姓名：　　　孕周：　　　体重变化：　　　注意：晨起排尿后着内衣、内裤测体重。

日期	体重	时间	空腹/餐前血糖 3.3~5.6 mmol/L	餐次	饮食内容（详细记录食物内容、数量、烹饪方式等）	餐后2h血糖 5.6~7.1 mmol/L	运动时间
				早餐			
				早加餐			
				中餐			
				午后餐			
				晚餐			
				晚加餐			
				早餐			
				早加餐			
				中餐			
				午后餐			
				晚餐			
				晚加餐			
				早餐			
				早加餐			
				中餐			
				午后餐			
				晚餐			
				晚加餐			

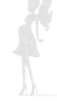

第六节　妊娠合并糖尿病的运动管理

报道显示，我国妇女孕前锻炼的比例不及新加坡的 1/2、美国的 1/3。美国孕龄妇女中有 15% 经常运动且不想因为妊娠而停下来；英国许多妇女也表示不愿因为妊娠而改变她们的运动习惯。我国尚未将妊娠期运动作为常规推荐，缺乏对孕妇的宣教。国内许多孕妇由于受传统观念及家属的影响，连日常活动都明显减少，对孕期能否运动更不明确。越来越多的研究显示，孕期适当的运动不仅对母婴健康有利，而且是妊娠期糖尿病预防和治疗的有效措施之一。

一、孕期运动的安全性

骨盆、子宫壁及羊水有非常好的防震作用，可使妇女安全地参加大多数运动。国外学者早在 1991 年就进行了大规模的前瞻性研究，排除了妊娠期有氧运动与流产、先天畸形、异位妊娠、胎膜早破、胎盘血供不足、胎儿生长受限，以及不明原因的胎死宫内的关联。

（一）运动与早产

有人担心运动时去甲肾上腺素和前列腺素分泌增多，容易刺激子宫活动加强而引起早产。事实上，大量流行病学研究表明许多的职业活动都隐含早产的危险，比如工作长时间站立而不积极活动是引起早产的一个关键因素。

流行病学研究认为，运动对妊娠和分娩没有不利影响，经常进行身体活动有可能减少早产风险。1996—2000 年，在丹麦进行的一项对 100 422 名孕妇的调查显示，在妊娠期进行运动的妇女与不运动的妇女相比，并不容易发生早产。Hatch 等调查了 876 名孕妇，发现有一定强度的长时间有氧运动（每周消耗 ≥ 1000 cal 能量）的孕妇，其分娩预测时间比那些少运动或根本不运动的孕妇更接近预产期，早产的发生风险也明显降低。

（二）运动与胎儿窘迫

研究妊娠期运动是否会减少子宫血供而造成胎儿窘迫的常用方法有两种：超声多普勒检查和胎心监护。通过超声多普勒检查发现，有氧运动后孕妇子宫动脉血流指数（S/D）值升高，提示运动后子宫动脉血管阻力增加。然而，整个子宫胎盘的循环阻力仍是相对较低的，说明机体存在代偿机制以保证胎儿持续的氧供。胎儿心率的变化与妊娠期运动的种类、强度及时间有关。妊娠期适当运动后往往会出现胎心率上升，并在短时间内恢复到原有的基线水平，而胎心减速往往出现在孕妇进行剧烈运动之后。

以上两种方法获得的研究数据都是运动前和运动后的，有学者应用电磁胎心监护设备得到了运动中的胎心率数据，并发现妊娠 36 周时进行妊娠期运动的妇女无论运动或是安静状态时，其胎心率基线在正常范围内有明显的下降，而胎儿心率变化（HRV）却显著增加。他们认为这些变化与胎儿窘迫无关，而是因为妊娠中晚期胎儿交感及副交感神经的发育成熟，即运动时分泌的激素有助于胎儿中枢神经系统（自主神经系统及脑干）的发育。

（三）运动与胎儿生长受限

虽有一些流行病学调查提示，一直从事站立、重复劳动及重体力劳动的孕妇容易分娩较低出生体重的胎儿，但这种关联因为受过多因素及条件（妊娠期营养、热量摄入及消耗、遗传因素、社会经济条件、环境因素等）的影响而未被认可。2 项 Meta 分析及 3 项临床观察实验（n=148~7101）均发现新生儿出生体重与妊娠期运动没有明显的关联。

（四）运动与宫内温度过高

运动时肌肉产生的热量会导致机体核心体温升高，孕早期宫内温度过高与胎儿畸形和流产有关，因此，理论上推测运动时一旦超过温度上限，就会导致胎儿流产与畸形。然而，孕妇运动时机体的核心体温大多低于 39℃，说明人体的体温调节系统起到了调控及保护的作用，散发了运动时产生的多余热量，且至今也没有因运动产生宫内高温致胎儿畸形的报道。国内有学者提出，无论孕妇进行怎样的运动，每运动 15 分钟应休息 1 次，用 5~10 分钟来降低体温，然后再继续运动。

二、孕期运动的意义

（一）适度运动可保证母亲健康

（1）有助于自然分娩。运动可以改善母体内的血液循环，增加肌肉组织的重量，使肌肉储备较大的力量。

（2）缓解孕期疲劳。适度运动能够改善睡眠、缓解紧张情绪、减轻下肢水肿、静脉曲张、便秘等症状。

（3）快速适应孕期反应。适度运动能够增强神经系统功能的协调性，帮助母体尽快适应妊娠期间发生的一系列变化。

（4）增进食欲、增加营养。适度运动能够增进食欲，为孕妇提供丰富的营养，积攒充足的体力以便顺利分娩。

（5）适度运动还有助于产后迅速恢复身材。

（6）适度运动提高孕妇的抗病能力，有利于胎儿正常生长。

（二）适度运动可促进胎儿发育

适度运动可以促进母体的血液循环，增加氧气的吸入量，从而提高血氧含量，加速羊水的循环，进而刺激胎儿大脑、感觉器官、平衡器官和呼吸系统的发育。

三、美国妇产学院（ACOG）妊娠期运动指南

1985 年 ACOG 发表了《妊娠期和产后运动指导准则》，认可了妊娠期有氧运动的安全性。随着研究的深入，2002 年 ACOG 发表的《妊娠期和产后运动》认可了某些运动类型的安全性，并对妊娠期运动适应证、禁忌证和注意事项做出指引。

2002 年 ACOG 的指南建议对每个孕妇进行评估，对没有妊娠期运动禁忌证的妇女可以鼓励她们进行规律的中等强度的运动，指南明确了妊娠期运动的绝对禁忌证和相对禁忌证（表 6-6-1）。ACOG 的指南中还指出当出现阴道出血、运动前呼吸困难、眩晕、头痛、胸痛、肌肉无力、小腿后侧疼痛肿胀（需排除血栓性静脉炎）、早产、胎动消失、胎膜早破情况时应停止运动。

ACOG 同时指出，针对妊娠期未发生一些产科并发症的妇女来说，在妊娠期间的锻炼与非妊娠期的最大区别是在妊娠期可选择一些运动强度在 3～4 能量

代谢当量（METs）的中等强度的有氧锻炼方式。频率：每周至少3次，最好是间歇性的运动，运动时心率不能超过140次/分。

表6-6-1　ACOG妊娠期运动禁忌证

绝对禁忌证	相对禁忌证
显著血流动力学变化的心脏疾病	重度贫血
限制性肺疾病	未经评估的心律失常
宫颈机能不全/宫颈环扎术后	慢性支气管炎
多胎妊娠有早产风险	血糖控制较差的1型糖尿病
持续妊娠中、晚期阴道出血	病态肥胖［体质量指数（BMI）>33kg/m²］
妊娠26周后的前置胎盘	超低体重（BMI<12kg/m²）
本次妊娠有早产风险	以坐躺为主，极少站立行走的生活方式
胎膜早破	本次妊娠胎儿生长受限
子痫前期/妊娠期高血压疾病	控制较差的高血压
	整形造成的活动受限
	控制较差的癫痫患者
	控制较差的甲状腺功能亢进患者
	重度嗜烟者

四、妊娠合并糖尿病的运动疗法

近年研究发现，孕期进行适当运动和锻炼是预防妊娠期糖尿病有效、基础的措施。运动已被证明在糖尿病患者中能够起到改善血糖控制、改善胰岛素抵抗、降低心血管疾病发病率、有利于体重控制和身心健康的作用。

（一）妊娠合并糖尿病的运动疗法

《妊娠合并糖尿病诊治指南（2014版）》指出运动疗法可降低妊娠期胰岛素抵抗，是GDM的综合治疗措施之一，每餐30min后进行中等强度的运动对母儿无不良影响。

建议运动方式：餐后散步。

运动的时间：可自10min开始，逐步延长至30min，其中可穿插必要的间歇。

运动的频率：适宜的频率为3~4次/周。

运动时心率：110次/分为宜，不超过140次/分。

注意事项：

（1）运动前做心电图检查以排除心脏疾患，并需确认是否存在大血管和微血管的并发症。

（2）GDM运动疗法的禁忌证：血糖控制较差的1型糖尿病合并妊娠、心脏病、视网膜病变、多胎妊娠、宫颈机能不全、先兆早产或流产、胎儿生长受限、前置胎盘、妊娠期高血压疾病等。

（3）防止低血糖反应和延迟性低血糖：进食30min后再运动，每次运动时间控制在30~40min。运动后休息30min。随机血糖水平<3.3mmol/L，或>13.9mmol/L者停止运动。运动时应随身携带饼干或糖果，有低血糖征兆时可及时食用。

（4）运动期间出现以下情况应及时就医：腹痛、阴道流血或流水、憋气、头晕眼花、严重头痛、胸痛、肌无力等。

（5）避免清晨空腹未注射胰岛素之前进行运动。

（二）运动时间

遵循个体化原则，运动的时间和强度因人而异。首次进行运动时，建议连续运动10min；随着妊娠进展，运动时间可逐渐增加到30min。

所有孕妇应在运动15min后稍作休息，避免过度劳累与心动过速，并且孕期运动的目的并不是在燃烧脂肪，而是在训练全身的肌力。

（三）孕期运动的注意事项

1. 运动前中后三个阶段都要补充水分

补充水分除了能避免脱水外，还可以控制体温上升的速度。

2. 避免跳跃或震荡性的运动

震荡或跳跃性的运动都容易使孕妇重心不稳，如滑倒或碰撞到物体，易造成宫缩或破水，甚至发生早产。

3. 避免在天气炎热和闷热时做运动

在过分炎热的天气下做运动，可能使孕妇中暑，有文献指出，最适宜运动的温度为26~27℃。

4. 怀孕4个月后，禁止做仰卧运动

4个月后腹部隆起明显，为避免压迫到胎儿，应禁止做仰卧运动。

第七节　妊娠合并糖尿病的门诊管理

医学营养治疗（MNT）是糖尿病预防、治疗和自我管理、教育的一个重要组成部分。妊娠合并糖尿病患者的 MNT 应以保证母亲和胎儿的最佳营养状况，既要摄入足够的能量和营养素，保证孕期适宜的体重增长，又要控制和维持正常的血糖水平，避免发生酮症为目标。

围产保健中一旦发现患有 GDM 或者有糖尿病合并妊娠的孕妇，应立即对患者进行营养和运动指导，并进行如何自我监测血糖的教育。MNT 要尽可能个体化、周期化，采用营养门诊为妊娠合并糖尿病患者提供 MNT 可较好地达到上述治疗目标。在实践过程中，各医疗机构可根据自身的实际情况，因地制宜开展门诊管理。这里举例部分医院的较为成熟的妊娠合并糖尿病营养门诊的诊疗管理模式以供参考。

对于具有专门营养科或具备专业营养医师的医疗机构可采取常态化的妊娠合并糖尿病营养门诊，对孕妇进行血糖、体重和营养的规范化管理和追踪，督促患者在孕期控制血糖和体重合理增长，避免或减少不良临床结局的发生。具体门诊流程如图 6-7-1 所示。

（一）初诊

初诊是指患者首次到营养门诊就诊接受 MNT，需要按以下步骤进行：

1. 营养相关调查

营养相关调查详见表 6-7-1《妊娠合并糖尿病患者孕期营养门诊调查记录表》中的 A～F 部分，主要包括：

（1）一般信息调查：包括个人基本信息、基本体格信息、疾病史、家族遗传史、用药史、过敏史等。

（2）膳食调查：采用食物频次法或 24h 回顾法，调查了解患者的膳食结构、习惯等。

（3）生活方式调查：主要了解患者吸烟、饮酒、运动、休息、心理状况及生活环境情况等。

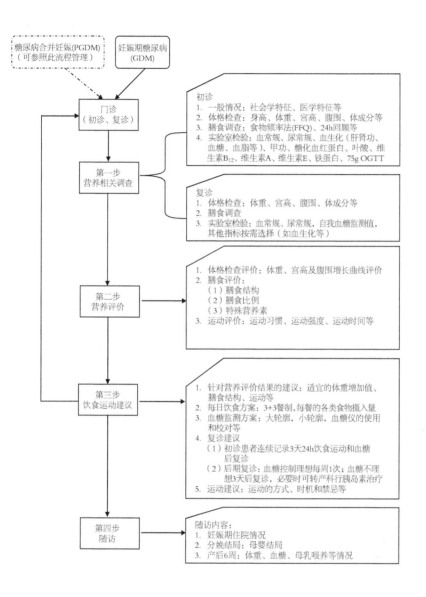

图 6-7-1　妊娠合并糖尿病营养治疗门诊流程

（4）必要的人体测量、体格检查及体成分分析，主要包括：

①人体测量及体格检查：包括身高、体重、体重增加速度、宫高、腹围、心率、胎心率等。

②人体成分分析：条件具备的门诊可以采用人体成分分析仪检测身体各成

分的组成情况,包括体脂肪重量、去脂体重(即瘦体重)、肌肉重量、体脂百分比、总体水分、细胞内水分和细胞外水分等。

(5)实验室检验,主要包括:

①血常规:血红蛋白、红细胞计数、白细胞计数、血小板计数、淋巴细胞、中性粒细胞、红细胞比积、平均红细胞体积等。

②尿常规:尿红细胞、尿白细胞、尿上皮细胞、尿比重、尿酸碱度、尿蛋白、尿糖、尿酮体等。

③血生化:白蛋白、总蛋白、尿素氮、肌酐、尿酸、葡萄糖、三酰甘油、总胆固醇、总胆汁酸、总胆红素、直接胆红素、高密度脂蛋白胆固醇(HDL-C)、低密度脂蛋白胆固醇(LDL-C)、钾、钠、氯、钙、丙氨酰转移酶、天冬氨酸转移酶、乳酸脱氢酶、碱性磷酸酶等。

④部分营养相关指标:如糖化血红蛋白、叶酸、维生素 B_{12}、维生素 A、维生素 E、铁蛋白等。

⑤75g OGTT:有条件的地区,应在孕 24～28 周进行,并注意询问是否按照筛查要求完成(如前 2～3 天饮食情况,筛查前一晚进食情况,糖水是否按要求 5min 内喝完或呕吐,筛查期间是否进食饮水或运动等)。

⑥其他:甲状腺功能、传染病血清学检查(如 HBV、HIV、梅毒等)、血型、凝血功能、唐氏儿筛查、心电图、阴拭子、肛周拭子培养等。

2. 营养评价

营养评价(结合调查情况和检查结果进行),主要包括以下内容:

(1)体格检查评价:体重、宫高及腹围增长曲线评价(详见本章第四节相关内容)。

(2)膳食评价:

①膳食结构:结合孕妇膳食宝塔评价患者膳食中的食物种类,尤其是脂肪的结构、碳水化合物的结构、血糖生成指数(GI)以及血糖负荷(GL)等是否合理。

②膳食比例:评价患者膳食中的能量及营养素供给是否平衡,营养素比例、餐次分配是否合理等。

③特殊营养素:主要是叶酸、钙、铁、碘、膳食纤维等与孕期营养及糖尿病密切相关的特殊营养素摄入情况。

(3)运动评价:主要针对运动强度、运动时间、运动习惯等。

3. 饮食运动建议

饮食运动建议（结合营养相关调查及营养评价结果进行），主要包括以下内容：

（1）针对营养评价结果的建议：主要包括体重管理、膳食结构、运动等。

（2）饮食方案的建议：主要包括餐次、每餐的各类食物摄入量，可结合食物交换份表进行教育和建议。

（3）血糖监测方案：大轮廓、小轮廓，血糖仪的校对等。

（4）复诊建议：嘱患者按照推荐的医学营养治疗方案进行饮食运动和血糖监测，并详细记录膳食、运动和血糖情况，3日后营养门诊复诊。

（5）运动建议：包括运动的方式、时机和禁忌等。

（二）复诊

复诊的流程基本同初诊，只是在各个步骤中的具体内容有些差别，具体如下：

1. 营养相关调查

营养相关调查（主要填写表6-7-1中的E和F部分），此时的调查主要侧重以下几个方面：

（1）体格检查：体重、宫高、腹围、体成分检测等。

（2）膳食调查：采用24h回顾法，查看患者的饮食记录情况。

（3）实验室检验：血常规、尿常规、自我血糖监测值等。

（4）B超检查：必要时B超下评估胎儿生长发育情况。

2. 营养评价

针对患者的饮食、运动和血糖监测的记录，以及宫高、腹围、体重和体成分增长情况，综合评估MNT的疗效，若效果不佳，分析原因并及时调整，必要时转诊产科或内分泌科采用胰岛素治疗。

3. 饮食运动建议

针对患者具体情况，对饮食、运动和血糖监测方案做出细微的调整，更好地帮助患者达到治疗目标，孕晚期应在孕中期方案基础上做出调整。

（三）随访

在患者就诊期间，随访妊娠期（非分娩）住院情况、分娩结局、产后6周情况等，详细随访内容见表6-7-1中的G部分。

表 6-7-1　妊娠合并糖尿病患者孕期营养门诊调查记录表

A　一般信息调查

一、个人基本信息

姓名：	出生日期：	
住址：	电话：	
民族：	宗教信仰：	
职业：	血型：	
建档地点：	建档时间：	

当前为孕第__周（依据末次月经日期计算，医学上规定以末次月经第一天起计算，其整个孕期共为 280 天，每个妊娠月为 28 天，10 个妊娠月，即 40 周。从末次月经日期算起的怀孕天数 ÷7，如果无余数，所得整数即为当前孕周数，如果有余数，则所得整数 +1，为当前孕周数）

二、基本体格信息

身高 /m	孕前体重 /kg	孕前 BMI	孕前血压 /mmHg
现体重 /kg	现 BMI	体重增加 /kg	现血压 /mmHg
腰围 /cm	臀围 /cm	腰臀比	

B　疾病、用药史及家族遗传史调查

疾病名称	是	否	诊断年月
贫血	□	□	
结核病	□	□	
心脏病	□	□	
肾脏病	□	□	
高血压	□	□	
高血脂	□	□	
肝脏疾病	□	□	
糖尿病	□	□	
膀胱炎、肾盂肾炎	□	□	
性病	□	□	

疾病名称	是	否	诊断年月
皮肤病	☐	☐	
慢性胃炎	☐	☐	
胰腺炎	☐	☐	
胆囊炎	☐	☐	
阑尾炎	☐	☐	
子宫肌瘤	☐	☐	
卵巢囊肿	☐	☐	
哮喘	☐	☐	
痔疮	☐	☐	
心理疾病（抑郁症、焦虑症、强迫症、失眠症等）	☐	☐	
其他疾病（写出具体名称）			

1. 您自己出生时是否足月（>37周）? ☐是 ☐否

2. 您自己出生时的体重是? _____ kg

3. 此次怀孕是第 __ 次。之前是否有过流产? ☐是 ☐否

4. 此次怀孕属于☐计划怀孕 ☐意外怀孕

5. 您怀孕前半年至今服用过下列哪些营养素补充剂?
    5.1 叶酸制剂   ☐否 ☐是 ☐不清楚
    5.2 钙制剂   ☐否 ☐是 ☐不清楚
    5.3 铁制剂   ☐否 ☐是 ☐不清楚
    5.4 碘制剂   ☐否 ☐是 ☐不清楚
    5.5 复合维生素   ☐否 ☐是 ☐不清楚
    5.6 鱼油   ☐否 ☐是 ☐不清楚
    5.7 其他

6. 你怀孕期间是否出现过下列情况:
    6.1 小腿痉挛   ☐否 ☐是 ☐不清楚
    6.2 妊娠高血压综合征   ☐否 ☐是 ☐不清楚
    6.3 糖尿病   ☐否 ☐是 ☐不清楚

7. 怀孕前有没有进行牙齿检查? ☐有 ☐没有

8. 现在有没有牙齿上的疾病（如龋齿、牙龈炎、牙周炎等)? ☐有 ☐没有 ☐不清楚

9. 您最后一次感冒是什么时候? ☐现在依然在感冒 ☐一周前 ☐两周前
    ☐一个月前 ☐两个月前
    ☐有服用抗生素 ☐无服用抗生素。请写出服用药物的名称 _____

疾病名称	是	否	诊断年月

10. 您最后一次发烧是什么时候？□现在依然在发烧　□一周前　□两周前
　　□一个月前　□两个月前
　　□有　□无服用抗生素。请写出服用药物的名称＿＿＿＿＿＿

11. 您有没有过便秘的情况？□有　□无（如选"无"，第12、13题不需填写）

12. 您现在是否还依然便秘？□是　□否

13. 如果现在无便秘使用的是什么方法？□调整饮食　□食疗方　□保健品　□中药
　　□西药　□不清楚　□其他

14. 您有没有消化不良的现象？□有　□无（如选"无"，第15题不需填写）

15. 如果有消化不良的现象，是否知道是什么食物引起的？□不知道　□知道，食物名
　　称是＿＿＿＿

16. 除不卫生、变质、生冷的食物外，还有哪些食物会引起您的腹泻？□无　□海鲜
　　□橘子　□柿子　□牛奶　□酸奶　□其他，食物名称是＿＿＿＿＿＿

17. 哪些食物会引起您腹胀？□无　□牛奶　□豆腐　□韭菜　□其他，
　　食物名称是＿＿＿＿＿

18. 您母亲的身高＿＿＿＿cm　体重＿＿＿＿kg　BMI值＿＿＿＿［体重（kg）/身高^2（m^2）］

19. 您父亲的身高＿＿＿＿cm　体重＿＿＿＿kg　BMI值＿＿＿＿［体重（kg）/身高^2（m^2）］

20. 您爱人的身高＿＿＿＿cm　体重＿＿＿＿kg　BMI值＿＿＿＿［体重（kg）/身高^2（m^2）］

21. 家族中有没有人患代谢性疾病？□无　□有（如选"无"，第22题不需填写）

22. 得的是哪些代谢性疾病，以及和您的关系是什么？
　　□糖尿病，与您的关系是＿＿＿＿＿＿
　　□骨质疏松症，与您的关系是＿＿＿＿＿
　　□痛风，与您的关系是＿＿＿＿＿
　　□高血压，与您的关系是＿＿＿＿＿
　　□高尿酸血症，与您的关系是＿＿＿＿＿＿
　　□高血脂，与您的关系是＿＿＿＿＿
　　□其他，疾病的名称是＿＿＿＿＿与您的关系是＿＿＿＿＿＿

C　膳食调查

依据日常饮食习惯，估计食物的食用频次和一天摄入量，未食用的，在"您的摄入量"项写"0"，所有填写的重量为未烹饪前的生重

食物名称		次/天	次/周	您的摄入量/（g/次）
谷类	大米类（如米饭、米粥等）			
	面粉类（如馒头、面条、烙饼等）			
	杂粮类（如玉米、小米、高粱、荞麦、燕麦等）			
薯类	红薯、土豆、木薯等			
肉类	畜肉类及制品（如猪、牛、羊等）			
	禽肉及制品（鸡、鸭等）			
	鱼及水产品			
蛋类及制品				
鲜奶或纯牛奶、酸奶、奶制品				
豆类	干豆类（如黄豆、黑豆、蚕豆等）			
	豆制品（如豆腐、豆浆、豆干等）			

食物名称		次/天	次/周	您的摄入量/（g/次）
蔬菜类	根菜类（如萝卜、胡萝卜等）			
	鲜豆类（菜豆、蚕豆、豌豆、绿豆芽、黄豆芽等）			
	茄果、瓜菜类（如茄子、西红柿、甜椒、黄瓜、南瓜等）			
	葱蒜类（如大蒜、大葱、洋葱、韭菜等）			
	嫩茎、叶、花菜类（如大白菜、油菜、菜花、竹笋等）			
	水生蔬菜类（如慈姑、菱角、藕、茭白等）			
	薯芋类（如山药、芋头、姜等）			
	野生蔬菜类（如蕨菜、香椿、地肤等）			
新鲜水果（如香蕉、苹果、猕猴桃、草莓、葡萄等）				
腌制食物（如泡菜、酸菜、酱菜等）				
熏烤类食物（如烤肠、烤羊肉串、熏鱼等）				
动物内脏（如肠、肚、肝、脑、肺等）				
动物性油脂食物（如奶酪、奶油、黄油等）				

续表

植物性油脂（如花生油、橄榄油等）			
食用甜点（糕点、巧克力、糖果等）			
坚果种子类（杏仁、板栗、核桃、瓜子、花生等）			

饮用饮料（可乐、雪碧等）＿＿＿＿＿＿ml/d

饮水量＿＿＿＿＿ml/d

1. 平时饮水的种类？□白开水　□矿泉水　□纯净水　□茶水　□饮料

2. 更偏爱于哪种味道的食物？□酸味　□甜味　□苦味　□咸味　□辣味　□无

3. 您每星期有几天吃早餐？□多于5天　□4~5天　□2~3天　□少于2天

4. 您每星期在外就餐频率？□几乎全部　□>15餐　□11~15餐　□6~10餐
□1~5餐　□无

D　生活方式调查

一、吸烟与喝酒

1. 您吸烟吗？□从不吸烟　□吸烟　□已戒烟（如选"从不吸烟"，第2、3、4题不需填写）

2. 如吸烟，您平均每日吸烟量约为＿＿＿＿支；如戒烟，戒烟前2年，您平均每日吸烟量约为＿＿＿＿支

3. 您开始吸烟的年龄为＿＿＿＿岁

4. 您开始戒烟的年龄为＿＿＿＿岁

5. 和您一起生活或工作的人中是否有人吸烟？□是　□否

6. 如果有，您平均每周和他们待在一起的时间有多少天？□1~2天　□3~6天　□7天

7. 您是否经常吸入吸烟者呼出的烟雾（被动吸烟）超过15min/d？
□几乎每天　□平均每周4~5天　□平均每周1~3天　□平均每周<1天　□否
□不清楚

8. 您饮酒吗？（如选"从不饮酒"，第9题不需填写）
□从不饮酒　□经常饮酒　□偶尔饮酒（平均每周<1次）

9. 请写出以下类型的酒，您饮的频次和量是多少？（指过去一年通常的饮酒习惯）
（1）红酒＿＿次/周，＿＿g/次　　（2）黄酒＿＿次/周，＿＿g/次
（3）啤酒＿＿次/周，＿＿g/次　　（4）白酒＿＿次/周，＿＿g/次
（5）其他＿＿次/周，＿＿g/次

二、体力活动及运动锻炼

1. 过去一周内，您有多长时间从事重体力活动？（□搬运重物　□赛跑　□游泳
□长时间健身操　□其他）共＿＿＿＿天；这几天中，平均每天＿＿＿＿min

2. 过去一周内，您有多长时间从事中等强度体力活动？（□骑自行车　□乒乓球　□羽毛球　□交谊舞　□其他）共_____天；这几天中，平均每天_____min

3. 过去一周内，你有多长时间从事步行活动？（□散步　□您工作和出行时的步行　□其他）共_____天；这几天中，平均每天_____min

4. 过去一周内，你每天处于静坐状态的时间为_____h，平均每天_____h

5. 其他运动方式：_____，平均每周_____次，每次_____min

6. 你的职业性体力运动属于：□不太活动（如办公室等）□轻度活动（如流水线工作等）□中度活动（如安装工等）□重度活动（如炼钢、农业等）工种

7. 工作行为：□坐位　□立位
　工作时间：每周工作_____天；平均_____h/天

三、睡眠

1. 您的睡眠习惯：□早睡早起　□晚睡晚起　□晚睡早起　□早睡晚起　□不规律

2. 过去一个月您的总体睡眠质量如何？□非常好　□尚好　□不好　□非常差

3. 过去一个月您每晚平均的实际睡眠时间有_____h，通常晚上_____点开始睡觉

4. 过去一个月，您是否要服用镇静药（包括医生开的处方和自购药物）才能入睡？
□不用服用　□每周平均不足1次　□每周平均1次或2次　□每周平均3次或更多

5. 您平均一周上几天夜班？□从不上夜班　□1~2天　□3~4天　□5~6天　□7天

6. 上夜班经常选用的交通工具是？□开车　□摩托车　□自行车　□公共汽车　□地铁　□步行　□其他

四、心理状况

以下状况在多大程度上符合您的实际情况

信息项	完全不符合	比较不符合	一般符合	比较符合	完全符合
我很快乐	□	□	□	□	□
我对将来充满希望	□	□	□	□	□
即使家人或朋友帮助，我也不能摆脱忧伤	□	□	□	□	□
我感觉孤独	□	□	□	□	□
我经常感觉压抑或沮丧	□	□	□	□	□
我容易情绪激动	□	□	□	□	□
我生活很紧张	□	□	□	□	□
我现在的工作压力很大	□	□	□	□	□

续表

五、工作、居住环境

1．您认为您的居住环境存在空气污染情况吗？（如大城市居住、工业区、交通干线附近）
　　□是　□否

2．您经常自己炒菜做饭吗？□每周少于 1 次　□每周 1～3 次　□每周 4～7 次
　　□每周多于 7 次

3．您炒菜时经常把油烧得很热后（如已冒烟）才开始烹饪吗？□是　□否

4．您家里是否安装了抽油烟机（排烟良好）？□是　□否

5．您家中的冬季取暖方式是？□暖气　□燃煤炉　□其他

6．您认为家中室内的空气存在污染情况吗？（如装修、新家具、附近餐馆或工厂等）
　　□是　□否

7．家中是否饲养宠物？□是　□否

8．生活中有没有经常接触到辐射（包括电脑、复印机、微波炉、电子仪器等）？
　　□是　□否

9．生活中有没有经常接触到化学物质（包括酒精、溴、苯、可的松、铅、四环素等）？
　　□是　□否

10．每天使用计算机时间：□<4h/d　□4～8h/d　□>8h/d

E　人体测量及人体成分分析

孕周		测量日期	
*身高（cm）		*体重（kg）	*孕前体重（kg）
*宫高（cm）		*腹围（cm）	*血压（mmHg）
*心率（bpm）		*胎心率（bpm）	体脂（kg）
去脂体质（kg）		肌肉重（kg）	体脂百分比（%）
总体水分（L）		细胞外水（L）	细胞内水（L）

F　实验室检验

1. 血常规：

孕周		检验日期	
*血红蛋白（g/L）		*红细胞计数（$\times 10^{12}$/L）	*白细胞计数（$\times 10^9$/L）
*血小板计数（$\times 10^9$/L）		*淋巴细胞（%）	*中性粒细胞（%）
*红细胞比积（L/L）		*平均红细胞体积（fl）	

2. 尿常规：

孕周		检验日期	
* 尿红细胞（/µl）	* 尿白细胞（/µl）	尿上皮细胞（/µl）	
* 尿比重测定	* 尿液酸碱度	* 尿蛋白定性试验（mg/dl）	
* 尿糖定性试验（mg/dl）	尿酮体试验（mg/dl）		

3. 血生化：

孕周		检验日期	
* 白蛋白（g/L）	* 总蛋白（g/L）	尿素氮（mmol/L）	
* 肌酐（µmol/L）	* 尿酸（µmol/L）	* 三酰甘油（mmol/L）	
* 总胆固醇（mmol/L）	* 总胆汁酸（µmol/L）	* 总胆红素（µmol/L）	
* 直接胆红素（µmol/L）	HDL-C（mmol/L）	LDL-C（mmol/L）	
钾（mmol/L）	钠（mmol/L）	氯化物（mmol/L）	
* 钙（mmol/L）	丙氨酰转移酶（U/L）	天冬氨酸转移酶（U/L）	
乳酸脱氢酶（U/L）	碱性磷酸酶（U/L）	* 全血糖化血红蛋白（%）	

4. 75g 口服葡萄糖耐量筛查：

孕周		检验日期	
* 空腹血糖（mmol/L）	* 餐后 1h（mmol/L）	* 餐后 2h（mmol/L）	

5. 甲功五项：

孕周		检验日期	
* 血清甲状腺素测定（nmol/L）		血清三碘甲状腺原氨酸测定（nmol/L）	
* 血清游离 T3 测定（pmol/L）		血清促甲状腺激素测定（mU/L）	
* 血清游离 T4 测定（pmol/L）			

6. 传染病血清学检验：

孕周		检验日期	
乙型肝炎病毒表面抗原		丙型肝炎病毒抗体	
人免疫缺陷病毒抗原抗体		梅毒血清特异抗体测定	
乙型肝炎病毒表面抗体		乙型肝炎病毒 E 抗原	
乙型肝炎病毒 E 抗体		乙型肝炎病毒核心抗体	

7. 血型

孕周				检验日期	
血型	A□ B□ O□ AB□			RH+□ RH−□	

8. 凝血功能

孕周		检验日期	
凝血酶时间测定（s）		国际标准化比值	
血浆活化部分凝血酶原时间（s）		血浆纤维蛋白原测定（g/L）	
血浆凝血酶原时间测定（s）		血浆 D−二聚体测定（μg/ml）	
血浆凝血酶原活动度测定（%）		血浆抗凝血酶Ⅲ测定（%）	

9. 唐氏儿筛查：

孕周		检验日期	
*21 三体		高风险□	低风险□
*18 三体		高风险□	低风险□
* 神经管畸形		高风险□	低风险□

10. 其他检查及检验：

心电图		孕周	检查日期	
阴道拭子培养		孕周	检查日期	
肛周拭子培养		孕周	检查日期	

G 妊娠并发症及不良结局随访表

母代随访：

妊娠并发症：□GDM □糖耐量异常 □妊高征 □贫血 □胎位异常 □前置胎盘 □胎盘早剥 □胎膜早破 □流产 □难产 □低钙血症 □子痫 □肝内胆汁淤积症 □HELLP 综合征

妊娠期住院次数（不含足月分娩）

第一次住院诊断_____住院天数_____出院时情况：□治愈 □好转 □无效

第二次住院诊断_____住院天数_____出院时情况：□治愈 □好转 □无效

第三次住院诊断_____住院天数_____出院时情况：□治愈 □好转 □无效

分娩时孕周：

人工干预手段：

产时出血量：

产时合并症：

分娩住院天数：

分娩方式：□有侧切　□无侧切　□产钳　□胎吸　□剖宫产

产程时间：第一产程＿h＿min、第二产程＿h＿min

羊水：□正常　□过多　□过少；颜色：□清亮　□黄绿　□血性

羊水分度：□0度　□Ⅰ度　□Ⅱ度　□Ⅲ度

胎盘状况：□正常　□早剥　□前置　□钙化

脐带状况：□正常　□绕颈　□真结　□假结　□脱垂

脐血管畸形：□有　□无

子代随访：

不良结局：□新生儿死亡　□新生儿重症监护治疗　□多胎　□有先天性疾病　□肝内胆汁淤积症　□溶血　□死产　□早产（28～37周）　□小于胎龄儿和大于胎龄儿（胎儿体重低于同孕龄正常体重第10百分位数以下或高于第90百分位数以上）　□胎儿宫内窘迫　□宫内发育迟缓　□畸形

新生儿情况：性别□男　□女；新生儿体温＿＿＿＿＿＿＿℃；体重＿＿＿＿＿＿＿kg、身长＿＿＿＿＿＿＿cm、头围＿＿＿＿＿＿＿cm、腹围＿＿＿＿＿＿＿cm；生后＿＿＿＿＿＿＿天出现黄疸，胆红素＿＿＿＿＿＿＿μmol/L

新生儿因病住院费用＿＿＿＿＿＿＿元及天数＿＿＿＿＿＿＿天，宫内窘迫：□有　□无　窘迫出现时间：分娩前＿＿＿＿＿＿＿h，胎心波动范围＿＿＿＿＿＿＿次/分，胎心监护（NST）异常：□有　□无

生后窒息：□有　□无；生后皮肤颜色：□红润　□苍白　□青紫；哭声：□响亮　□无力；肌张力：□正常　□增强　□减弱；抢救：□有　□无；抢救用药：＿＿＿＿＿＿＿

阿氏评分：

　1分钟＿＿＿＿分，扣分项目＿＿＿＿

　5分钟＿＿＿＿分，扣分项目＿＿＿＿

　10分钟＿＿＿＿分，扣分项目＿＿＿＿

注：E和F表中的带"*"的项目推荐为医学营养治疗中的必须监测项目，其余为可选的监测项目。

第八节 妊娠合并糖尿病的随诊

一、自我血糖监测

（一）自我血糖监测的实施

详见本章第五节。

（二）自我血糖监测的注意事项

在进行自我血糖监测时，要注意以下事项：

（1）在使用微量血糖仪进行自我血糖监测时要注意事先同医院静脉采血的血糖值进行比对，确保其测量的准确性，并注意使用配套的血糖试纸，避免发生测量误差。

（2）根据血糖监测的规律，在患者回访时可灵活调整其自我血糖监测计划。例如，有些患者餐后 1h 血糖容易超标，而餐后 2h 控制得很好，可以调整其监测计划为"空腹＋三餐后 1h"。

（3）自我血糖监测一定要配合饮食运动日记一同记录，方便患者回访时对血糖原因进行分析。具体记录方法和要求可以参考本节"饮食日记及实例"中的记录表。

二、饮食日记及实例

1. 记录饮食日记的意义

妊娠合并糖尿病营养治疗的基础是按照专业营养医师所开具的营养饮食处方进餐，并进行运动和血糖监测。初次就诊时营养医师所制定的营养饮食处方是否适合患者，存在个体差异。营养饮食处方需要在之后的随诊时进行适当的调整使之更加个体化和精细化，而进行调整的依据就是患者自己所做的饮食日记、运动、体重和血糖监测记录。

另外，记录饮食日记除了给医生提供诊疗依据以外，同时还能促进患者熟练掌握妊娠合并糖尿病的饮食要求和养成自我饮食管理的好习惯，在回访时通过医生对其饮食日记的分析和评价过程，能学习正确的营养知识并纠正饮食上的误区，更好地执行营养治疗计划。

2. 饮食日记的记录方法

妊娠合并糖尿病饮食日记的记录应采用固定格式的表格，要求患者详细记录每天每餐所摄入的所有食物的种类和数量。由于患者缺乏食物重量的概念，最好在初次接诊时按照为其所制定的营养方案，结合定量的食物模具对其进行讲解，帮助患者对各类食物的重量形成感性认识。在饮食日记的记录过程中，要求患者准确称量食物或按照模具大小对自身实际摄入的食物进行重量估计。患者也可以结合食物交换份的方法，在同类食物中自行调换。

饮食日记的内容不应仅局限于膳食记录，应该结合运动记录、血糖监测记录以及体重记录一起完成，以便于在复诊时进行分析和指导。饮食日记可根据随诊的需要以及血糖监测的计划来规定患者记录的频率，对于初次就诊或者血糖控制不佳的患者，可要求其每日记录，对于血糖控制达标并较为稳定的患者，可以规定其每周记录并监测血糖 1 天或 2 天（中间间隔 3 天），并根据随诊的情况灵活调整记录的频率。饮食日记的记录表格如表 6-8-1 所示，可供参考，必要时根据各医院营养门诊的具体情况进行调整。

表 6-8-1　孕妇饮食日记表

日期及体重	项目	早餐	加餐	午餐	加餐	晚餐	加餐
日期： 体重：	食物内容						
	运动						
	血糖						

3. 饮食日记实例

图 6-8-1 是某患者的饮食记录，在复诊时，营养医生可以直接在饮食记录上有问题的地方采用不同颜色的笔进行标注和批示，提醒患者问题所在，指导其

纠正错误和改进饮食治疗计划。

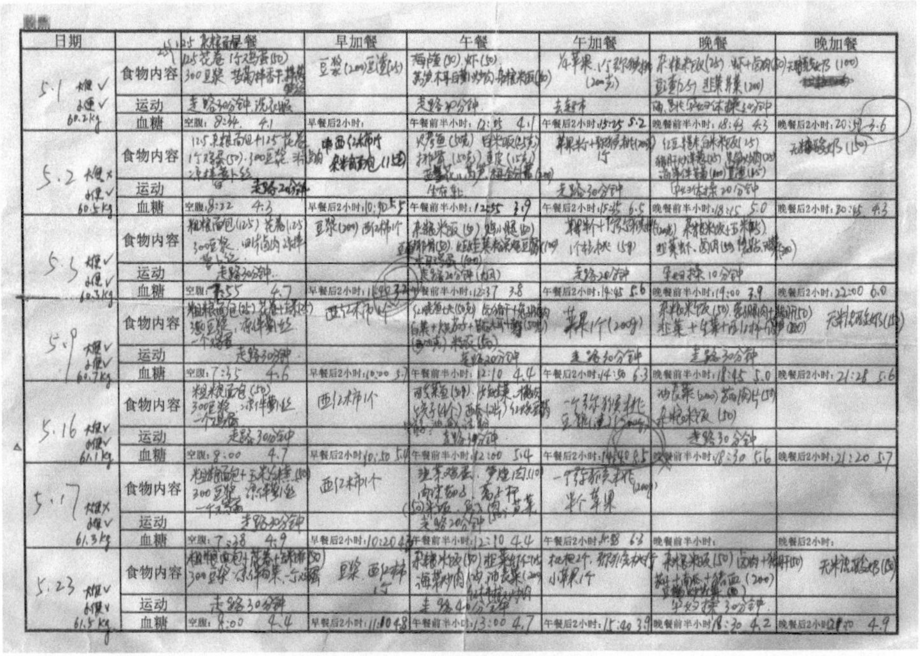

图 6-8-1　某患者的饮食记录

三、自我体重记录与管理

妊娠合并糖尿病患者在做好饮食控制和血糖监测的同时，还应密切监测体重的增长情况。对于妊娠合并糖尿病的自我体重监测可以参考 2009 年 IOM 修订的孕期体重增加推荐指南，详见表 6-2-3。

根据患者的孕前 BMI、所处妊娠期和妊娠胎数为其制定体重增加计划，并教会患者如何绘制自己的体重增加曲线和判断体重增加是否正常。图 6-8-2 至图 6-8-5 是不同孕前 BMI 单胎孕妇的体重增加曲线范围。

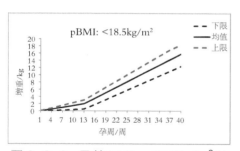

图 6-8-2　孕前 BMI ≤ 18.5kg/m² 的
孕妇孕期体重增加的曲线范围

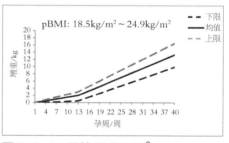

图 6-8-3　孕前 18.5kg/m²<BMI ≤ 24.9
kg/m² 的孕妇孕期体重增加的曲线范围

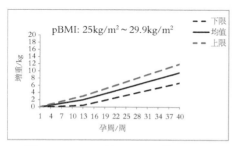

图 6-8-4　孕前 25kg/m² ≤ BMI
≤ 29.9 kg/m² 的孕妇孕期体重增加的
曲线范围

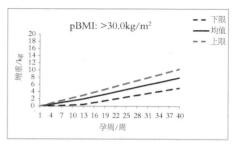

图 6-8-5　孕前 BMI ≥ 30kg/m² 的
孕妇孕期体重增加的曲线范围

　　表 6-8-2 至表 6-8-5 列出了不同孕前 BMI 单胎孕妇的体重增加具体上限和下限。孕妇可将自己的实际体重增加值填写到表格第二列空白处，以定期评价自己体重增长的速度。

表 6-8-2　pBMI<18.5kg/m² 孕妇孕期体重增加上限和下限

孕周 / 周	较孕前体重增加值			
	实际增加（kg）	增加下限（kg）	增加均值（kg）	增加上限（kg）
13		0.50	1.25	2.00
14		0.94	1.76	2.58
15		1.38	2.27	3.16
16		1.82	2.78	3.74
17		2.26	3.29	4.32
18		2.70	3.80	4.90
19		3.14	4.31	5.48

续表

孕周 / 周	较孕前体重增加值			
	实际增加（kg）	增加下限（kg）	增加均值（kg）	增加上限（kg）
20		3.58	4.82	6.06
21		4.02	5.33	6.64
22		4.46	5.84	7.22
23		4.90	6.35	7.80
24		5.34	6.86	8.38
25		5.78	7.37	8.96
26		6.22	7.88	9.54
27		6.66	8.39	10.12
28		7.10	8.90	10.70
29		7.54	9.41	11.28
30		7.98	9.92	11.86
31		8.42	10.43	12.44
32		8.86	10.94	13.02
33		9.30	11.45	13.60
34		9.74	11.96	14.18
35		10.18	12.47	14.76
36		10.62	12.98	15.34
37		11.06	13.49	15.92
38		11.50	14.00	16.50
39		11.94	14.51	17.08
40		12.38	15.02	17.66

表 6-8-3　pBMI 介于 18.5~24.9kg/m² 孕妇孕期体重增加上限和下限

孕周 / 周	较孕前体重增加值			
	实际增加（kg）	增加下限（kg）	增加均值（kg）	增加上限（kg）
13		0.50	1.25	2.00
14		0.91	1.76	2.52
15		1.32	2.27	3.04
16		1.73	2.78	3.56
17		2.14	3.29	4.08

孕周/周	较孕前体重增加值			
	实际增加（kg）	增加下限（kg）	增加均值（kg）	增加上限（kg）
18		2.55	3.80	4.60
19		2.96	4.31	5.12
20		3.37	4.82	5.64
21		3.78	5.33	6.16
22		4.19	5.84	6.68
23		4.60	6.35	7.20
24		5.01	6.86	7.72
25		5.42	7.37	8.24
26		5.83	7.88	8.76
27		6.24	8.39	9.28
28		6.65	8.90	9.80
29		7.06	9.41	10.32
30		7.47	9.92	10.84
31		7.88	10.43	11.36
32		8.29	10.94	11.88
33		8.70	11.45	12.40
34		9.11	11.96	12.92
35		9.52	12.47	13.44
36		9.93	12.98	13.96
37		10.34	13.49	14.48
38		10.75	14.00	15.00
39		11.16	14.51	15.52
40		11.57	15.02	16.04

表 6-8-4　pBMI 介于 25~29.9kg/m^2 孕妇孕期体重增加上限和下限

孕周/周	较孕前体重增加值			
	实际增加（kg）	增加下限（kg）	增加均值（kg）	增加上限（kg）
13		0.50	1.25	2.00
14		0.74	1.59	2.35
15		0.98	1.93	2.70
16		1.22	2.27	3.05

妊娠合并糖尿病的营养治疗

续表

孕周/周	较孕前体重增加值			
	实际增加（kg）	增加下限（kg）	增加均值（kg）	增加上限（kg）
17		1.46	2.61	3.40
18		1.70	2.95	3.75
19		1.94	3.29	4.10
20		2.18	3.63	4.45
21		2.42	3.97	4.80
22		2.66	4.31	5.15
23		2.90	4.65	5.50
24		3.14	4.99	5.85
25		3.38	5.33	6.20
26		3.62	5.67	6.55
27		3.86	6.01	6.90
28		4.10	6.35	7.25
29		4.34	6.69	7.60
30		4.58	7.03	7.95
31		4.82	7.37	8.30
32		5.06	7.71	8.65
33		5.30	8.05	9.00
34		5.54	8.39	9.35
35		5.78	8.73	9.70
36		6.02	9.07	10.05
37		6.26	9.41	10.40
38		6.50	9.75	10.75
39		6.74	10.09	11.10
40		6.98	10.43	11.45

表 6-8-5　pBMI ≥ 30kg/m^2 孕妇孕期体重增加上限和下限

孕周/周	较孕前体重增加值			
	实际增加（kg）	增加下限（kg）	增加均值（kg）	增加上限（kg）
13		0.50	1.25	2.00
14		0.67	1.47	2.27

续表

孕周 / 周	较孕前体重增加值			
	实际增加（kg）	增加下限（kg）	增加均值（kg）	增加上限（kg）
15		0.84	1.69	2.54
16		1.01	1.91	2.81
17		1.18	2.13	3.08
18		1.35	2.35	3.35
19		1.52	2.57	3.62
20		1.69	2.79	3.89
21		1.86	3.01	4.16
22		2.03	3.23	4.43
23		2.20	3.45	4.70
24		2.37	3.67	4.97
25		2.54	3.89	5.24
26		2.71	4.11	5.51
27		2.88	4.33	5.78
28		3.05	4.55	6.05
29		3.22	4.77	6.32
30		3.39	4.99	6.59
31		3.56	5.21	6.86
32		3.73	5.43	7.13
33		3.90	5.65	7.40
34		4.07	5.87	7.67
35		4.24	6.09	7.94
36		4.41	6.31	8.21
37		4.58	6.53	8.48
38		4.75	6.75	8.75
39		4.92	6.97	9.02
40		5.09	7.19	9.29

自我体重管理的注意事项：

（1）嘱患者自备电子体重秤，将电子秤放在固定的水平位置，要求每次称量精确到 0.1kg。

（2）每次于固定时间称量，最好于晨起空腹状态，排净大小便后，着轻薄的衣物、光脚上秤称量。

（3）称量后要结合饮食日记对体重情况进行记录，注意标明是否空腹、是否排大小便等细节，体重监测的频率可以与饮食日记和血糖监测的频率一致，但至少每周要监测一次。

（4）对照自身孕前 BMI 所对应的体重增长曲线图，绘制自己的体重增长曲线图，当出现体重不增或者超出合理体重增长上下限时，需及时到营养门诊就诊。

第九节 妊娠合并糖尿病的药物治疗

一、胰岛素治疗

胰岛素是大分子蛋白，不通过胎盘，妊娠期应用不会对胎儿造成不良影响，而且妊娠期应用胰岛素不会对孕妇内源性胰岛素分泌造成远期影响，所以经营养和运动治疗后，血糖仍达不到理想状态时，必须及时加用胰岛素。

1. 妊娠期使用的外源性胰岛素制剂

妊娠期使用的外源性胰岛素制剂和作用特点，见表6-9-1。

表6-9-1 妊娠期常用胰岛素制剂和作用特点

胰岛素制剂	起效时间（h）	达峰值时间（h）	最大持续时间（h）
超短效人胰岛素类似物	1/6～1/3	0.5～1.5	3～5
短效胰岛素	0.5～1	2～3	7～8
中效胰岛素	2～4	6～10	14～18
长效胰岛素	4～6	8～20	24～36

（1）超短效人胰岛素类似物：门冬胰岛素是已被我国国家食品药品监督管理局（state food and drug administration，SFDA）批准可以用于妊娠期的人胰岛素类似物。其特点是起效迅速，皮下注射后10～20min起效，作用高峰在注射后30～90min，药效维持时间短，为3～5h。具有最佳的降低餐后高血糖的作用，用于控制餐后血糖水平，不易发生低血糖。

（2）短效胰岛素其特点是起效快，剂量易于调整，可以皮下、肌肉和静脉内注射使用。皮下注射30min后起效，作用高峰在注射后2～3h，药效持续时间7～8h。静脉注射胰岛素后能使血糖迅速下降，半衰期为5～6min，故可用于抢救糖尿病酮症酸中毒（DKA）。

（3）中效胰岛素（neutral protamine hagedorn，NPH）是含有鱼精蛋白、短效胰岛素和锌离子的混悬液，只能皮下注射而不能静脉使用。注射后必须在组织中蛋白酶的分解作用下，将胰岛素与鱼精蛋白分离，释放出胰岛素再发挥生物学效应。其特点是起效慢，注射后 2～4h 起效，作用高峰在注射后 6～10h，药效持续时间长达 14～18h，其降低血糖的强度弱于短效胰岛素。

（4）长效胰岛素类似物也已经被批准应用于妊娠期，可用于控制夜间血糖和餐前血糖。

2. 妊娠期胰岛素治疗方案及选择

最符合生理要求的胰岛素治疗方案为：基础胰岛素联合餐前超短效 / 短效胰岛素。基础胰岛素的替代作用能够达 12～24h，而餐前胰岛素能快起快落，控制餐后血糖。根据血糖监测的结果，选择个体化的胰岛素治疗方案。

（1）基础胰岛素治疗：选择中效胰岛素睡前皮下注射，适用于空腹血糖高的孕妇，早餐前和睡前 2 次注射适用于睡前注射中效胰岛素的基础上空腹血糖达标而晚餐前血糖控制不佳者，也可以采取睡前应用长效人胰岛素类似物。

（2）餐前超短效胰岛素治疗：餐后血糖升高的孕妇，餐时或三餐前注射超短效或短效人胰岛素。

（3）胰岛素联合治疗：中效胰岛素和超短效 / 短效胰岛素联合，是目前应用最普遍的一种方法，即三餐前注射短效胰岛素，睡前注射中效胰岛素。由于妊娠期餐后血糖升高显著，一般不常规推荐应用预混胰岛素。

3. 应用胰岛素治疗的指征

糖尿病孕妇经饮食治疗 3～5d 后，测定孕妇 24h 的血糖轮廓试验（末梢血糖），包括夜间血糖、三餐前 30min 血糖及三餐后 2h 血糖及尿酮体。如果空腹或餐前血糖 ≥ 5.3mmol/L，或餐后 2h 血糖 ≥ 6.7mmol/L，或调整饮食后出现饥饿性酮症，增加热量摄入血糖又超过孕期血糖控制标准者，应及时加用胰岛素治疗。

4. 妊娠期胰岛素治疗的原则

（1）经营养治疗，血糖仍不达标时，应尽早使用胰岛素治疗。

（2）尽可能模拟生理状态。外源性胰岛素应模拟全天的基础胰岛素分泌及餐后胰岛素峰。

（3）剂量必须个体化。孕期胰岛素治疗剂量的个体差异极大，每个人自身胰岛素抵抗程度不同，没有具体公式可供参考，即使同一患者在不同的妊娠期剂量也在变化，所以根据孕妇的状态调整剂量，以免发生低血糖。

（4）必须在饮食治疗的基础上进行，在胰岛素治疗期间要规律运动和进餐，同时保持情绪的相对稳定，在此基础上摸索全天血糖波动的规律，调整胰岛素的剂量。

5. 妊娠期胰岛素使用剂量及注意事项

血糖控制的成功与否与很多因素有关，其中主要与患者的饮食、运动及胰岛素用量三者间的平衡密切相关，此外与注射部位深度的不同，胰岛素剂型的差异等有关。

（1）胰岛素初始剂量及调整：①胰岛素必须遵循个体化的原则，从小剂量开始。多数患者初始剂量在孕早、中期为 0.3～0.5U/（kg·d），孕晚期为 0.5～0.8U/（kg·d），先用总计算量的 1/3～1/2 作为试探量，一般情况下胰岛素用量按照：早餐前＞晚餐前＞午餐前，即早、晚、午餐前胰岛素分配为：2/5、<2/5、>1/5。②空腹血糖增高者，应用中效胰岛素补充基础胰岛素分泌，每晚以 6～8U 开始，逐渐加量，直至空腹血糖正常，如晚餐前血糖仍高者，可在早晨 8 点注射中性胰岛素 6～8U；应用两次注射法时，2/3 量用于早餐前，1/3 量用于晚餐前，根据情况用预混胰岛素 30R 或 50R 均可。③调整胰岛素用量不要太频繁，每次调整后应观察 2～3 天判断疗效，胰岛素剂量调整的依据是血糖的趋势，而不单独是血糖的数值。④胰岛素每次增减剂量为 2～4U，不宜过多，否则会导致低血糖或血糖波动范围过大而引起不良反应。

（2）胰岛素治疗时清晨或空腹高血糖的处理：糖尿病患者在应用胰岛素强化治疗方案过程中，有时白天的血糖比较理想，但早晨常表现为高血糖。其原因有三方面：

①夜间胰岛素作用不足：睡前或夜间血糖控制不佳，导致清晨血糖偏高，可增加夜间中性胰岛素的量来纠正。

②黎明现象：夜间血糖控制良好，也无低血糖，由于人体后半夜多种升糖激素（糖皮质激素、生长激素等胰岛素拮抗激素）分泌增加，肝糖产生增加，胰岛素敏感性下降，使胰岛素相对不足，而致黎明一段时间出现高血糖状态。发生机会少，常见于糖尿病患者。应将晚餐分餐，并适当增加胰岛素剂量。

③Somogyi 现象：胰岛素过量导致低血糖后，胰高血糖素和肾上腺素立即释放，细胞内糖原分解成葡萄糖很快释放入血，血糖于几分钟内升高，并出现肾上腺素的其他作用，如饥饿感、心慌、出汗、颤抖，随后糖皮质激素和生长激素长时间释放，使糖原进一步分解释放入血，血糖进一步升高，即胰岛素过量引起的低血糖后的高血糖反应——Somogyi 现象。应适当减少夜间中效的胰

岛素用量，如果次晨空腹血糖下降，证明是 Somogyi 现象，如果减少胰岛素用量后，空腹血糖仍高，考虑是夜间基础胰岛素剂量不够所致，再继续补充夜间基础胰岛素。

（3）妊娠期特殊用药对血糖调节的影响：有些药物，如糖皮质激素（地塞米松）、沙丁胺醇（舒喘灵）、利托君（羟苄羟麻黄碱，安保）、噻嗪类利尿剂（氢氯噻嗪）、袢利尿剂（呋塞米，速尿）可能会升高血糖，故在应用上述药物时，应该严密监测血糖，随时调整胰岛素的用量，停药后，相应减少胰岛素用量。

6. 分娩期及围手术期胰岛素的使用原则

（1）使用原则：手术前后、产程中、产后非正常饮食期间停用所有皮下注射胰岛素，改用胰岛素静脉滴注，避免出现高血糖或低血糖。供给足够葡萄糖，以满足基础代谢需要和应激状态下的能量消耗。供给胰岛素以防止 DKA 的发生，控制高血糖，并有利于葡萄糖的利用，同时应保持适当血容量和电解质代谢平衡。

（2）产程中或手术前的检查：必须测定血糖、尿酮体。选择性手术应行电解质、血气、肝肾功能检查。

（3）胰岛素使用方法：每 1～2h 监测血糖，根据血糖值维持小剂量胰岛素静脉滴注。孕期应用胰岛素控制血糖者计划分娩时，引产前一日睡前中效胰岛素正常使用；引产当日停用早餐前胰岛素，给予静脉内滴注生理盐水；一旦正式临产或血糖水平减低至 3.9mmol/L 以下时，静脉滴注从生理盐水改为 5% 葡萄糖液并以 100～150ml/h 的速度输注，以维持血糖水平约在 5.6mmol/L；若血糖水平超过 5.6mmol/L，则采用 5% 葡萄糖液，加短效胰岛素，按 1～4U/h 的速度静脉输注；血糖水平采用快速血糖仪，每小时监测 1 次，调整胰岛素或葡萄糖输注的速度。也可按照表 6-9-2 的方法调控血糖。

表 6-9-2 产程中小剂量胰岛素的应用

血糖（mmol/L）	胰岛素（U/h）	点滴液体（125ml/h）	配伍
<5.6	0	5%GNS/ 乳酸林格	
5.6～7.8	1.0	5%GNS/ 乳酸林格	500ml+4U
7.8～10	1.5	0.9%NS	500ml+6U
10～12.2	2.0	0.9%NS	500ml+8U
>12.2	2.5	0.9%NS	500ml+10U

7. 妊娠合并 DKA 的处理

（1）妊娠合并 DKA 的临床表现主要有恶心、呕吐、乏力、口渴、多饮、多尿，少数伴有腹痛；皮肤黏膜干燥、眼球下陷、呼气有酮臭味，病情严重者出现意识障碍或昏迷；实验室检查显示高血糖（>13.9mmol/L）、尿酮体阳性、血 pH<7.35、二氧化碳结合力（CO_2CP）<13.8mmol/L、血酮体 >5mmol/L、电解质紊乱。

（2）发病诱因：妊娠期间漏诊、未及时诊断、治疗糖尿病；妊娠期间胰岛素治疗不规范；妊娠期间饮食控制不合理；产程中和手术前后应激状态；合并感染；使用糖皮质激素等。

（3）治疗原则：给予胰岛素降低血糖、纠正电解质和代谢紊乱、改善循环、去除诱因。

（4）具体措施

①血糖过高者（>16.6mmol/L），胰岛素 0.2～0.4U/kg 一次性静脉注射。

②胰岛素持续静脉滴注：生理盐水 + 胰岛素，按胰岛素 0.1U/（kg·h）或 4～6U/h 的速度输入。

③监测血糖，从使用胰岛素开始每小时监测一次血糖，根据血糖下降情况进行调整，要求平均每小时血糖下降 3.9～5.6mmol/L 或超过静脉滴注前水平的 30%。达不到此标准者，可能存在胰岛素抵抗，应将胰岛素加倍。

④当血糖降至 13.9mmol/L 时，将生理盐水改为 5% 的葡萄糖液或葡萄糖盐水，每 2～4g 葡萄糖加入 1U 胰岛素，直至血糖降至 11.1mmol/L 以下、尿酮体阴性，并可平稳过渡到餐前皮下注射治疗水平时停止补液。

（5）注意事项：补液原则先快后慢、先盐后糖；注意出入量的平衡。开始静脉胰岛素治疗且患者有尿后要及时补钾，避免严重低血钾的发生。当 pH<7.1、CO_2CP<10mmol/L、HCO_3^-<10mmol/L 时可补碱，一般用 5%$NaHCO_3$100ml+ 注射用水 400ml，以 200ml/h 的速度静脉注射，直到 pH ≥ 7.2 或 CO_2CP>15mmol/L 时停止补碱。

8. 产后处理

（1）产后胰岛素的应用

产后血糖控制目标以及胰岛素的应用，参照非孕期血糖控制标准。

①孕期应用胰岛素的产妇剖宫产术后禁食或未能恢复正常饮食期间，予以静脉输液，胰岛素与葡萄糖比例为 1∶（4～6），同监测血糖水平及尿酮体，根据检测结果决定是否应用并调整胰岛素的用量。

②孕期应用胰岛素者，产后一旦恢复正常饮食，应及时做血糖监测。血糖明显异常者，应用胰岛素皮下注射，并根据血糖水平调整剂量，所需胰岛素的剂量往往较孕期明显减少。产后血糖恢复正常者无须继续胰岛素治疗。

③孕期不需要胰岛素治疗的 GDM 者，产后恢复正常饮食时应避免高糖及高脂饮食。

（2）产后 FPG 反复≥7.0mmol/L 应视为糖尿病合并妊娠，即转内分泌专科治疗。

（3）鼓励母乳喂养：产后母乳喂养可以减少胰岛素应用，同时，后代发生糖尿病风险下降。

（4）新生儿处理

①新生儿出生后易出现低血糖，应动态监测血糖变化以便及时发现低血糖。建议出生后 30min 内进行末梢血糖测定。

②新生儿均按高危儿处理，注意保暖和吸氧等。

③提早喂糖水、开奶，必要时予以 10% 葡萄糖注射液缓慢静滴。

④常规检查血红蛋白、血钾、血钙、血镁及胆红素。

⑤密切注意新生儿呼吸窘迫综合征的发生。

二、口服降糖药在妊娠合并糖尿病中的应用

长期以来人们反对孕妇应用口服降糖药，主要担心这些药物会通过胎盘，刺激胎儿胰岛素分泌而引起胎儿或新生儿低血糖。胰岛素不通过胎盘，对胎儿没有影响，所以胰岛素成为治疗妊娠合并糖尿病的一线药物。但其价格较贵，使用不方便，并且因长期忍受注射之苦，导致患者的依从性差；此外还有不便于注射胰岛素的妇女，以及在无胰岛素供应和医疗资源紧缺地区的妇女不能行胰岛素注射治疗。对于此种患者是否可考虑选择合适的口服药物来替代胰岛素治疗？近十年来研究显示，新的口服降糖药可以较好地控制血糖而不增加母儿不良预后。

美国食品与药物管理局（FDA）妊娠期药物安全性分级系统中提出：在口服降糖药中，格列本脲、二甲双胍、阿卡波糖为 B 级药物，其余均为 C 级药物。

1. 格列本脲

格列本脲是目前研究最为成熟的治疗妊娠合并糖尿病的口服降糖药，属于磺酰脲类的第二代降糖药，作用于胰岛 β 细胞，刺激胰岛素分泌。研究发现它几乎不通过胎盘，与胰岛素治疗相比较，血糖控制效果一致，围产儿结局无明显差异。服用

格列本脲后偶有恶心、轻微头痛、低血糖等不良反应，但对于该药是否增加胎儿畸形的研究报道极少。使用格列本脲的主要优点是方便、经济、依从性好，加拿大和美国糖尿病协会认为在孕中、晚期格列本脲可协助治疗妊娠合并糖尿病。

2.　二甲双胍

二甲双胍是双胍类降糖药，作用靶器官为肝脏、肌肉和脂肪组织，其降糖作用机制可能是：①增加周围组织对胰岛素的敏感性，促进组织细胞（肌肉等）对葡萄糖的利用；②抑制肝糖原的糖异生作用，降低肝糖输出；③抑制肠壁细胞摄取葡萄糖。与胰岛素作用不同，二甲双胍无促使脂肪合成的作用，对正常人无明显降糖作用。二甲双胍分子量低，可以通过胎盘。Elliot 等证实二甲双胍并不增加胎盘葡萄糖转运速率、胎儿血糖水平和胎盘的葡萄糖吸收。尽管 FDA 将它列为 B 类药，但临床研究较少。目前有关二甲双胍在妊娠期使用安全性的资料大多来自治疗合并多囊卵巢综合征（PCOS）孕妇的研究。Glueck 等的小样本非随机研究中显示，PCOS 患者孕期持续服用二甲双胍，孕早期自然流产率下降。动物实验发现二甲双胍无致畸性，目前仍没有临床数据提示二甲双胍有致畸性。有人提出存在严重的胰岛素抵抗，需要大剂量胰岛素治疗的糖尿病孕妇，应用二甲双胍可能会增加这些孕妇的胰岛素敏感性，以减少胰岛素的用量，然而这种方法的安全性至今没有得到证实，有待进一步的研究。2015 年 FIGO 指南中认为二甲双胍在妊娠中期和晚期是安全的有效手段，但尚未纳入中国妊娠期治疗糖尿病的注册适应证。在患者知情同意的基础上，部分孕妇可谨慎使用。

3.　阿卡波糖

阿卡波糖是 α- 葡萄糖苷酶抑制剂，在小肠内竞争性抑制 α- 葡萄糖苷酶，使糖的吸收减慢或减少，降低餐后血糖。有研究提出阿卡波糖可能是治疗妊娠合并糖尿病另一可供的口服降糖药。

孕期可使用口服降糖药的观念越来越受到关注，在患者知情的情况下，可以合理选择用药。

参考文献

［1］　中华医学会妇产科学分会产科学组，中华医学会围产医学分会妊娠合并糖尿病协作组．妊娠合并糖尿病诊治指南（2014）［J］．中华妇产科杂

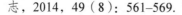
志，2014，49（8）：561-569.

［2］ 杨慧霞．妊娠合并糖尿病临床实践指南［M］．2版．北京：人民卫生出版社，2013.

［3］ Lauenborg J, Grarup N, Damm P, et al. Common type 2 diabetes risk gene variants associate with gestational diabetes［J］. J Clin Endocrinol Metab, 2009, 94（1）: 145-150.

［4］ Pagán A, Sabater-Molina M, Olza J, et al. A gene variant in the transcription factor 7-like 2（TCF7L2）is associated with an increased risk of gestational diabetes mellitus［J］. Eur J Obstet Gynecol Reprod Biol, 2014, 180: 77-82.

［5］ Li X, Allayee H, Xiang A H, et al. Variation in IGF2BP2 interacts with adiposity to alter insulin sensitivity in Mexican Americans［J］. Obesity（Silver Spring）, 2009, 17（4）: 729-736.

［6］ Mei J, Liao S, Liu Y, et al. Association of variants in CDKN2A/2B and CDKAL1genes with gestational insulin sensitivity and disposition in pregnant Han Chinese women［J］. J Diabetes Investig, 2015, 6（3）: 295-301.

［7］ Kim J Y, Cheong H S, Park B L, et al. Melatonin receptor 1B polymorphisms associated with the risk of gestational diabetes mellitus［J］. BMC Med Genet, 2011, 12: 82.

［8］ Zhou Q, Zhang K, Li W, et al. Association of KCNQ1 gene polymorphism with gestational diabetes mellitus in a Chinese population［J］. Diabetologia, 2009, 52（11）: 2466-2468.

［9］ Kwak S H, Kim T H, Cho Y M, et al. Polymorphisms in KCNQ1 are associated with gestational diabetes in a Korean population［J］. Horm Res Paediatr, 2010, 74（5）: 333-338.

［10］ Fallucca F, Dalfrà M G, Sciullo E, et al. Polymorphisms of insulin receptor substrate 1and beta3-adrenergic receptor genes in gestational diabetes and normal pregnancy［J］. Metabolism, 2006, 55（11）: 1451-1456.

［11］ Low C F, Mohd T E, Chong P P, et al. Adiponectin SNP45TG is associated with gestational diabetes mellitus［J］. Arch Gynecol Obstet, 2011, 283（6）: 1255-1260.

［12］ Pascoe L, Tura A, Patel S K, et al. Common variants of the novel type

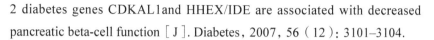

2 diabetes genes CDKAL1and HHEX/IDE are associated with decreased pancreatic beta-cell function［J］. Diabetes, 2007, 56（12）: 3101–3104.

［13］ Vaskú J A, Vaskú A, Dostalová Z, et al. Association of leptin genetic polymorphism-2548G/A with gestational diabetes mellitus［J］. Genes Nutr, 2006, 1（2）: 117–123.

［14］ Brogin M J, Cirino R A, Vernini J M, et al. Interleukin 10and tumor necrosis factor-alpha in pregnancy: aspects of interest in clinical obstetrics［J］. ISRN Obstet Gynecol, 2012, 2012: 230742.

［15］ Montazeri S, Nalliah S, Radhakrishnan A K. Is there a genetic variation association in the IL-10 and TNF alpha promoter gene with gestational diabetes mellitus?［J］. Hereditas, 2010, 147（2）: 94–102.

［16］ Zhang F, Dong L, Zhang C P, et al. Increasing prevalence of gestational diabetes mellitus in Chinese women from 1999 to 2008［J］. Diabet Med, 2011, 28（6）: 652–657.

［17］ Guariguata L, Linnenkamp U, Beagley J, et al. Global estimates of the prevalence of hyperglycaemia in pregnancy［J］. Diabetes Res Clin Pract, 2014, 103（2）: 176–185.

［18］ Feig D S, Zinman B, Wang X, et al. Risk of development of diabetes mellitus after diagnosis of gestational diabetes［J］. CMAJ, 2008, 179（3）: 229–234.

［19］ 韩姹, 牛秀敏. 餐后血糖与妊娠期糖尿病胎儿发育研究进展［J］. 国外医学（妇产科学分册）, 2006, 33（3）: 168–171.

［20］ Cho Y M, Kim T H, Lim S, et al. Type 2diabetes-associated genetic variants discovered in the recent genome-wide association studies are related to gestational diabetes mellitus in the Korean population［J］. Diabetologia, 2009, 52（2）: 253–261.

［21］ Gavard J A, Artal R. Effect of exercise on pregnancy outcome［J］. Clin Obstet Gynecol, 2008, 51（2）: 467–480.

［22］ Institute of Medicine（US）and National Research Council（US）Committee to Reexamine IOM Pregnancy Weight Guidelines, Rasmussen K M, Yaktine A L. Weight Gain During Pregnancy: Reexamining the Guidelines［M］. Washington（DC）: National Academies Press（US）, 2009: 2–74.

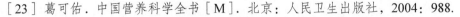

[23] 葛可佑. 中国营养科学全书 [M]. 北京: 人民卫生出版社, 2004: 988.

[24] 中华人民共和国卫生部疾病控制司. 中国成人超重和肥胖症预防控制指南. 北京: 人民卫生出版社, 2006.

[25] 中国肥胖问题工作组数据汇总分析协作组. 我国成人体重指数和腰围对相关疾病危险因素异常的预测价值: 适宜体重指数和腰围切点的研究 [J]. 中华流行病学杂志, 2002, 23 (1): 5–10.

[26] Eckle R H, Grundy S M, Zimmet P P Z. The metabolism syndrome [J]. Lancet, 2005, 365 (9468): 1415–1428.

[27] McGarry J D. Banting lecture 2001: Dysfunction of fatty acid metabolism in the etiology of type 2 diabetes [J]. Diabetes, 2002, 51 (1): 7–18.

[28] HAPO study cooperative Research Group, Metzger B E, Love L P, et al. Hyperglycemia and adverse pregnancy outcomes [J]. N Engl J Med, 2008, 358 (19): 1991–2002.

[29] 童锦, 顾宁, 李洁, 等. 孕前体重指数和孕期增重对妊娠结局的影响 [J]. 中华围产医学杂志, 2013, 16 (9): 561–565.

[30] Unterborn J. Pulmonary function testing in obesity, pregnancy and extremes of body habitus [J]. Clin Chest Med, 2001, 22 (4): 759–767.

[31] Baeten J M, Bukusi E A, Lambe M. Pregnancy complication and outcomes among overweight and obese nulliparous women [J]. Am J Public Health, 2001, 91 (3): 436–440.

[32] Sibei B M, Gordon T, Thom E, et al. Risk factors for preeclampsia in healthy nulliparous women: a prospective multicenter study. The National Institute of child Health and Human Development Network of Maternal-Fetal Medicine units [J]. Am J Obstet Gynecol, 1995, 172 (2 pt 1): 642–648.

[33] Sebire N J, Jolly M, Harris J P, et al. Maternal obesity and pregnancy outcome: a study of 287213 pregnancies in London [J]. Int J Obes Relat Metab Disord, 2001, 25 (8): 1175–1182.

[34] Lindqvist P G, Kublikas M, Dahlbäck B. Individual risk assessment of thrombosis in pregnancy [J]. Acta Obstet Gynecol Scand, 2002, 81 (5): 412–416.

[35] Black M H, Sacks D A, Xiang A H, et al. The relative contribution of prepregnancy overweight and obesity, gestational weight gain, and IADPSG-

defined gestational diabetes mellitus to fetal overgrowth ［J］. Diabetes Care，2013，36（1）：56–62.

［36］Tanentsap I，Heitmann B L，Adegboye A R. Systematic review of clinical trials on dietary interventions to prevent excessive weight gain during pregnancy among normal weight，overweight and obese women ［J］. BMC Pregnancy Childbirth，2011，11：81.

［37］许曼音，陆广华，陈名道，等译. 糖尿病学 ［M］. 上海：上海科学技术出版社，2010.

［38］Mary Courtney Moore. 陈伟译. 营养评估与营养治疗手册 ［M］. 5 版. 北京：人民军医出版社，2009：61–63.

［39］吴琦嫦. 妊娠期糖尿病孕妇孕前体重指数及孕期体重增长对新生儿出生体重的影响 ［J］. 中华围产医学杂志，2003，6（4）：233–234.

［40］Catalano P M，Roman N M，Tyzbir E D，et al. Weight gain in women with gestational diabetes ［J］. Obstet Gynecol，1993，81（4）：523–528.

［41］Thangaratinam S，Rogozinska E，Jolly K，et al. Effect of interventions in pregnancy on maternal weight and obstetric outcomes：mata-analysis of randomized evidence ［J］. BMJ，2012，344：E2088.

［42］Kahn C R，Wcir G C，King G L，et al. 糖尿病学 ［M］. 14 版. 潘长玉，陈家伟，陈名道，等译. 北京：人民卫生出版社，2007.

［43］王晨，杨慧霞. 实施世界卫生组织有关妊娠期高血糖诊断标准与分类的策略 ［J］. 中华围产医学杂志，2014，8（17）：515.

［44］杨慧霞. 加强妊娠合并糖尿病的综合管理以改善母儿结局 ［J］. 中华围产医学杂志，2014，17（8）：505–507.

［45］中华医学会糖尿病学分会. 中国血糖监测临床应用指南（2015 版）［J］. 中华糖尿病杂志，2015，10（7）：603–613.

［46］Nitin S. HbA1c and factors other than diabetes mellitusaffecting it ［J］. Singapore Med J，2010，51（8）：616–622.

［47］Daniells S，Grenyer B F，Davvs W S，et al. Gestational diabetes mellitus：Is a diagnosis associated with an increase in maternal anxiety stress in the short and intermediate term ［J］. Diabetes Care，2003，26（2）：385–389.

［48］王蔚军，崔咏怡，王达平，等. 妊娠期糖尿病孕妇情绪状态及危险因素

分析［J］. 中国妇幼保健，2004，19（18）：45-47.

［49］赵明，李光辉. 生活方式干预对妊娠期增重及妊娠结局的影响［J］. 中华围产医学杂志，2014，17（8）：508-511.

［50］马冠生，孔灵芝. 中国居民营养与健康状况调查报告之九［M］. 北京：人民卫生出版社，2006：130-218.

［51］Raul Artal. Exercise during pregnancy［J］. Phys Sportsmedicine，1999，27（8）：51-60.

［52］Eric Newsholme，Tony Leech，Glenda Duester. Keep on running［J］. England：John Wiley & Sons，1996：175-176，349-351.

［53］Clapp J F 3rd. Exercise and fetal health［J］. J Dev Physiol，1991，15（1）：9-14.

［54］Juhl M，Andersen P K，Olsen J，et al. Physical exercise during pregnancy and the risk of preterm birth：a study within the Danish National Birth Cohort［J］. Am J Epidemiol，2008，167（7）：859-866.

［55］Hatch M，Levin B，Shu X O，et al. Maternal leisure-time exercise and timely delivery［J］. Am J Public Health，1998，88（10）：1528-1533.

［56］Kennelly M M，Geary M，McCaffrey N，et al.Exercise-related changes in umbilical and uterine artery waveforms as assessed by Doppler ultrasoundscans［J］. Am J Obstet Gynecol，2002，187（3）：661-666.

［57］Szymanski L M，Satin A J. Strenuous exercise during pregnancy：is there a limit?［J］. Am J Obestet Gynecol，2012，207（3）：179.e1-179.e6.

［58］May L E，Glaros A，Yeh H W，et al. Aerobic exercise during pregnancy influences fetal cardiac autonomic control of heart rate and heart rate variability［J］. Early Hum Dev，2010，86（4）：213-217.

［59］宋蒙九，李婷. 妊娠期运动［J］. 国际妇产科学杂志，2014，41（3）：225-228.

［60］Leet T，Flick L. Effect of exercise on birthweight［J］. Clin Obstet Gynecol，2003，46（2）：423-431.

［61］郎景和. 妊娠经典全书［M］. 长春：吉林科学技术出版社，2009：228-240.

［62］Scott K Powers，Edward T Howley. Exercise Physiology［M］. U.S.A：Wm.C.Brown Publishers，1990：356-357，468-469.

［63］ACOG Committee Obstetric Practice. ACOG Committee opinion. Number

267，January 2002：exercise during pregnancy and the postpartum period. Obstet Gynecol, 2002, 99（1）：171–173.

［64］林轶凡，孙建琴．妊娠期糖尿病及其医学营养治疗［J］．国外医学（卫生学分册），2008, 35（5）：307–311.

［65］李光辉，张为远．妊娠期糖尿病个体化营养治疗的临床实践及循证依据［J］．中华围产医学杂志，2011, 14（4）：196–199.

［66］Dodd J M, Crowther C A, Robinson J S. Dietary and lifestyle interventions to limit weight gain during pregnancy for obese or overweight women：a systematic review［J］．Acta Obstet Gynecol Scand, 2008, 87（7）：702–706.

［67］Franz M J, Boucher J L, Green-Pastors J, et al. Evidence-based nutrition practice guidelines for diabetes and scope and standards of practice［J］．J Am Diet Assoc, 2008, 108（4 Suppl 1）：S52–S58.

［68］杨慧霞．孕产期营养［M］．北京：人民卫生出版社，2014.

［69］中华人民共和国国家质量监督检验疫总局，中国国家标准化管理委员会．WS 331-2011 妊娠期糖尿病诊断．北京：中国标准出版社，2011.

［70］American Diabetes Association. Diagnosis and Classification of Diabetes Mcllitus［J］．Diabetes Care, 2014, 37 Suppl 1：S81–S90.

［71］International Diabetes Federation. Definition and diagnosis of diabetes mellitus intermediate hyperglycemia. Report of A WHO/IDF Consultation. http://apps.who.int/iris/bitstream/handle/10665/43588/9241594934_eng.pdf;jsessionid=E6898033973B2D7A9CC704BC85FCB408?sequence=1.

［72］Mathiesen E R, kinsley B, Amiel S A, et al. Materal glycemia control and hypoglycemia in type 1diabetic pregancy. A randomized trial of insulin aspart versus human insulin in 322 pregant women［J］．Diabetes Care, 2007, 30（4）：771–777.

［73］Rosenn B M, Miodovnik M. Medical complications of diabetes mellitus in pregnancy［J］．Clin Obstet Gynecal, 2000, 43（1）：17–31.

［74］Langer O, Conway D L, Berkus M D, et al. A comparison of glyburide and insulin in women with gestational diabetes mellitus［J］．N Eng J Med, 2000, 343（16）：1134–1138.

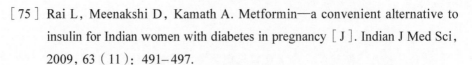

［75］Rai L，Meenakshi D，Kamath A. Metformin—a convenient alternative to insulin for Indian women with diabetes in pregnancy［J］. Indian J Med Sci，2009，63（11）：491−497.

［76］Hod M，Kapur A，Sacks D A，et al. The International Federation of Gynecology and Obstetrics（FIGO）Initiative on gestational diabetesmellitus：A pragmatic guide for diagnosis，management，and care[J]. Int J Gynaecol Obstet，2015，131（Suppl 3）：S173−S211.

第七章
妊娠期其他常见
症状和疾病的处理

第一节　孕早期妊娠反应

一、常见的孕早期妊娠反应及可能原因

最常见的孕早期妊娠反应是妊娠期恶心呕吐（nausea and vomiting of pregnancy，NVP），是指仅在妊娠前3个月内出现的且排除其他原因的恶心、呕吐。一般在妊娠的4~7周出现，约在第9周症状最为严重，20%的患者在第20周消退。若最初起始是在妊娠的10^{+6}周以后，需考虑是否由其他原因引起，包括消化性溃疡、胆囊炎、胃肠炎、肝炎、胰腺炎、泌尿生殖疾病（如泌尿系感染或肾盂肾炎）、代谢性疾病、神经系统疾病和药物引起的恶心、呕吐。

超过80%的妊娠期妇女可发生妊娠期恶心、呕吐，是最常导致妊娠期妇女住院的疾病，住院时间一般为3~4天。大多数孕妇只限于晨间起床后空腹状态及饭后发生呕吐，但也有部分孕妇呕吐反复发作，进食即吐，甚者不能进食，导致体液平衡失调及代谢紊乱，以致严重影响营养素的摄入，当NVP延长并伴有体重减轻超过妊娠前5%、脱水、电解质失衡称妊娠剧吐（hyperemesis gravidarum，HG），HG是NVP的严重类型。妊娠期恶心呕吐及妊娠剧吐如不及时纠正治疗，就会导致胎儿营养缺乏从而发生胎儿畸形，如心脏畸形、无脑儿或脊柱裂等，因为妊娠早期是胎儿器官形成的分化期。

妊娠恶心呕吐和剧吐的病因学原理涉及胎儿保护机制和基因学、生化学、免疫学及生物社会学，通常认为此类症状主要与人绒毛膜促性腺激素（human chorionic gonadotropin，hCG）水平升高有关，高水平hCG状态例如滋养层疾病和多胎妊娠，可增加NVP的严重程度。受孕酮分泌增加的影响，孕妇会出现一系列消化系统功能的变化，胃肠道平滑肌细胞松弛、张力减弱，胃肠道蠕动减慢，胃排空及食物肠道停留时间延长，孕妇易出现饱胀感以及便秘；孕期消化液和消化酶（如胃酸和胃蛋白酶）分泌减少，易出现消化不良；由于贲门括约肌松弛，胃内容物可逆流入食道下部，引起反胃；以上种种消化道功能的改变导致孕

妇出现以消化道症状为主的早孕反应，如恶心、呕吐、食欲下降等，如平日就有情绪不稳定、胃部疾病的孕妇，发生孕早期妊娠反应的情况就更严重。

二、妊娠恶心、呕吐的严重程度分类

对于妊娠恶心、呕吐应该进行分级管理，2016 年英国皇家妇产科医师学院（RCOG）发布的 NVP 及 HG 管理指南建议，采用妊娠恶心、呕吐专用量化表（pregnancy-unique quantification of emesis，PUQE）指数对评分进行分级，总分 24 分，得分小于 6 分为轻度，7～12 分为中度，13～15 分为重度，详见表 7-1-1。

表 7-1-1　恶心、呕吐妊娠专用量化表指数

PUQE 评分项目	1分	2分	3分	4分	5分
过去 24h，有多久你感觉到恶心或胃不舒服呢？	没有	≤ 1h	2～3h	4～6h	> 6h
过去 24h，你有呕吐吗？	没有呕吐	1～2 次	3～4 次	5～6 次	≥7 次
过去 24h，你干呕的次数是？	没有干呕	1～2 次	3～4 次	5～6 次	≥7 次

注：PUQE 分级：轻度 <6 分；中度为 7～12 分；重度为 13～15 分。

三、NVP 的分级管理

轻度妊娠恶心呕吐的患者应该在社区医院中接受治疗，同时给予止吐药，绝大多数 NVP 患者仅需口服止吐药，因此社区或基础医疗服务可有效避免患者住院治疗并减少对患者生活的影响，如果患者不能耐受口服止吐药或液体，那么应该提供非口服的液体、非口服的维生素（复合维生素和 B 族维生素）以及日间护理。若出现下列情况之一，则应考虑住院管理：持续的恶心呕吐，且止吐药无效；尽管接受了口服止吐药，但仍出现持续的恶心、呕吐伴有尿酮体阳性和（或）体重减轻（大于体重的 5%）；确诊或疑似同患多病（如尿路感染和不能耐受口服抗生素）。

止吐药应该给予在孕期使用有安全证据的药物，如抗组胺药（H1 受体阻断剂）和酚噻嗪类的药物处方。单独给药无效时，应联合不同的药物，具体见本章第六节"妊娠剧吐"。

四、NVP 的营养及其他管理

（一）孕早期营养需要与膳食

（1）孕早期基础代谢增加不明显，胚胎发育相对缓慢，母体体重、乳房、子宫等组织变化不大，所以能量不必增加，以维持孕前均衡膳食即可，保证能量、碳水化合物、蛋白质、脂肪及其他营养素的供给。由于孕早期胚胎发育、胚层分化以及器官形成易受营养素缺乏的影响，尤其是叶酸、锌、铜等微量营养素缺乏可导致胎儿畸形的发生，此外，维生素的缺乏，尤其是 B 族维生素缺乏可加重妊娠反应。因此，孕早期因妊娠反应进食量可能减少，但维生素和矿物质的摄入则应充足。为此，早孕妇女应注意多吃富含蛋白质、微量元素和维生素的鱼、畜、禽肉类、奶类、豆类、蔬菜和水果、海产品、坚果等。

（2）对那些因严重妊娠反应，几乎完全不能进食的孕早期妇女，应尽量鼓励进食至少包含 150g 碳水化合物（包括蔗糖）的食物，以维持血糖水平。因为，在孕早期，完全不能进食碳水化合物，意味着机体将动员脂肪分解以产生能量供机体利用，而脂肪分解的代谢产物是酮体，血液中过高的酮体将影响胎儿早期神经系统的发育。因此，对完全不能进食的早孕妇女，可考虑静脉补充一定量的葡萄糖、维生素和矿物质。

（3）建议孕早期的膳食包括：主食（米、面、粗粮或豆类）至少 200g，蔬菜 300~400g，大豆制品 100~200g，鱼、禽、蛋等动物性食品 100~150g，牛奶 200~250g，水果 100~200g，油 20~30g，盐 5g。详见本书第五章。

（二）减轻妊娠早期妊娠反应的营养和膳食措施

应鼓励孕妇积极预防和治疗妊娠呕吐，以保证营养素摄入。尽管孕早期妊娠反应主要是由于激素的影响，但饮食等因素也会影响早孕反应的轻重。为减轻孕早期妊娠反应，可试试如下的饮食和生活措施。

（1）解除思想顾虑，鼓励进食，保持愉快稳定的情绪，适当休息、减轻工作。

（2）膳食应清淡、易消化，避免油腻食物和甜品，少食多餐。

（3）多吃蔬菜、水果、牛奶等食物。

（4）可以适当食用牛奶及其制品来中和胃液。

（5）避免油炸及油腻食物和甜品，少吃味道很重的食物以及浓咖啡等，以防止胃液逆流而刺激食道黏膜。

（6）如清晨有恶心现象，起床前可进食干性食品如馒头、面包干、饼干、鸡蛋等，水分的摄入以两餐之间为宜。

（7）可适当补充维生素 B_1、维生素 B_2、维生素 B_6 及维生素 C 等以减轻早孕反应的症状。

（8）忌食酒类和刺激性的辛辣食物。

（9）呕吐严重不能进食及饮水者，应监测尿酮体，如酮体呈现两个以上"+"者应及时送医院治疗。

（10）还要注意，尽量不要闻到厨房的油烟味，或任何会引发恶心的气味。

早孕反应是许多孕妇的正常反应，保持愉快稳定的情绪，注意食物的色、香、味的合理调配，有助于缓解和减轻症状。

（三）其他管理

已经有研究证实，生姜可以有效缓解 NVP，而且姜也没有报道有增加严重畸形的风险。故可在中医师指导下，试用一些食疗方，如生姜红糖茶、姜汁米汤、山药饮等，以减轻恶心、呕吐反应。另外应用针灸疗法或许可以改善 NVP 的症状，而且是安全的。

对于严重的 NVP 患者，当其他所有治疗均失败时，应该考虑肠外营养支持，详见本章第六节"妊娠剧吐"。

第二节　低血糖

一、低血糖的定义及征兆

低血糖是指成年人空腹血糖浓度低于 2.8mmol/L。糖尿病患者血糖值 ≤ 3.9mmol/L 即可诊断低血糖。低血糖症是一组多种病因引起的以静脉血浆葡萄糖（简称血糖）浓度过低，临床上是以交感神经兴奋和脑细胞缺氧为主要特点的综合征。低血糖的症状通常表现为出汗、饥饿、心慌、颤抖、面色苍白等，严重者还可出现精神不集中、躁动、易怒，甚至昏迷等。

二、低血糖的原因及危害

在不同的孕期，低血糖发生的原因和人群不同。

1. 妊娠早、中期低血糖

在妊娠早、中期，随着孕周增加，胎儿对营养物质需求量增加，通过胎盘从母体获取葡萄糖是胎儿能量的主要来源，孕妇血浆葡萄糖水平随着妊娠进展而降低，空腹血糖约降低 10%。孕妇空腹血糖较非孕妇女低，这也是孕妇长时间空腹容易发生低血糖及酮症的病理基础，因此进食量少或者反复呕吐的孕妇容易发生低血糖事件。另外，由于妊娠早期空腹血糖较低，应用胰岛素治疗糖尿病时如果未及时调整胰岛素的用量，部分患者可能会出现低血糖。

2. 妊娠中、晚期低血糖

在妊娠中、晚期，应用胰岛素治疗的糖尿病孕妇在进食过少或分娩时能量消耗过多而胰岛素没有及时调整用量，容易发生低血糖，部分严重患者可发生血糖昏迷或酮症酸中毒。应用营养治疗的孕妇如果过度控制饮食或运动消耗太多没有及时补充能量，也会发生低血糖事件。

3. 低血糖的危害

孕妇低血糖会导致胎儿能量来源受限，脑部神经系统发育受影响，当出现严重的低血糖昏迷或抽搐时，对胎儿脑部造成的损害是不可逆转的。

三、低血糖的分类

按照低血糖的不同程度分为轻微低血糖、中度低血糖、无自觉的低血糖及严重低血糖四类。

（1）轻微低血糖：可以自己处理，血糖水平很快可以回升。

（2）中度低血糖：身体显现交感神经兴奋的征兆，患者能够适当处理，自我治疗是可能的。

（3）无自觉的低血糖：还没有发生交感神经兴奋的征兆就直接产生脑部的低血糖征兆，你身旁的人可以很清楚地觉察你的征兆。如果身旁没有其他人时比较危险，不采取措施容易进展至低血糖昏迷。

（4）严重低血糖：患者无法采取任何行动，需要别人协助给予食物或者代为注射胰高血糖素，严重低血糖会造成知觉的丧失和抽搐。

需要注意的是夜间低血糖，沉睡时肾上腺反应会被削弱造成患者无法察觉，而且躺着时低血糖的征兆也比站着时更难以辨认。发生夜间低血糖的征兆有噩梦、盗汗、早上醒来头痛、起床感觉疲劳及尿床。

四、低血糖的处理

发生低血糖征兆时需要及时按不同程度的低血糖状况给以不同的处理，否则会带来严重的后果。建议的处理措施如下：

（1）及时测试血糖：有低血糖征兆并不一定表示血糖真的低了，但是如果征兆非常强烈，连测血糖都有困难，那应该赶快先吃点葡萄糖或者含糖的食物。

（2）如果血糖低于 $3.6 \sim 3.9$ mmol/L 时，吃一些甜的食物，最好是葡萄糖片。10g 葡萄糖可以在 15min 后让一位成年人的血糖上升 1.9mmol/L。一般先服用 $2 \sim 3$ 片葡萄糖片（每片约 5g），等 $10 \sim 15$ min 让葡萄糖片发挥作用，如果 $15 \sim 20$ min 后还是没有改善，血糖仍旧没有回升，同样的葡萄糖分量再服一次。改善后可以进食一些含复杂碳水化合物的食物如面包、牛奶、饼干等。如果血糖

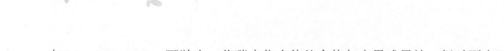

在 3.6～4.4mmol/L，可以吃一些碳水化合物的食物如水果或果汁，暂时不去运动，或者改变胰岛素的剂量。

（3）如果患者的意识清楚却无法咀嚼，适宜给一些不需咀嚼的葡萄糖胶或者蜂蜜。

（4）如果患者已经出现抽搐和意识不清，尽快注射胰高血糖素，谨记不能强行给无意识的患者食物或饮料，因为不小心它们可能会进入呼吸道，造成误吸或吸入性肺炎。

（5）一定要等到所有低血糖征兆都消失后才能开始运动。

（6）及时找出导致低血糖的原因，及时纠正预防再次发生低血糖。

五、低血糖的预防

严重低血糖的危害很大，因此需积极预防低血糖，建议如下：

（1）不要长时间空腹，采取少食多餐制减轻早孕反应，不要因为惧怕呕吐而进食过少。

（2）胰岛素治疗的糖尿病孕妇应严密监测血糖，按饮食计划进餐，根据血糖调整胰岛素用量。

（3）糖尿病孕妇必须严格按照制定的饮食计划进餐，不盲目减少食物尤其是主食的量，运动过大时需减少胰岛素的剂量或增加适宜的食物量。

（4）糖尿病孕妇均需密切监测血糖。建议有条件的医院开展连续血糖监测（continuous glucose monitor，CGM）以及早发现隐藏的高血糖和低血糖，防止低血糖的发生和更好地控制血糖。

第三节　尿酮体阳性

酮体可以在血液或尿液中检测出来，尿中检测出酮体时表示血液中酮体浓度升高，现在已有家用的血酮测试仪，但还没有广泛使用，所以还是需要依赖尿酮体测试来反映血酮的升高。

一、尿酮体阳性的原因及分类

（1）尿酮体阳性的原因：当细胞没有足够的葡萄糖可以燃烧以获得能量时，身体就会产生酮体。没有葡萄糖，身体必须分解脂肪来获取能量，分解后又不能完全氧化的中间产物（丙酮酸、β - 羟丁酸及乙酰乙酸）叫酮体，能够供给肌肉组织、心脏、肾脏以及脑部能量。不管有没有糖尿病，任何空腹太久的人做尿酮体测试结果一定是阳性的，有 30% 左右的孕妇清晨的尿液也会出现尿酮体阳性反应。

（2）尿酮体阳性的分类：如果尿糖阳性或血糖高时尿酮体阳性属于糖尿病酮体，是由于体内胰岛素缺乏，葡萄糖无法进入细胞氧化分解供能，因此血糖和尿糖都很高，此时可能会感觉恶心、呕吐和全身不舒服；而尿糖阴性或者血糖偏低 / 正常时的尿酮体阳性属于饥饿性酮体，是因吃得不够或者严重呕吐、腹泻而造成的能量摄入不足。

二、尿酮体阳性的征兆及危害

常见的征兆有饥饿、恶心和呕吐，尿酮体阳性意味着血酮升高，孕期出现血酮升高对胎儿神经系统的发育有影响，如果尿酮体阳性不及时处理，酮体持续产生，严重的血酮增高（血酮 >3.0mmol/L）则引起酮症酸中毒，酮症酸中毒可以很快地发展到危及生命的状态，必须住院接受治疗（通常需给予静脉输注胰岛素和补充液体等治疗）。

三、尿酮体阳性的处理

（1）饥饿性酮体：如果清晨验出尿酮体和低 / 正常血糖，代表饥饿性酮体，表示患者进食量不足，需要额外增加食物，尤其是碳水化合物。

（2）糖尿病酮体：当糖尿病患者尿酮体阳性伴随着高血糖时（血糖高达 13.9~20mmol/L），表示胰岛素不足需要追加胰岛素，但是如果患者觉得恶心或呕吐，食用含碳水化合物的食物使血糖增高，才能追加胰岛素，以避免追加了胰岛素后发生低血糖。胰岛素追加的剂量为 0.1U/kg，最好使用速效胰岛素，1~2h后再测一次血糖，如果血糖还是没有降下来，再追加一次 0.1U/kg 剂量的胰岛素，不要在 2h 内重复注射速效胰岛素（短效胰岛素的注射间隔至少要 3h），否则胰岛素的功效堆积起来，患者可能会在几小时后发生低血糖。

四、尿酮体阳性的预防

不管是哪种情况下的尿酮体阳性，均需要规律进餐来预防其发生风险。早孕反应严重者应做好对症处理（见本章第一节），妊娠剧吐者应予以营养支持治疗（见本章第六节），以防饥饿性酮体。糖尿病患者需按制订的饮食计划进食和胰岛素治疗计划注射胰岛素，密切监测血糖以调整饮食、运动和胰岛素剂量以防止血糖过高。在有征兆或感觉不舒服时应该及时检测尿酮体，必要时检测血酮浓度。

第四节　妊娠期高脂血症

为了满足胎儿生长发育的需求，伴随着碳水化合物、蛋白质、脂肪摄入量的相应增加，每个孕妇体重几乎均会出现生理性增加，同时三大营养物质的代谢水平发生了显著的变化，三酰甘油（triacylglycerol，TG）、胆固醇等脂质较非孕期增加 2~3 倍，出现了明显的"生理学高脂血症"。目前，妊娠期高脂血症的定义及其诊治标准在国内外尚未统一。研究发现，引发妊娠期高脂血症最根本的原因在于饮食结构的不合理，且在妊娠期糖尿病（gestational diabetes mellitus，GDM）、子痫前期（pre-eclampsia，PE）、自发性早产等患者中 TG、胆固醇水平增加更显著，妊娠期高脂血症与 GDM、PE、自发性早产之间互为因果。因此，探讨妊娠期高脂血症的诊断标准、临床处置和预防方案，采取个体化饮食运动管理措施，避免或降低降脂药物的使用率，控制妊娠期血脂水平，对于预防母胎并发症的发生意义重大。

一、妊娠期脂代谢的生理特点

随着孕周的增加，碳水化合物、蛋白质、脂肪三大营养素摄入均增加，母体体质量平均增加 11.5~16kg，脂肪生理性的增加能够为母亲和胎儿提供能量、帮助胎儿构建各组织器官的细胞膜结构等。

妊娠期脂质代谢发生了改变，出现了明显的"生理学高脂血症"。有些脂质成分如血浆总胆固醇（total cholesterol，TC）等会增加到孕前的 2~3 倍。从孕 13 周到足月，极低密度脂蛋白（very low density lipoprotein，VLDL）、TG 水平增加了 3 倍，同时肝脂肪酶活性降低，增加的血浆 TG 水平可能导致低密度脂蛋白胆固醇（low density lipoprotein cholesterol，LDL-C）颗粒的出现。Mankuta 等研究发现，孕妇 TG 孕中期增加 0.73 mmol/L，孕晚期进一步增加 0.59 mmol/L；TC 孕中期增加 1.31 mmol/L，孕晚期进一步增加 0.74 mmol/L；LDL-C 孕中期增加 0.67 mmol/L，孕晚期进一步增加 0.50 mmol/L；而 HDL-C 孕中期增加

0.36mmol/L，孕晚期稍下降 0.13 mmol/L。妊娠期这种脂代谢变化，是孕早、中期脂肪积累、孕晚期脂肪分解相互作用的结果。有学者认为，妊娠期脂蛋白水平的这种变化与雌二醇、孕酮的增高有关，雌二醇促进 VLDL 的合成、降低肝脂肪酶活性，且 HDL-C 促进 TG 累积的作用可能高于 VLDL。

二、影响妊娠期脂代谢的相关因素

孕周及孕妇的体质量指数（BMI）均与脂代谢水平相关。Farias 等研究孕周及孕前 BMI 对妊娠期血脂的影响，在 BMI 不变的条件下，随着孕周的增加，TG、TC、LDL-C 逐渐增加；HDL-C 在孕早中期呈上升趋势，在中期达到峰值，在孕晚期出现轻微下降；TG 孕晚期约为孕早期的 2 倍；孕中、晚期 TC/LDL-C 是孕早期的 1.2～1.5 倍。而在孕周不变的条件下，BMI 越高 TG 越高，当 BMI 超过正常值时，HDL-C 相对低于或等于正常值。另外，Scifres 等研究发现，孕早期超重或肥胖的孕妇相对体质量正常的孕妇的血脂值比较结果为：TC（4.17±0.76）mmol/L *vs.*（3.86±0.69）mmol/L，*P*<0.01；LDL-C（2.07±0.51）mmol/L *vs.*（1.89±0.47）mmol/L，*P*<0.01；HDL-C（1.13±0.27）mmol/L *vs.*（1.23±0.30）mmol/L，*P*<0.01；TG（0.98～1.09）mmol/L *vs.* 0.83 mmol/L，*P*<0.01。

三、高脂血症与病理妊娠

血脂中的 HDL 能够阻止 TC 在动脉壁和其他组织中积累，有从血管壁清除脂质的作用，是血管的保护因子。LDL 是引起动脉粥样硬化的脂蛋白是血管粥样硬化的有害因子。妊娠期妇女的血脂水平在一定范围内升高为胎儿生长发育的生理过程，但当孕妇的血脂水平过高时，则属于病理表现，常与肥胖症、自发性早产、妊娠期高血压疾病、GDM 等同时存在或先后发生。

1. 高脂血症与 PE

Gallos 等发现，PE 的孕妇都存在很高的 TG 水平。为了探究和评估血脂与 PE 的关系，Spracklen 等通过对大量的试验数据进行 Meta 分析得出，PE 孕妇 TC、HDL-C、LDL-C、TG 的浓度分别在 4.19～8.92 mmol/L，0.75～2.04mmol/L，2.48～5.09mmol/L，1.13～4.92 mmol/L 波动。通过合并研究，PE 孕妇在孕早、中期相比于正常妊娠孕妇 TC、TG 加权平均差分别为 0.32 mmol/L、0.28 mmol/L；

PE 孕妇在孕晚期相比于正常妊娠孕妇 TC、HDL-C、TG 加权平均差分别为 0.52 mmol/L、-0.30mmol/L、0.91 mmol/L。

2. 高脂血症与 GDM

虽然胰岛素敏感性的调节机制尚未明确，但孕前脂肪量是主要决定因素。对于消瘦女性，胰岛素抵抗与脂肪量呈负相关；对于肥胖女性，脂肪的累积量则与胰岛素抵抗呈正相关。患有 GDM 的孕妇与糖耐量正常的孕妇比较，TG 在整个孕期均明显增高，平均高 0.35mmol/L；HDL-C 在孕中期下降 0.12mmol/L，孕晚期下降 0.11mmol/L；而 LDL-C 与 TC 则无明显差异，提示 GDM 孕妇的血脂尤其是 TG 早期就明显高于糖耐量正常的孕妇。对于是 GDM 诱发血脂代谢异常还是血脂代谢异常是 GDM 发生和发展的潜在因素，尚无足够佐证。所以孕妇早期 TG 比正常妊娠时增加了 0.35mmol/L，是否能够预测未来 GDM 的风险还尚无定论。

3. 高脂血症与自发性早产

30%～35% 的早产伴随自发性的早产和胎膜早破，血管功能失调和感染为可能的相关因素，但是自发性早产的原因依旧不明。有学者指出，孕期母体脂质代谢异常与早产有关联。Mudd 等研究发现，当 TC、TG、LDL-C 增高到一定范围，自发性早产的风险便会升高，因此，未来如果可以探究可能引起早产的脂质水平，则可以及早评估胎儿早产风险。

四、妊娠期高脂血症的临床诊断

多数妊娠期高脂血症的患者无任何症状和异常体征，多于常规血液生化检查时被发现。个别可见眼睑周围扁平黄色瘤（一种异常的局限性皮肤隆起，颜色可为黄色、橘黄色或棕红色，多呈结节、斑块或丘疹形状，质地一般柔软）、早发性角膜环、高脂血症眼底改变，脂质长期在血管内皮沉积可引起动脉粥样硬化。因妊娠时间短，一般不会有明显的心血管变化，但远期罹患心脑血管疾病的风险可能会增加。严重的高胆固醇血症有时可出现游走性多关节炎，严重的高 TG 可引起急性胰腺炎，应予以重视。

《中国成人血脂异常防治指南（2016 年修订版）》中明确了我国人群的血脂成分合适水平及异常切点的建议，见表 7-4-1，然而临床上应用于诊断妊娠期血脂代谢异常均未有统一的诊断标准。

表 7-4-1　中国人群血脂合适水平和异常分层标准 [mmol/L（mg/dl）]

分层	TC	LDL-C	HDL-C	TG
理想水平		＜ 2.6（100）		
合适水平	＜ 5.2（200）	＜ 3.4（130）		＜ 1.70（150）
边缘升高	≥ 5.2（200） 且 ＜ 6.2（240）	≥ 3.4（130） 且 ＜ 4.1（160）		≥ 1.70（150） 且 ＜ 2.3（200）
升高	≥ 6.2（240）	≥ 4.1（160）		≥ 2.3（200）
降低			＜ 1.0（40）	

五、妊娠期高脂血症的治疗

目前，对妊娠期高脂血症国内外尚无指南，多参照成人高脂血症的治疗原则，对妊娠期这一特殊人群拟定相应的治疗方案。国际动脉粥样硬化学会（international atherosclerosis society，IAS）专家小组提出：普通人群高脂血症的一级预防为改变生活方式（首要的干预方式），二级预防为药物治疗（用于高风险人群）；推荐治疗的血脂目标（非孕妇）：中高风险人群 LDL-C<2.6 mmol/L，非 HDL-C<3.4 mmol/L；低风险人群 LDL-C 在 2.6 ~ 3.3 mmol/L，非 HDL-C 在 3.4 ~ 4.1 mmol/L 较为适宜。同时，IAS 专家小组还提出孕产妇作为一个特殊的群体，在孕期的血脂水平是孕前血脂的 2 倍，且由于孕期胎儿生长发育的需要，血脂不应降得太低。

1. 改变生活方式

运动及饮食控制占据最重要的位置。Rubenfire 提出 5A 方案（Assess the risk behavior，Advise behavior change，Agree goals/action plan，Assist with treatment，Arrange follow-up），即通过生活方式的风险评估，提出改变生活方式的建议，设立目标和计划，辅助药物治疗并定期随访。据临床研究发现，长期的运动可以使 TG、乳糜颗粒、VLDL 下降；体重的下降、体内脂肪的减少以及摄入脂肪减少可以使 TC 水平降低；改变生活方式与体育锻炼坚持 >12 周，可使 HDL-C 增加 0.05 ~ 0.21mmol/L，且体重减少 10% 可降低相关风险。IAS 小组建议应健康低脂饮食，脂肪供能比 20% ~ 25%。生活方式干预最主要的目的是使 TC 水平降低，其次是降低危险因素。

因此，编者建议，妊娠期高脂血症的营养治疗原则如下：

（1）控制总能量，维持孕期体重适宜增长。

（2）适当减少碳水化合物的摄入量，限制精制糖的摄入，过多的果糖、蔗糖等容易引起高甘油三酯血症，尤其是肥胖、体重增长过快及原有高甘油三酯血症者更明显。

（3）控制脂肪的供能比在 20%～25%，减少猪油、肥肉、黄油等富含饱和脂肪酸的食物，减少动物内脏、鱼籽、鱿鱼等富含胆固醇的食物；适当摄入富含不饱和脂肪酸的食物，如鱼类和植物油，植物油每日 20～30g，最好选用富含 n-3 不饱和脂肪酸的亚麻籽油、紫苏籽油，或富含单不饱和脂肪酸的橄榄油或山茶油。

（4）摄入充足的蛋白质：应保证每日摄入优质蛋白质含量丰富的食物，如奶制品、鸡蛋、瘦肉类、禽类、海产类及大豆制品。

（5）补充足够的维生素、矿物质及膳食纤维，多食用颜色较深的新鲜蔬菜、水果。

（6）注意烹调方式的选择：少用红烧、煎炸等用油多的方式，多用清蒸、水煮、凉拌等清淡的方式。

（7）对于没有运动禁忌的孕妇，应每日坚持规律运动。运动有助于降低血脂，特别是甘油三酯。运动方式因人而异，推荐循序渐进的有氧运动，一般饭后 0.5～1.0 小时开始运动。

2. 药物治疗

经运动、饮食控制效果不佳，或存在高危因素如家族性高胆固醇血症（familial hyperchoslerolemia，FH）、GDM 等时，权衡利弊，主张个体化的药物治疗，主要为他汀类和贝特类药物。他汀类药物为普通人群高脂血症的一线用药（但妊娠期及哺乳期妇女禁用），如果有他汀类药物不耐受，可与依折麦布、胆汁酸树脂、烟酸交替使用或者联合使用，甚至可单独应用依折麦布、胆汁酸树脂、烟酸。当 TG>5.65mmol/L 时可增加急性胰腺炎的风险，可在他汀治疗的基础上联合使用烟酸和贝特类药物。

妊娠期高脂血症的治疗指征及降脂目标目前尚缺乏循证医学证据和诊疗指南。但对 FH 或者是出现严重的代谢综合征等疾病的孕妇，此时选择降脂药物（贝特或他汀类）可降低孕妇及胎儿的不良妊娠结局。一旦妊娠期妇女达到高脂血症的诊断标准，应在不影响胎儿生长发育的前提下最大限度地进行生活方式干预，若仍未能有效改善时，应权衡利弊，有选择地进行药物干预，以降低不良妊娠结局的发生率。2013 年美国心脏病学会（ACC）/美国心脏协会（AHA）指南建议普通人群他汀类降脂药疗程可达 1 年，但对妊娠期孕妇能否长期应用目前不可知。Kusters 等研究表明，为了得出在妊娠期他汀类药物使用对新生儿安全的确切影响，对新生儿健康数据的长期随访是必需的。因此，针对妊娠期降脂药物的使用，应从小剂量开始，并且使用过程中定期监测胎儿发育情况，甚至在整个孕期都要监测胎儿生长发育及血脂控制情况。

他汀类是一种 β－羟－β－甲戊二酸单酰辅酶 A 还原酶抑制剂，在小鼠实验中提示，在孕早期极易引起中枢神经障碍、四肢发育异常。在人群试验中致畸平均概率为 3.6%（*95%CI*：1.4%～5.7%），长期大剂量应用瑞舒伐他汀［10 mg/（kg·d）］易导致小颅、生长受限等；孕 6～11 周使用 10 mg/d 的洛伐他汀易致胎儿肛门闭锁、肾脏发育异常等。但 Yaris 等研究却发现，使用阿托伐他汀 40 mg/d 至孕 7 周未见胎儿出现先天畸形。此外有研究提出，应用普伐他汀 40 mg/d 至孕 24 周及氟伐他汀 20 mg/d 至孕 9 周均未出现明显先天畸形。因此，他汀有无致畸风险的循证医学证据不够充分，妊娠期暂时禁用此类药物，为 X 类药。但对 FH、早期出现冠状动脉疾病以及具有代谢综合征的孕妇，使用他汀类药物对母儿来说应当是利大于弊。

贝特类药物是一种神经纤维酸衍生物，它的作用机制除了增加 TG 的肝脏分解外，还调节肝脏 VLDL 的分泌。血清甘油三酯水平超过 11.3 mmol/L 即可促发急性胰腺炎，称为高甘油三酯血症性胰腺炎（hypertriglyceridemic pancreatitis, HTGP），其发病原因主要认为是胰脂肪酶水解胰腺中过多的 TG 导致游离脂肪酸（free fatty acids, FFA）积聚，FFA 引起腺泡细胞和毛细血管损伤，胰腺缺血产生酸性环境进一步增强 FFA 的毒性，导致细胞氧自由基损伤、胰蛋白酶原激活及淀粉酶释放；也有学者认为胰腺毛细血管内乳糜微粒水平升高会引起高黏血症导致胰腺缺血，高甘油三酯血症还可促进全身炎症反应，以上多种原因均可促使急性胰腺炎的发生。因此，当 TG>11.3 mmol/L 时，易引起 HTGP，可使用贝特药物进行治疗。

六、小结

妊娠期高脂血症目前尚无明确诊断标准，只能从不同的临床研究试验中得出大致范围。由于血脂异常的范围受孕周、BMI 和病理性妊娠等的影响，这个范围具有一定的参考性但并不具绝对代表性，临床诊疗过程中应结合患者自身情况，进行个体化诊断和治疗，治疗首选运动及饮食控制，必要时使用降脂药，以降低母儿并发症发生率。

第五节　妊娠期高血压疾病

一、妊娠期高血压疾病概述

妊娠期高血压疾病是妊娠期特有的疾病，我国发病率为 9.4%，国外报道7%～12%。本病严重影响母婴健康，是孕产妇和围产儿发病和死亡的主要原因之一。中华医学会妇产科学分会妊娠期高血压疾病学组组织有关专家根据国内外的最新研究进展，参考美国、加拿大、英国、澳大利亚等国家和地区学术组织的最新相关指南，并结合我国国情和临床实践经验，在 2012 年发表的《妊娠期高血压疾病诊治指南（2012 版）》的基础上，经反复讨论修改，最终形成《妊娠期高血压疾病诊治指南（2015 版）》，以进一步规范我国妊娠期高血压疾病的临床诊治。

二、妊娠期高血压疾病的分类

妊娠期高血压疾病为多因素发病，可存在各种母体基础病理状况，也受妊娠期环境因素的影响。妊娠期间病情缓急不同，可呈现进展性变化并可迅速恶化。

1. 妊娠期高血压

妊娠 20 周后首次出现高血压，收缩压 ≥ 140mmHg（1mmHg=0.133kPa）和（或）舒张压 ≥ 90mmHg，于产后 12 周内恢复正常；尿蛋白检测阴性。收缩压 ≥ 160mmHg 和（或）舒张压 ≥ 110mmHg 为重度妊娠期高血压。

2. 子痫前期 – 子痫

（1）子痫前期：妊娠 20 周后出现收缩压 ≥ 140mmHg 和（或）舒张压 ≥ 90mmHg，且伴有下列任一项：尿蛋白 ≥ 0.3g/24h，或尿蛋白 / 肌酐比值 ≥ 0.3，或随机尿蛋白 ≥（＋）（无法进行尿蛋白定量时的检查方法）；无蛋白尿但伴有以下任何一种器官或系统受累：心、肺、肝、肾等重要器官，或血液系统、消化系统、神经系统的异常改变，胎盘－胎儿受到累及等。血压和（或）尿蛋白水平持续升高，发生母体器官功能受损或胎盘－胎儿并发症是子痫前期病情向重度发展的表现。

子痫前期孕妇出现下述任一表现可诊断为重度子痫前期：

◆ 血压持续升高：收缩压 ≥ 160 mmHg 和（或）舒张压 ≥ 110 mmHg。

◆ 持续性头痛、视觉障碍或其他中枢神经系统异常表现。

◆ 持续性上腹部疼痛及肝包膜下血肿或肝破裂表现。

◆ 肝酶异常：血丙氨酸转氨酶（ALT）或天冬氨酸转氨酶（AST）水平升高。

◆ 肾功能受损：尿蛋白 >2.0 g/24 h；少尿（24 h 尿量 <400 ml 或每小时尿量 <17 ml）或血肌酐 >106 μmol/L。

◆ 低蛋白血症伴腹水、胸水或心包积液。

◆ 血液系统异常：血小板计数呈持续性下降并低于 100×10^9/L；微血管内溶血［表现有贫血、黄疸或血乳酸脱氢酶（LDH）水平升高］。

◆ 心功能衰竭。

◆ 肺水肿。

◆ 胎儿生长受限或羊水过少、胎死宫内、胎盘早剥等。

（2）子痫：子痫前期基础上发生不能用其他原因解释的抽搐。

3. 妊娠合并慢性高血压

既往存在的高血压或在妊娠 20 周前发现收缩压 ≥ 140mmHg 和（或）舒张压 ≥ 90mmHg，妊娠期无明显加重；或妊娠 20 周后首次诊断高血压并持续到产后 12 周以后。

4. 慢性高血压并发子痫前期

慢性高血压孕妇孕 20 周前无蛋白尿，孕 20 周后出现尿蛋白 ≥ 0.3 g/24 h 或随机尿蛋白 ≥（＋）；或孕 20 周前有蛋白尿，孕 20 周后尿蛋白定量明显增加；或出现血压进一步升高等上述重度子痫前期的任何一项表现。

三、妊娠期高血压疾病对母体和胎儿的影响

1. 对母体的影响

妊娠期高血压疾病使产妇死亡率增高，是围产期死亡的首要因素。妊娠期高血压疾病的孕妇发生胎盘早剥的概率约为正常孕妇的 10 倍。胎盘早剥可引起弥

漫性血管内凝血，产后出血率明显高于正常孕妇，导致产妇大出血和休克，也可发展致肾衰竭，导致死亡。此外妊娠期高血压疾病孕妇还可并发心脏病和脑血管疾病，伴心力衰竭，是产妇死亡的常见原因。上海1981—1990年10年间死于妊娠期高血压疾病的孕产妇，其死亡原因中，脑血管病和心力衰竭两者共占66.67%。

2. 对胎儿的影响

妊娠期高血压疾病影响胎儿的程度主要取决于胎盘病变及功能异常的程度。重度妊娠期高血压疾病对胎儿的影响表现以早产、胎儿宫内窘迫及死亡、胎儿宫内生长迟缓、死产、新生儿窒息死亡等为主。据统计，妊娠期高血压疾病围产儿死亡率约为13%～30%。因此，积极防治妊娠期高血压疾病是保证母儿平安、减少母儿死亡率的必要措施，其中，营养治疗妊娠期高血压疾病是重要的基础治疗手段。

四、妊娠期高血压疾病的一般治疗和营养治疗

1. 一般治疗

妊娠期高血压疾病患者可居家或住院治疗；非重度子痫前期孕妇应评估后决定是否住院治疗；重度妊娠期高血压、重度子痫前期及子痫孕妇均应住院监测和治疗。应注意休息，以侧卧位为宜；保证充足睡眠，必要时可睡前口服地西泮2.5～5.0 mg。

2. 营养治疗

营养与妊娠期高血压疾病有很密切的关系。研究发现，妊娠期高血压疾病患者能量、蛋白质、碳水化合物摄入量与正常孕妇相近，而总脂肪及饱和脂肪酸摄入量较正常孕妇多，钙、铁、维生素A、维生素B_2的摄入量较少。此外，妊娠期高血压疾病患者血锌水平低且存在低蛋白血症，这可能与尿中蛋白质排出量多有关。调整患者的膳食结构是营养防治的重点，需要作以下几方面的调整：

（1）控制总能量摄入。孕期能量摄入过高致肥胖，而肥胖是妊娠期高血压疾病的一个重要危险因素，所以孕期要适当控制食物的总能量，保证孕期体重增长在合理的范围内。

（2）减少脂肪的摄入量。脂肪供能比应为20%～30%，而且饱和脂肪酸和胆固醇的摄入量要减少，相应增加不饱和脂肪酸的摄入量。富含饱和脂肪酸的食物

有肥肉、动物内脏等，应尽量避免食用。

（3）增加优质蛋白质。因妊娠期高血压疾病患者尿中排出蛋白质导致血清蛋白降低，久之会影响胎儿的发育，致胎儿宫内发育迟缓。鱼类、禽类和畜类瘦肉、奶类、蛋类、大豆制品等含丰富的优质蛋白质，且脂肪含量低，在补充优质蛋白质的同时不会增加饱和脂肪的摄入量。

（4）减少盐的摄入量。因钠盐摄入过多导致的水钠潴留会增加高血压的发生风险。一般建议妊娠期高血压疾病患者每天食盐的摄入量应少于 5g，少吃或避免腌渍食品如咸菜、咸鱼、咸肉、咸蛋、酱菜、腐乳等，甚者还需避免食物中的"隐形盐"，即添加了食盐、味精等含钠高的调味剂的加工食品、零食等。

（5）补充足够的钙和锌。有研究显示，适当增加钙、镁、锌摄入量可降低妊娠期高血压疾病的发病率。牛奶及奶制品含丰富而易吸收的钙质，是补钙的良好食物，以低脂或脱脂的奶制品为宜。豆类、绿叶蔬菜含丰富的镁，海产品如鱼、牡蛎及动物内脏含锌丰富，是补锌的良好来源，而动物内脏含胆固醇高，进食要适量。

第六节　妊娠剧吐

一、妊娠剧吐的定义及病因

有少数孕妇早孕反应严重，频繁恶心、呕吐，不能进食，当 NVP 延长且伴有三联症（体重减轻超过妊娠前 5%、脱水、电解质失衡）即可诊断为妊娠剧吐（HG）。HG 是 NVP 的严重类型，发生率为妊娠期妇女的 0.3%～3.6%。

妊娠剧吐病因学原理见本章第一节"孕早期妊娠反应"。此外，上消化道运动异常，幽门螺杆菌感染，自主神经功能紊乱与营养不良（维生素 B_6 缺乏）及心理因素均是 HG 的发病因素。临床观察发现精神过度紧张、焦急、忧虑及生活环境和经济状况较差的孕妇易发生妊娠剧吐，提示此病可能与精神、社会因素有关，另有报道约 60% 的 HG 患者有维生素 B_1 缺乏。

二、临床表现及对母儿的影响

HG 多见于年轻初孕妇，停经 40 日左右出现早孕反应，逐渐加重直至频繁呕吐不能进食，呕吐物中有胆汁或咖啡样物质。严重呕吐引起失水及电解质紊乱，动用体内脂肪，其中间产物丙酮酸聚积，引起代谢性酸中毒。患者体重明显减轻，面色苍白，皮肤干燥，脉搏细数，尿量减少，严重时出现血压下降。由于血浆蛋白及纤维蛋白原减少，孕妇出血倾向增加，可发生眼内出血，甚至视网膜出血。病情继续发展，可出现嗜睡、意识模糊，谵妄甚至昏迷。HG 孕妇可发生严重维生素缺乏症：①维生素 B_1 缺乏可致 Wernicke 综合征；②维生素 K 缺乏可致凝血障碍。妊娠剧吐患者的新生儿比正常孕妇的新生儿发生低体重儿风险增高 42%，小于胎龄儿风险增加 28% 及不成熟儿发生风险增加 32%。

三、诊断及鉴别诊断

根据病史、临床表现及妇科检查，HG 不难确诊。妊娠剧吐主要应与葡萄胎及可能引起呕吐的疾病如肝炎、胃肠炎等相鉴别。除依据临床表现外，对妊娠剧吐患者还应行临床化验检查以协助了解病情。

（1）尿液检查：测定尿量、尿比重、酮体，注意有无蛋白尿及管型尿。

（2）血液检查：测定红细胞数、血红蛋白含量、红细胞压积、全血及血浆黏度以了解有无血液浓缩。动脉血气分析测定血液 pH 值、二氧化碳结合力等了解酸碱平衡情况。还应检测血钾、血钠、血氯含量及肝肾功能、甲状腺功能。有40%HG 患者肝功能异常，胆红素轻度升高、淀粉酶水平也中等升高，游离甲状腺素升高伴或不伴促甲状腺素水平抑制，HG 缓解后均消失。

（3）必要时应行眼底检查及神经系统检查。

四、妊娠剧吐的管理

（一）药物治疗

HG 患者一般需要药物治疗，多种止吐药对 HG 患者具有安全性和有效性，不会增加致畸率和其他不良妊娠结果。药物的选择和使用见表 7-6-1。应该优先选择一类药物，单独给药无效时，应联合不同的药物，可产生协同作用。对于持续或严重的 HG，持续呕吐意味着口服药没有被吸收，此时静脉给药、直肠给药、皮下给药或肌内注射给药是必需的，而且比口服用药更加有效。

对于严重 HG 患者需住院治疗进行输液，患者生理盐水输液中应加入氯化钾、维生素 B_6、维生素 C 等，并给予维生素 B_1 肌内注射。对合并有代谢性酸中毒者，可给予碳酸氢钠或乳酸钠纠正。营养不良者，静脉补充必需氨基酸、脂肪乳注射剂。一般经上述治疗 2~3 日后，病情多可好转。孕妇可在呕吐停止后，试行少量流质饮食，若无不良反应可逐渐增加进食量，同时调整补液量。对精神情绪不稳定的孕妇，给予心理治疗，解除其思想顾虑。

表 7-6-1　推荐的止吐药及剂量

一线用药	赛克力嗪 50mg q8h 口服 /IM/IV
	丙氯拉嗪 5～10mg q6～8h 口服；IM/IV 12.5mg q8h；25mg/d PR
	异丙嗪 12.5～25mg q4～8h 口服 /IM/IV 或 PR
	氯丙嗪 10～25mg q4～6h 口服 /IV/IM；或 50～100mg q6～8h PR
二线用药	甲氧氯普胺 5～10mg q8h 口服 /IM/IV（最长疗程 5 天）
	多潘立酮 10mg q8h 口服；30～60mg 8h PR
	昂丹司琼 4～8mg q6～8h 口服；8mg IV（注射时间应超过 12min）q12h
三线用药	皮质类固醇类药物：氢化可的松 10mg IV 每天两次，一旦临床症状改善，换为泼尼松龙 40～50mg 每天口服，逐渐降低剂量至最低控制症状的维持剂量

注：PR：直肠给药。

（二）营养支持治疗

妊娠是一个特殊阶段，营养对于孕妇和胎儿都很重要。当 HG 患者的体液平衡紊乱纠正、呕吐症状处于稳定期后，应尽早及时考虑肠内和肠外营养支持，营养支持的主要目的是为了获得与正常进食孕妇相同的体重增长。

1. 肠内营养

肠内营养（enteral nutrition，EN）是最符合肠道生理要求的营养支持途径，近年临床应用越来越受重视。Maes 等对妊娠剧吐孕妇的胃排空研究为肠内营养提供了理论基础，认为绝大多数妊娠剧吐妇女的胃肠道功能正常，完全可以通过肠内营养提供必需的营养，同时改善胃肠道症状。肠内营养比肠外营养更加安全有效，肠内营养的原则是"当肠道有功能，且能安全使用时，应用它"，因此在不能经口进食的情况下，可以首先考虑通过肠内营养途径满足 HG 患者的营养需要。肠内营养的选择可以考虑包括鼻胃管、鼻十二指肠和空肠营养管，或经皮内镜下胃造口术和空肠造口术的方法进行肠内营养支持。营养制剂可以选择工业化的肠内营养制剂，也可以采用个性化的肠内营养配方，个性化的肠内营养配方更适用于 HG 患者。Vaisman 等选择了 11 例常规补液无效及体重减轻的 HG 患者，放置鼻空肠营养管进行 EN 治疗，结果患者 48 小时内呕吐症状有好转，平均（5±4）天可以完全得到缓解，而且所有患者没有并发症。随着经皮内镜下胃造口术和空肠造口术临床应用的扩展，这些途径也被用于 HG 患者进行 EN 治疗，

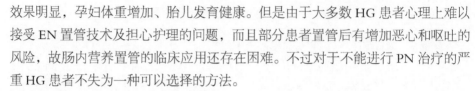

效果明显，孕妇体重增加、胎儿发育健康。但是由于大多数 HG 患者心理上难以接受 EN 置管技术及担心护理的问题，而且部分患者置管后有增加恶心和呕吐的风险，故肠内营养置管的临床应用还存在困难。不过对于不能进行 PN 治疗的严重 HG 患者不失为一种可以选择的方法。

2. 肠外营养

肠功能严重障碍时，肠外营养（parenteral nutrition，PN）是有效的而且必要的营养补充途径。1972 年，Lakoff 和 Feldman 等首次报道了妊娠妇女的全肠外营养治疗（total parenteral nutrition，TPN），从而开创了 TPN 在妇产科领域的应用。但是肠外营养的并发症发生率高，如感染、气胸、损伤周围动脉，也可能导致代谢紊乱如高血糖、低磷血症等。采用外周静脉营养治疗 HG，在国内外也取得良好的效果，一项单一的非随机研究表明，全肠外营养可减少母体及胎儿围生期合并症的风险，对保证孕妇良好的妊娠结局有重要意义。肠外营养按入院时体重计算非蛋白热能为 30~35kcal/（kg·d），其中葡萄糖占 60%~65%，脂肪乳剂占 35%~40%，氨基酸 1.2~1.5g/（kg·d），加入脂溶性维生素与水溶性维生素各 10ml，微量元素 10ml，维生素 C 2.0g，维生素 B$_6$ 0.2mg，氯化钾 4~8g，氯化钠 4~5g，胰岛素按与葡萄糖比例为 1:10 添加，总液量为 2750~3000ml，由制剂室把其混合为"全合一"营养液置于 3L 袋中静脉缓慢输注。有研究显示营养均衡的"全合一"肠外营养液比对照组的只含脂肪乳及少量糖的补液治疗明显减少呕吐。中重度营养不良的妊娠剧吐者一般病程较长，尤其是没有经过有效治疗者已经形成了一个水、电解质紊乱及酸中毒的恶性循环，"全合一"的肠外营养液能有效地阻断这个恶性循环，维持内环境稳定，又减少了单独输注高糖、氨基酸及脂肪乳剂等高渗性营养补充剂时的不耐受性，所以能提高妊娠剧吐中重度营养不良者的疗效，从而保护孕妇及胎儿。妊娠期肠外营养治疗通常仅需维持 1 周左右，故宜选择外周静脉途径，避免中心静脉置管造成的穿孔和感染并发症，使妊娠期的肠外营养更方便与安全。如需要肠外营养超过两周时，可以用经外周静脉置入的中心静脉导管（PICC），比外周静脉有更好的耐受性，但也存在血管穿孔和感染的风险。

3. 膳食调整

参考第七章第一节"早孕期妊娠反应"中的"减轻妊娠早期妊娠反应的营养和膳食措施"。

（三）监护与不良反应处理

在需要静脉输液的患者中，每天都应检查血、尿电解质水平，这是预防和治疗低钠血症和低钾血症的非常重要的措施。复发性顽固性呕吐可能导致胃食管反流病、食管炎或胃炎，可使用组胺 H_2 受体阻断剂或 PPI 抑制剂。由于缺乏维生素 B_1 而导致 Wernicke 脑病，是可以预防的，也是可逆的，因此所有持续性呕吐的患者都应该补充维生素 B_1。口服铁剂可引起恶心、呕吐，因此 HG 患者应该考虑避免口服含铁制剂。

（四）终止妊娠

多数妊娠剧吐的孕妇经治疗后病情好转可以继续妊娠，但如果已经尝试过所有治疗措施后症状仍不改善，并出现：①持续黄疸；②持续蛋白尿；③体温升高，持续在 38℃以上；④心动过速（ ≥ 120 次 / 分），⑤伴发 Wernicke 脑病等，危及孕妇生命时，需考虑终止妊娠。美国的妊娠剧吐教育与研究（HER）基金会报道只有 10% 的 HG 患者在没有其他选择时才会选择终止妊娠。终止妊娠的决定需要多学科会诊同时说明终止妊娠的原因，而且在患者决定终止妊娠之前和之后该给予患者忠告。

第七节　贫血

　　妊娠期常见的营养性贫血包括缺铁性贫血（iron deficiency anemia，IDA）和巨幼红细胞性贫血。缺铁性贫血是妊娠期最常见的贫血，约占妊娠期贫血的95%，妊娠期缺铁性贫血的主要原因是铁的需要量增加、孕妇体内铁储备量不足、食物中铁的摄入不足及妊娠前后的疾病所致。虽然巨幼红细胞性贫血在临床上较为少见，但妊娠合并巨幼红细胞贫血较为常见，约占全部巨幼贫血的一半，是由于缺乏叶酸、维生素 B_{12} 引起的，不仅影响造血，而且累及神经、消化、循环、免疫及内分泌系统，表现为全身性疾病。妊娠期发生贫血将对孕妇及胎儿带来不同程度的影响，严重贫血易造成围产儿及孕产妇的死亡，应高度重视。

　　目前世界卫生组织推荐，妊娠期血红蛋白（hemoglobin，Hb）浓度<110g/L，可诊断为妊娠合并贫血。根据 Hb 水平分为轻度贫血（100~109g/L）、中度贫血（70~99g/L）、重度贫血（40~69g/L）和极重度贫血（<40g/L）。设置分级的意义在于要重视妊娠期贫血。

一、缺铁性贫血

（一）病因

　　由于胎儿生长发育、妊娠期血容量增加，以及对铁的需要量增加，尤其是在妊娠后半期，孕妇对铁摄取不足或吸收不良，容易发生缺铁性贫血。

　　（1）妊娠期铁的需要量增加，这是孕妇缺铁的最主要原因。整个妊娠期需要铁约1000mg，妊娠期血容量增加共1300~1500ml，如果以每毫升血液含铁0.5mg计算，则因血容量增加而需铁650~750mg。此外，胎盘、胎儿生长发育共需铁250~300mg。而在双胎妊娠时，铁的需要增加更加显著。

　　（2）孕妇体内铁储备不足。一般认为，中等身材健康年轻女性体内总铁量平均为300mg/kg，不少女性由于非妊娠时月经过多、从日常饮食中铁摄入不足、多次妊娠和哺乳等因素的影响，体内的铁储备已明显不足。实际上，许多女性的可利用铁还不到 100mg，所以若不增加孕期的铁摄入量，即使铁储备正常的孕妇也可能发生缺铁性贫血。

（3）食物中铁的摄入不够。一般日常膳食中每日可吸收的铁仅为 1~1.5mg，而到妊娠末期，随着机体对铁的需求增加，铁的吸收率增高可达 40%，但仍不能满足妊娠的需要。妊娠早期恶心、呕吐、进食差、胃肠功能紊乱、胃酸缺乏、营养不良、食物中蛋白质不足等，都会进一步影响肠道中铁的吸收。

（4）妊娠前及妊娠后的疾病。如慢性感染、寄生虫病、肝肾疾病、妊娠期高血压疾病、产前产后出血等，均可使铁的储存、利用和代谢发生障碍，铁的需求或丢失过多，还可影响红细胞生成过程或贫血的治疗效果。

（二）诊断

（1）铁缺乏目前尚无统一的诊断标准。《妊娠期铁缺乏和缺铁性贫血诊治指南（2014 版）》中建议，血清铁蛋白浓度 <20μg/L 诊断铁缺乏。

（2）缺铁性贫血（IDA）根据储存铁水平分为 3 期：①铁减少期。体内储存铁下降，血清铁蛋白 <20μg/L，转铁蛋白饱和度及 Hb 正常。②缺铁性红细胞生成期。红细胞摄入铁降低，血清蛋白 <20μg/L，转铁蛋白饱和度 <15%，Hb 水平正常。③ IDA 期。红细胞内 Hb 明显减少，血清铁蛋白 <20μg/L，转铁蛋白饱和度 <15%，Hb<110g/L。

（三）临床表现

IDA 的临床症状与贫血程度相关。

（1）轻者皮肤黏膜略苍白，无明显症状；重者面色黄白，全身倦怠、乏力、头晕、耳鸣、眼花，活动时心慌、气急、易晕厥，伴有低蛋白血症、水肿、严重者合并腹腔积液。

（2）隐性缺铁。铁储存降低，但红细胞数量、血红蛋白含量、血清铁蛋白均在正常范围内，临床无贫血表现。

（3）早期缺铁性贫血继续发展，导致红细胞生成量减少，但每个红细胞内仍有足量的血红蛋白，即"正红细胞性贫血"，临床上可有轻度贫血的症状如皮肤、黏膜稍苍白、疲倦、乏力、脱发、指甲异常、舌炎等。

（4）重度缺铁性贫血时，骨髓幼红细胞可利用的铁完全缺乏，骨髓造血发生明显障碍，红细胞数量进一步下降表现为面色苍白、水肿、乏力、头晕、耳鸣、心慌气短、食欲不振、腹胀、腹泻等典型症状，甚至伴有腹腔积液。

（5）贫血对妊娠的影响。胎儿一般对铁的摄取是不可逆的，是单向转运。当母体出现严重缺铁时，引起胎儿发育迟缓、早产、死胎，孕妇则出现心肌缺氧，出现贫血性心脏、充血性心力衰竭、并发感染等。

（四）预防

（1）妊娠前积极治疗失血性疾病如月经过多等，以增加铁的储备。

（2）妊娠期加强营养，鼓励进食含铁丰富的食物，如猪肝、鸡血、鸭血等。

（3）妊娠4个月起常规补充铁剂，口服硫酸亚铁或琥珀酸亚铁，每日3次，同时补充维生素C，有利于铁的吸收。

（4）产前检查时，每个孕妇必须定期检查血常规，尤其在妊娠晚期应重复检查。有条件地区建议增加血清铁蛋白的测定。

（五）药物治疗

（1）铁缺乏和轻、中度贫血者以口服铁剂治疗为主，并改善饮食，多进食富含铁的食物。重度贫血者予口服铁剂或注射铁剂治疗。口服铁剂，如硫酸亚铁0.3g，3次/日，同时服用维生素C 0.3g，3次/日。若口服效果差，可予以右旋糖酐铁，50～100mg，每日一次深部肌内注射。

（2）输血：若Hb<60g/L，应考虑输血。

（3）产时处理：临产给予维生素K和维生素C，降低毛细血管的通透性，促进受损毛细血管端回缩而止血；防止产程延长、产妇疲劳；第二产程阴道助产；产后及时加强宫缩，防止产后出血；接生过程中严格无菌操作，防止感染；贫血严重者或有严重并发症者，产后不宜哺乳。

（六）营养治疗

（1）妊娠期铁的推荐摄入量如表7-7-1所示。

表 7-7-1　妊娠期铁推荐摄入量和可耐受最高摄入量

妊娠期	推荐摄入量（RNI）/（mg/d）	可耐受最高摄入量（UL）/（mg/d）
妊娠早期	20	42
妊娠中期	24	42
妊娠晚期	29	42
乳母	24	42

（2）增加膳食中血红素铁的摄入量。铁在食物中广泛存在，包括血红素铁、非血红素铁。选择食物时，既要考虑铁的含量，还要考虑铁的吸收率。动物类食品的血红素铁吸收更好，可被肠黏膜上皮细胞直接吸收，不受抗坏血酸、植酸、螯合剂和机体铁储存情况的影响。动物性食物如瘦肉类、肝脏、动物血的铁含量较高，因此应每天补充瘦肉（牛肉、羊肉、猪肉）、蛋类、奶类，每周 2~3 次动物肝脏。一旦储存铁耗尽，仅仅通过食物难以补充足够的铁，通常需要补充铁剂。

（3）充足维生素 C。除了保证铁的摄入量充足外，更应注意的是保证铁的良好吸收。铁是在十二指肠吸收，并且需要一定的酸性环境，如果胃酸偏低就会影响吸收，应给患者提供适量的酸味食物或者配合维生素 C。新鲜蔬菜中和水果里含有大量的维生素 C，能将食品中氧化型铁转变为还原型铁，更易于吸收。

（4）避免与抑制铁吸收的食物同时食用。过多的牛奶及其制品、浓茶、咖啡、豆类、麦麸类等可干扰铁的吸收。

（5）食谱举例

1）鸭血豆腐汤

原料：鸭血 50g、豆腐 100g、香菜、高汤、醋、盐、淀粉、胡椒粉等。

做法：鸭血、豆腐切丝，放入煮开的高汤中炖熟；加醋、盐、胡椒粉调味，以淀粉勾薄芡，最后撒上香菜叶。

营养特点：鸭血能满足孕妇对铁质的需要，豆腐含钙丰富。酸辣口味不仅能调动准妈妈的胃口，还能促进铁、钙的吸收。

2）猪肝绿豆粥

原料：新鲜猪肝 50g、绿豆 30g、大米 50g。

做法：①猪肝切成片状，洗净待用。②绿豆、大米洗净同煮，大火煮沸后再改用小火慢熬，煮至八成熟之后，将猪肝放入锅中同煮，煮熟后调味即可。

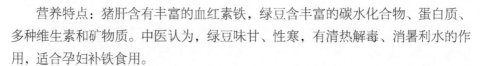

营养特点：猪肝含有丰富的血红素铁，绿豆含丰富的碳水化合物、蛋白质、多种维生素和矿物质。中医认为，绿豆味甘、性寒，有清热解毒、消暑利水的作用，适合孕妇补铁食用。

3）胡萝卜牛腩饭

原料：胡萝卜250g、南瓜250g、牛腩200g、米饭适量。

做法：①胡萝卜洗净，切块；南瓜洗净，去皮，切块待用。②将牛肉洗净，切块，焯水；③倒入高汤，加入牛肉，烧至牛肉八成熟时，下胡萝卜块和南瓜块，至南瓜和胡萝卜酥烂即可；④饭装盆打底，浇上炒好的牛肉即可。

营养特点：牛肉含铁丰富，是孕妇补铁的良好选择。

二、巨幼红细胞性贫血

（一）病因

妊娠期巨幼细胞性贫血主要是维生素 B_{12} 和叶酸缺乏所致。

叶酸本身无活性，有辅酶作用的是四氢叶酸。四氢叶酸是由二氢叶酸经叶酸还原酶的作用而生成，其性质很不稳定，易被氧化。因此凡能阻止四氢叶酸生成，使叶酸代谢发生障碍均可发生此病。当叶酸缺乏时，DNA合成障碍，全身多种组织均可受累，但以造血组织最为严重，引起幼红细胞增殖成熟障碍，骨髓内出现形态上和功能上均异常的巨幼红细胞。这些异常的巨幼红细胞寿命较正常短，往往被过早破坏，也是造成贫血的因素。

维生素 B_{12} 不但是生物合成核酸和蛋白质所必需的物质，还参与叶酸在体内的生化过程，使甲基四氢叶酸去甲基而转化为四氢叶酸，直接影响DNA和RNA合成。因此，在巨幼红细胞性贫血发生过程中，叶酸和维生素 B_{12} 互相影响，关系密切，起着重要的作用。

（二）诊断

根据孕妇营养史、特殊用药史、贫血临床表现，结合血红蛋白水平、血清维生素 B_{12} 及叶酸水平等测定可做出诊断。

（三）临床表现

除一般贫血症状外，妊娠期巨幼细胞性贫血有以下特点：

（1）常见于 30 岁左右，经产妇多于初产妇，多胎多于单胎，25% 患者在下次妊娠时易再发。

（2）多发生于妊娠晚期，约 50% 发生于孕 31 周后，其余发生于产褥期。

（3）起病急，贫血多为中度或重度，多表现为头昏、疲乏无力、全身水肿、皮肤黏膜苍白等。

（4）消化道症状明显，部分患者有恶心、食欲不振、呕吐及腹泻；也可伴有舌唇疼痛，急性发作时舌尖及舌边缘疼痛明显，舌面呈鲜红色，所谓"牛肉样舌"；可出现血性小泡或浅小溃疡，进一步致舌乳头萎缩成"光舌"。

（5）因维生素 B_{12} 缺乏可致周围神经炎，表现为乏力、手足麻木、感觉障碍、行走困难等周围神经炎及亚急性或慢性脊髓后束侧束联合病变等神经系统症状。

（6）对妊娠的影响：如及时处理，预后较好；如不及时处理，重症者可引起流产、早产、胎盘早剥、胎儿生长受限、死胎等并发症，常伴有呕吐、水肿、高血压、蛋白尿。在产褥期发生的巨幼红细胞贫血者，多在产后第 1 周，因在原有缺乏叶酸的基础上，哺乳加重叶酸的缺乏，如不及时补充则常诱发贫血症状。

（四）预防

（1）妊娠期注意营养补充，多吃富含叶酸的新鲜蔬菜、水果、肉类、动物肝脏等食物。

（2）既往妊娠曾发生巨幼红细胞贫血者，再次妊娠后易再发，故应及早服叶酸预防，每次 5mg，2 次 / 日。

（3）停用影响叶酸代谢的药物：如避孕药、抗癫痫药（苯妥英钠）、乙醇等。

（4）预防感染，尤其是肠道感染，以减少不利于叶酸吸收的因素。

（五）治疗

（1）合理营养，改变不良饮食习惯，积极治疗原发疾病。

（2）补充叶酸和维生素 B_{12}。

①叶酸：于妊娠中、晚期每日给予叶酸 5mg 口服；或叶酸 10～30mg，每日 1 次肌注，直至症状消失、贫血纠正。若治疗效果不显著，应检查有无缺铁，可同时补给铁剂。

②维生素 B_{12}：由于妊娠期维生素 B_{12} 运载蛋白浓度下降，因此维生素 B_{12} 浓

度低于非妊娠期，应使用维生素 B_{12} 制剂 100μg、每日 1 次肌注，共 2 周。以后改为每周 2 次，直至血红蛋白恢复正常。有神经系统症状者，单独用叶酸有可能使神经系统症状加重，应引起注意。

（3）改变烹调方式。因叶酸易被高温破坏，因此，每天最好生食 1 次蔬菜和水果，烹调时应注意急火快炒，不宜烹调时间过长。

（4）若血红蛋白 <60g/L 时，可少量间断输新鲜血或浓缩红细胞。

第八节 钙缺乏

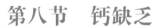

妊娠期是人类体格与智力发育最初也是最关键的时期，胎儿的生长发育完全依赖于母体的营养供给，并直接受母体营养状况的影响。妊娠期由于各种原因造成钙储备不足，将会对孕妇和胎儿骨骼健康造成不利影响。

一、妊娠期钙缺乏的原因

（1）妊娠期钙需求增加：妊娠期孕妇钙的摄入要满足母体和胎儿的需要，妊娠中、晚期，母体约有 30g 钙经胎盘主动转运给胎儿，以满足胎儿生长发育和骨骼钙化需要。除胎儿需要外，母体尚需储存部分钙以备泌乳需要。

（2）钙吸收及排泄增加：妊娠期血容量增加，血钙浓度降低，出现相对性低血钙；而由于妊娠期肾脏功能的变化，尿钙排泄比妊娠前、分娩后增加。

（3）钙的重吸收受抑制：妊娠期孕妇体内雌激素增高，抑制母体钙吸收。

二、妊娠期钙缺乏临床表现

人体自身调节系统维持钙生理平衡的稳定，母体通过运用其他组织中的钙质（如骨骼、肌肉组织）维持新的稳态。当孕妇钙摄入量轻度或短暂性不足时，母体血清钙浓度降低，继而甲状旁腺激素的合成和分泌增加，加速母体骨骼和牙齿中钙盐的溶出，以维持正常的血钙浓度，满足胎儿对钙的需要；当缺钙严重或长期缺钙时，血钙浓度下降，孕妇及胎儿会出现一系列症状。

（一）对孕妇的影响

（1）腓肠肌痉挛：一般在怀孕 5 个月时就可出现，往往在夜间易发生。但是，有些孕妇虽然体内缺钙，却没有表现为小腿抽筋，容易忽视补钙。

（2）骨质疏松：钙是构成人体骨骼和牙齿等硬组织的主要元素，缺钙能造成牙齿珐琅质发育异常，抗龋能力降低，牙齿松动；严重钙缺乏时为了保证血液中的钙浓度维持在正常范围内，在激素的作用下，孕妇骨骼中的钙会大量释放出来，从而引起关节、骨盆疼痛等，严重时可导致骨质疏松症。

（3）妊娠期高血压疾病：缺钙与妊娠期高血压疾病的发生有一定的关系。

（二）对胎儿的影响

胎儿钙缺乏可致生长受限发生率增加，造成生长发育迟缓、智力低下，更为重要的是，胎儿钙摄入不足，出生后还极易患颅骨软化、方颅、前囟门闭合异常、肋骨串珠、鸡胸等，发生先天性佝偻病。

三、妊娠期钙缺乏的营养治疗

由于我国居民的膳食是以谷类食物为主，所以钙的来源较少，摄入量普遍不足，尤其是在妊娠期应该更加注意钙的摄入量。中国营养学会推荐妊娠期钙的适宜摄入量（AI）：妊娠早期800 mg/d，妊娠中期1000 mg/d，妊娠晚期1000 mg/d；可耐受最高摄入量（UL）2000 mg/d。

（一）影响钙吸收与利用的因素

1. 促进钙吸收的因素

（1）维生素 D：是影响钙吸收最重要的因素之一，维生素 D 或其衍生物 25-羟胆钙化醇（即 25- 羟基 -D_3）可诱导钙结合蛋白的合成，促进小肠对钙的吸收。

（2）蛋白质代谢产物：如赖氨酸、色氨酸、组氨酸、精氨酸、亮氨酸等可与钙形成可溶性钙盐，从而促进钙的吸收。

（3）乳糖：经肠道菌发酵产酸，降低肠内 pH，与钙形成乳酸钙复合物，可增加钙的吸收，乳钙浓度和钙吸收程度成正比。

2. 不利于钙吸收的因素

（1）草酸：草酸在肠道中可与钙结合形成不溶性的沉淀，影响钙的吸收。菠菜、苋菜、竹笋等有些有涩味的蔬菜含有草酸，可以将这些蔬菜用水先焯一下，去掉涩味后再烹饪。

（2）植酸：植酸与消化道中的钙结合，产生不能被人体所吸收的植酸钙镁盐，大大降低人体对钙的吸收。大米和白面中含有植酸，可先将大米用适量的 40~60℃

温水浸泡一会儿，这样米中的植酸酶将大部分植酸分解，然后再淘洗和烹饪；而发酵后的面食分泌出植酸酶也能将面粉中的植酸水解，避免影响身体对钙的吸收。

（3）磷酸：正常情况下，人体内的钙磷比是 2∶1，食物中过多的磷会竞争性抑制体内的钙吸收通道。如果孕妇过多地摄入碳酸饮料、可乐、咖啡、汉堡包、比萨饼、动物肝脏、炸薯条等大量含磷的食物，使钙磷比高达 1∶（10～20），即会严重影响钙的吸收。

（4）钠：孕妇摄入过多钠盐会影响身体对钙的吸收，同时还可能导致人体骨骼中钙的更多流失，而肾脏每天要把多余的钠排出体外，每排泄 1000mg 的钠，就会同时耗损 26mg 的钙。

（5）脂肪酸：尤其是饱和脂肪酸在胃肠道可与钙形成难溶物，使钙的吸收率降低。因此，孕妇要合理安排好膳食，不要吃过于油腻的食物。

（二）营养治疗

（1）多摄入含钙丰富食物：食物中钙来源最丰富的是奶和奶制品，不仅含量丰富，而且吸收率高，是孕妇最理想的钙源。同时，还可以增加一些鱼虾、豆制品等含钙高的食物。

（2）适当补充维生素 D，增加室外活动，多接触日光照射，促进钙吸收。

（3）补充维生素 C，维生素 C 参与骨组织中骨胶原、氨基酸多糖等代谢，有利于钙的吸收并向骨骼中沉积。

（4）钙剂的选择。在膳食补充的同时，还可以适当选择高质量钙剂，高质量钙剂的标准是：含钙量高，人体易吸收利用，重金属含量低等。常用的钙补充剂有：

①碳酸钙：含钙量高，价格经济，是强化食品级钙剂中使用最多的钙源。但是碳酸钙溶解度 pH 较低，不适合胃酸缺乏的患者；另外，部分人群服用后有嗳气、便秘。

②枸橼酸钙：比碳酸钙易溶解，适用于胃酸缺乏的患者，但是含钙量稍低。

（5）妊娠期补钙注意事项：

①不要空腹服用钙剂，最好与进食同时服用，或饭后 30min 服用。

②钙剂尽量避免和牛奶、豆腐等含钙量高的食物同服，以免造成钙质的浪费。

③补钙的同时要补充维生素 D，同时要多喝水。

参考文献

［1］ Gadsby R, Barnie-Adshead A M, Jagger C. A prospective study of nausea and vomiting during pregnancy [J]. Br J GenPract, 1993, 43（371）: 245–248.

［2］ Einarson T R, Piwko C, Koren G. Quantifying the global rates of nausea and vomiting of pregnancy: a meta-analysis [J]. J Popul Ther Clin Pharmacol, 2013,20（2）: e171–e183.

［3］ Lacasse A, Lagoutte A, Ferreira E, et al. Metoclopramide and diphenhydramine in the treatment of hyperemesis gravidarum: effectiveness and predictors of rehospitalisation [J]. Eur J Obstet Gynecol Reprod Biol, 2009,143（1）: 43–49.

［4］ Gazmararian J A, Petersen R, Jamieson D J, et al. Hospitalizations during pregnancy among managed care enrollees [J]. Obstet Gynecol, 2002,100（1）: 94–100.

［5］ Atanackovic G, Wolpin J, Koren G. Determinants of the need for hospital care among women with nausea and vomiting of pregnancy [J]. Clin Invest Med, 2001,24（2）: 90–93.

［6］ Buckwalter J G, Simpson S W. Psychological factors in the etiology and treatmentof severe nausea and vomiting in pregnancy [J]. Am J Obstet Gynecol, 2002,186 5 Suppl understanding: S210–S214.

［7］ O'Brien B, Relyea M J. Use of indigenous explanations and remedies to further understand nausea and vomiting during pregnancy [J]. Health Care Women Int, 1999,20（1）: 49–61.

［8］ Einarson A, Maltepe C, Boskovic R, et al. Treatment of nausea and vomiting in pregnancy: an updated algorithm [J]. Can Fam Physician, 2007,53（12）: 2109–2111.

［9］ Louik C, Hernandez-Diaz S, Werler M M, et al. Nausea and vomiting in pregnancy: maternal characteristics and risk factors [J]. Paediatr Perinat Epidemiol, 2006,20（4）: 270–278.

［10］ Jarvis S, Nelson-Piercy C. Management of nausea and vomiting in pregnancy

[J]. BMJ, 2011,342：d3606.

［11］ Erick M. Hyperemesis gravidarum: a case of starvation and altered sensorium gestosis（ASG）[J]. Med Hypotheses, 2014,82（5）：572-580.

［12］ Ding M, Leach M, Bradley H. The effectiveness and safety of ginger for pregnancy-induced nausea and vomiting: a systematic review [J]. Women Birth, 2013,26（1）：e26-30.

［13］ Dante G, Pedrielli G, Annessi E, et al. Herb remedies during pregnancy: a systematic review of controlled clinical trials [J]. J Matern Fetal Neonatal Med,2013,26（3）：306-312.

［14］ Thomson M, Corbin R, Leung L. Effects of ginger for nausea and vomiting in early pregnancy: a meta-analysis [J]. J Am Board Fam Med, 2014, 27（1）：115-122.

［15］ Portnoi G, Chng L A, Karimi-Tabesh L, et al. Prospective comparative study of the safety and effectiveness of ginger for the treatment of nausea and vomiting in pregnancy [J]. Am J Obstet Gynecol, 2003,189（5）：1374-1377.

［16］ Boone S A, Shields K M. Treating pregnancy-related nausea and vomiting with ginger [J]. Ann Pharmacother, 2005,39（10）：1710-1713.

［17］ Ryckman K K, Spracklen C N, Smith C J, et al. Maternal lipid levels during pregnancy and gestational diabetes: a systematic review and meta-analysis [J]. BJOG, 2015, 122（5）：643-651.

［18］ 卢澄钰，李兆生，李湘元，等. 妊娠期高脂血症的研究进展. 医学综述，2016，22（16）：3179-3182.

［19］ Barrett H L, Dekker Nitert M, McIntyre H D, et al. Normalizing metabolism in diabetic pregnancy: is it time to target lipids? [J]Diabetes Care, 2014, 37（5）：1484-1493.

［20］ 苏琦枫. 妊高征与正常孕妇的营养状况病例对照研究 [J]. 上海医学，1995, 18（8）：453-455.

［21］ Morris CD, Jacobson S L, Anand R, et al. Nutrient intake and hypertensive disorders of pregnancy : Evidence from a large prospectiv e cohort [J]. Am J Obstet Gynecol, 2001, 184（4）：643-651.

［22］ 杨春菊，李宏伟，许建新. 妊娠期补充钙剂对降低我国妊娠高血压综合征

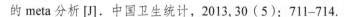

的 meta 分析 [J]. 中国卫生统计, 2013, 30（5）: 711–714.

[23] 李诗兰，田惠，阿拉坦，等. 口服小剂量葡萄糖酸镁预防妊高征的观察 [J].
中华妇产科杂志, 1997, 32（10）: 613–615.

[24] Adam B, Malatyalioglu E, Alvur M, et al. Mag nesium, zinc and iron levels in
pre-eclampsia [J]. J Matern Fetal Med, 2001, 10（4）: 246–250.

[25] Van Stuijevenberg M E, Schabort I, Labadarios D, et al . The nutritional
status and treatment of patients with hyperemesis gravidarum [J]. Am J Obstet
Gynecol, 1995,172（5）: 1585–1591.

[26] Veenendaal M V, van Abeelen A F, Painter R C, et al. Consequences of
hyperemesis gravidarum for ffspring: a systematic review and meta-analysis
[J]. BJOG, 2011,118（11）: 1302–1313.

[27] Matthews A, Dowswell T, Haas D M. Interventions for nausea and vomiting in
early pregnancy [J]. Cochrane Database Syst Rev, 2010,（9）: CD007575.

[28] Mazzotta P, Magee L A. A risk-benefit assessment of pharmacological and
nonpharmacological treatments for nausea and vomiting of pregnancy [J].
Drugs, 2000,59（4）: 781–800.

[29] Magee L A, Mazzotta P, Koren G. Evidence-based view of safety and
effectiveness of pharmacologic therapy for nausea and vomiting of pregnancy
（NVP）[J]. Am J ObstetGynecol, 2002,186 (5 Suppl understand): S256–261.

[30] Gill S K, Einarson A. The safety of drugs for the treatment of nausea and
vomiting of pregnancy [J]. Expert Opin Drug Saf,2007,6（6）: 685–694.

[31] Maes B D, Spitz B, Ghoos Y F, et al. Gastric emptying in hyperemesis
gravidraum and non-dyspeptic pregnancy [J]. Aliment Pharmacol Ther,
1999,13（2）: 237-242.

[32] Vaisman N, Kaidar R, Levin I, et al. Nasojejunal feeding in hyperemesis
gravidarum— apreliminary study [J]. Clin Nutr, 2004,23（1）: 53–57.

[33] Jueckstock J K, Kaestner R, Mylonas I. Managing hyperemesis gravidarum: a
multimodal challenge [J]. BMC Med, 2010, 8: 46.

[34] Peled Y, Melamed N, Hiersch L, et al. The impact of total parenteral nutrition
support on pregnancy outcome in women with hyperemesis gravidarum [J]. J
Matern Fetal Neonatal Med, 2014,27（11）: 1146–1150.

第八章

妊娠合并糖尿病的
产后管理

第一节　产后随访

一、妊娠期糖尿病患者产后随访的意义

通过前文的阐述，我们知道妊娠合并糖尿病对母婴健康带来严重威胁，然而，妊娠期糖尿病对母婴的不良影响并不止于妊娠结束，我国的研究显示妊娠期糖尿病孕妇产后 5～10 年内糖尿病的发生率为 33.3%。现代社会，人们健康观念发生了转变，越来越多的产妇关注自己的产后健康问题，希望可以得到专业的保健指导，而且众多的学者认识到妊娠合并糖尿病患者产后随访非常重要。我国在 20 世纪 90 年代就已经开始了这项工作，但是随访率偏低，文献报道为38.0%～55.2%，多集中在产后 6～12 周，较少见到更长时间的随访。因此，在重视孕期血糖控制以减少母婴并发症、改善母婴结局的同时，也应重视患者的产后随访工作，以改善母儿健康。

二、妊娠期糖尿病患者产后随访的内容

（一）产后随访的常规内容

1. 疾病风险告知

妊娠期糖尿病孕妇和后代都是肥胖、糖尿病、高血压等代谢性疾病的高危人群。我国 2014 年《妊娠合并糖尿病诊治指南》及 FIGO 指南（2015）均强调，产后是这一类疾病早期预防保健的关键时机。虽然 90% 的妊娠期糖尿病患者知道妊娠期糖尿病是 T2DM 的高危因素，但只有 16% 的人相信自己将来发生 DM 的风险很高。

2. 体格检查

记录产妇在产后 6～12 周时的血压、体重、体质量指数、腰臀比、人体成分分析及心、肺、肝、脾等体格检查。

3. 监测症状和体征

有无多饮、多食、多尿、消瘦、烦渴和皮肤、阴道反复感染症状等。

4. 鼓励母乳喂养

母乳喂养可降低产妇发生 2 型糖尿病的风险；此外，母乳喂养可以降低儿童早期发生营养不良或营养过剩及将来发生肥胖、高血压、糖尿病及心血管疾病（cardiovascular disease，CVD）的风险。

5. 改善生活方式，适当运动

告知产妇产后少量多餐，增加粗杂粮、豆类、新鲜蔬菜和低 GI、低 GL 的水果，餐后适当的运动，增加机体对胰岛素的敏感性，促进糖的利用。

（二）糖尿病孕妇产后随访应进行葡萄糖耐量试验（OGTT）

WHO 产后糖尿病的诊断标准是：

（1）2 型糖尿病（type 2 diabetes mellitus，T2DM）：FPG ≥ 7.0 mmol/L，或者 OGTT 2h 血糖 ≥ 11.1 mmol/L。

（2）糖耐量异常（impaired glucose tolerance，IGT）：FPG < 7.0 mmol/L 和 OGTT 2h 血糖 ≥ 7.8 mmol/L 并 <11.1 mmol/L。

（3）空腹血糖调节受损（impaired fasting glucose，IFG）：FPG ≥ 6.0 mmol/L 并 <7.0 mmol/L 和 OGTT 2h 血糖 <7.8 mmol/L。

目前美国推荐妊娠期糖尿病患者产后 6～12 周进行 OGTT，以后每 3 年进行一次复诊。在中国，产后 6～12 周进行 OGTT 及血脂检测，血糖正常者可 2～3 年筛查一次，发生糖耐量异常者应每年进行 OGTT，发生 2 型糖尿病者应定期到内分泌科就诊。

（三）糖尿病孕妇产后随访应进行 CVD 相关危险因素的筛查

研究发现，妊娠期糖尿病患者产后糖代谢异常、脂代谢异常、高血压、超重 / 肥胖、代谢综合征发生率较高，是将来发生 CVD 的高危人群，因此要做好 CVD 相关危险因素的筛查。CVD 和 T2DM 共同的高代谢风险包括：①含载脂蛋白 B 的脂蛋白升高，包括低密度脂蛋白胆固醇和极低密度脂蛋白胆固醇，伴三酰甘油升高；②高密度脂蛋白胆固醇降低；③高血糖；④高血压；⑤腰围增大（女性腰围 ≥ 80cm）；⑥高凝状态；⑦前炎症状态。

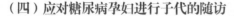
（四）应对糖尿病孕妇进行子代的随访

研究发现，妊娠合并糖尿病不仅会对胎儿宫内发育产生不良影响及导致各种围生儿并发症，还会对子代产生各种远期不良影响，其远期发生糖代谢异常、高血压、肥胖的风险增加。有研究结果显示，妊娠期糖尿病患者的大于胎龄儿在出生时具有独特肥胖形态（BMI、腹围、腹部脂肪厚度均增高），并且这种肥胖形态将持续至1岁，因此，定期监测糖尿病孕妇后代的头围、身长、体重、血压及人体成分等指标的变化是必要的。

综上所述，应重视对妊娠合并糖尿病患者的产后随访，以减少2型糖尿病及相关心血管并发症的发生，同时不应忽视子代发生糖尿病、高血压、代谢综合征等代谢相关疾病的风险，良好的随访需要内分泌科、产科、儿科及营养科等多学科的共同努力。

第二节　新生儿低血糖

新生儿低血糖是一种常见的临床代谢问题，关于新生儿低血糖的定义和临床管理尚存有争议，主要有 3 个方面的原因：①出生后新生儿血糖水平存在生理性下降和恢复的过程；②存在无症状性低血糖（血糖呈低水平但无临床症状）；③血糖水平与神经系统远期预后的关系尚有许多未知。

一、新生儿低血糖定义

新生儿出生 24h 内，血糖水平应持续 >2.5mmol/L；出生 >24h，血糖水平应持续 >2.8mmol/L，低于上述水平，则为新生儿低血糖。

二、高危新生儿低血糖筛查常规

某些无症状的持续性低血糖新生儿的神经系统症状并不明显，建议对所有高危新生儿在出生后的早期应常规进行血糖筛查。那么，哪些新生儿属于"高危"呢？

高危新生儿包括以下几种情况：

（1）胰岛素依赖型糖尿病或妊娠糖尿病母亲的新生儿；

（2）出生体质量 >4kg 或 <2kg 的新生儿；

（3）大于胎龄儿（>90% 百分位）、小于胎龄儿（<10% 百分位）或宫内生长受限的新生儿；

（4）胎龄 <37 周的早产儿；

（5）可疑败血症新生儿，或疑有绒毛膜羊膜炎母亲的新生儿；

（6）具有低血糖症状的新生儿（易激惹、呼吸急促、肌张力降低、喂养困难、呼吸暂停、体温不稳定、惊厥或嗜睡）；

（7）有明显围生期窘迫史或 5min Apgar 评分 <5 分的新生儿；

（8）应用平喘药特布他林或 β- 受体阻滞剂母亲的新生儿；

（9）具有肝大、头小畸形、面部及中枢神经系统前中线畸形、巨舌或偏侧肢体肥大等体征的新生儿；

（10）疑患先天性代谢性疾病的新生儿。

三、妊娠合并糖尿病致新生儿低血糖的发病机制

妊娠合并糖尿病导致新生儿低血糖的发病机制首先可能是因为胎儿胰岛素分泌过多。Pedersen 曾假设，母亲的慢性高血糖状态，导致了胎儿的慢性高血糖状态，由此引起胎儿胰岛过度刺激，引起胰岛 β- 细胞增生，导致胎儿高胰岛素血症。当胎儿娩出后，来自母亲的葡萄糖供应突然中断，但新生儿又存在高胰岛素血症，从而导致新生儿低血糖。其次，可能因为糖尿病母亲所怀胎儿（糖尿病母亲儿）代谢增加的同时，机体氧耗也增加，这两方面的原因会加重胎儿慢性缺氧、酸中毒、胎儿肝糖原储存不足，同时糖尿病母亲儿发生代谢紊乱的概率较高，糖原过度消耗，这也间接诱发低血糖的发生。

孕期孕妇血糖控制满意，尽管可有效减少母婴产后并发症发生率，却并不能减少新生儿低血糖发生率。正常新生儿低血糖的发生率，国内报道不一，低者 1.16%，高者可达 14%。有资料显示，糖尿病母亲的新生儿低血糖发生率达 30%～50%，其发作通常见于生后最初 1～2h。

四、新生儿低血糖危害

新生儿低血糖症多为无症状性或暂时性，而低血糖出现症状时也为非特异性。临床表现与原发病变相关，低血糖症状可在生后数小时至 1 周内出现，可为反应低下、嗜睡、喂养困难等，严重时可引起中枢神经系统损害。因此，血糖测定是早期发现和确诊新生儿低血糖最重要的手段，应对有可能发生低血糖的新生儿都进行血糖监测，尽量做到早发现、早处理，防止产生严重的后遗症。

五、血糖筛查和测定的方法

常规对所有高危新生儿出生 30min 内进行血糖筛查（列为新生儿入院常规

医嘱），随后每 3h 复查 1 次，至少筛查 2 次。糖尿病母亲的新生儿或出生体质量 <2kg 的新生儿则每小时筛查 1 次，共 3 次。即使初筛血糖正常（>2.5mmol/L），高危新生儿也应进入临床管理流程，以确保高危新生儿出生后数小时内血糖正常。

六、新生儿低血糖筛查和干预总则

（1）所有被列入筛查范围的新生儿均需尽早开始母乳或配方奶喂养。

（2）一些新生儿需要经口喂养、鼻胃管喂养或静脉补液。

（3）对异常血糖结果的新生儿进行干预后，需复查血糖。

（4）调整处理措施后，应随时复查血糖（如由配方奶喂养过度为母乳喂养时）。

（5）对呼吸 >60 次 / 分的新生儿应采用鼻胃管喂养或静脉补液，不宜经口喂养。

（6）如新生儿低血糖经干预后症状无改善，需考虑可能存在其他疾病（如败血症、先天性代谢异常或内分泌疾病），应予以进一步检查。

七、新生儿低血糖临床处理流程

根据初筛血糖的不同结果，对新生儿低血糖采用不同的临床处理流程，见图 8-2-1。

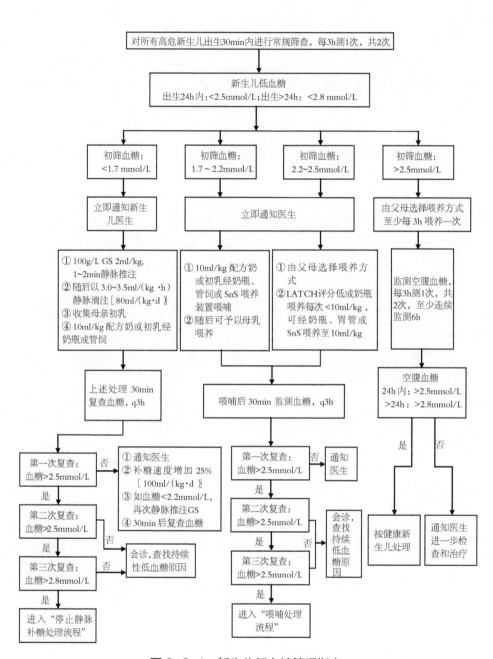

图 8-2-1 新生儿低血糖管理指南

注：GS 为葡萄糖溶液；SnS 为乳旁加奶器辅助母乳喂养；LATCH 评分为母乳哺乳状况评估工具（来源：Jensen, Wallace, Kelsay, 1994）。

上述由美国缅因州医学中心芭芭拉布什儿童医院制定的新生儿低血糖管理指南，对临床合理诊治新生儿低血糖有很好的指导和规范作用，该指南对新生儿低血糖的诊断阈值较高、筛查范围较广，而且干预积极，这主要是基于低血糖（甚至无症状性低血糖）可能造成神经系统的不良预后所采取的主动应对措施。

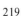

第三节　妊娠期糖尿病与母乳喂养

母乳喂养是指用母亲的乳汁喂养婴儿的方式。研究显示，用母乳喂养的婴儿更为健康，效果包括增强免疫力、提升智力、减少婴儿猝死的发生、减少儿童期肥胖、减少罹患过敏性疾病的概率等等。某些妊娠合并糖尿病产妇因对疾病的认知不足，担心血糖控制不稳等因素，从而影响其对所产婴儿的母乳喂养。随着研究的不断深入，许多研究逐渐证实妊娠合并糖尿病的患者宜像正常产妇那样进行母乳喂养，本节重点介绍妊娠期糖尿病女性的母乳喂养。

一、母乳喂养对母儿健康的影响

（一）母乳喂养对母亲的好处

母乳喂养有利于产妇身体恢复。产妇经过生产，身体、精神都发生了变化，产后母乳喂养可以帮助子宫恢复，减少阴道流血，预防产后贫血。

母乳喂养可减少女性患卵巢癌、乳腺癌的概率。母乳喂养的时间长短是影响妇女患乳腺癌发病概率的重要因素，甚至超过了遗传因素。

母乳喂养能够帮助母亲恢复体型，效果显著。

（二）母乳喂养对婴儿的好处

（1）母乳喂养有利于婴儿健康成长，特别是初乳，含有婴儿所需要的丰富营养，是任何乳制品不可替代的优质乳。

（2）母乳喂养有利于增强婴儿抵抗力、免疫力。母乳中，尤其是初乳含有大量婴儿需要的免疫活性物质，在婴儿抵御外来细菌、病毒感染中起到重要作用。

（3）母乳喂养有利于婴儿建立正常的消化系统功能。母乳营养均衡、配比最佳，是其他配方奶不具有或不完全具有的优点。因此，采用母乳喂养法，有利于婴儿的消化，防止腹泻、便秘的发生。

（4）母乳喂养有利于增进母子情感。通过婴儿吮吸母亲乳头的刺激，能增进母亲对婴儿的抚爱、关爱、疼爱之情，婴儿通过吮吸母乳，与母亲有切肤之温暖，切肤之亲近，使母子双方既感到安全，又感到高兴。因此，母子之间的情感就在这微妙之中不断沟通与递进，不断增进和升华。

（5）母乳喂养经济实惠。母乳不仅对婴儿健康成长有利，对产妇恢复身体好，而且比其他喂养品成本低廉，经济实惠。

（6）母乳喂养方便快捷。因为婴儿进食不像大人一日三餐，婴儿应不定时、不定量、按需哺乳，如果使用其他食品喂养，很难满足按需哺乳的要求和条件，只有母乳喂养才能适应与满足。

（7）母乳干净、安全且无任何不良反应，是天下产妇为婴儿提供的与生俱来的"安全粮仓"。

（8）母乳喂养可减少婴儿过敏现象。由于母乳干净、安全、无毒，无任何不良反应，且拥有天然的免疫活性物质等，故用母乳喂养，可大大降低婴儿的各种过敏现象的发生。如果使用其他替代品喂养，就难免产生各种过敏现象，影响婴儿健康成长。

二、妊娠期糖尿病妇女母乳喂养对母儿健康的影响

1986 年美国糖尿病协会推荐妊娠期糖尿病妇女应该母乳喂养，第四届妊娠期糖尿病国际研讨会认为尽管妊娠期糖尿病妇女母乳喂养效益的相关数据缺乏，但也鼓励妊娠期糖尿病妇女进行母乳喂养；2007 年第五届妊娠期糖尿病国际研讨会虽然作出同样的推荐，但也认识到基于各种有争议的报道，有必要对妊娠期糖尿病妇女母乳喂养对后代健康的影响做更多的研究。

（一）纯母乳喂养对妊娠期糖尿病患者产后糖代谢的影响

母乳喂养时间越长、频率越高，越有利于产后血糖的控制，这种影响可以持续到断奶以后。妊娠期糖尿病产后哺乳者胰岛 β 细胞功能的改善是由哺乳刺激体内产生的高催乳素水平来维持的，催乳素通过作用于胰岛 β 细胞表面的受体刺激胰岛素产生和分泌。因此，纯母乳喂养更有利于维持体内的高催乳素水平，且可以更有效地利用葡萄糖，从而改善糖代谢；糖尿病产妇实行母乳喂养可以减少产后胰岛素的用量。

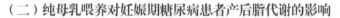

（二）纯母乳喂养对妊娠期糖尿病患者产后脂代谢的影响

体内催乳素可以作用于脂肪细胞的特异受体，抑制脂肪合成、促进脂联素释放，从而起到调节血脂的作用。另外，产后哺乳可以提高基础代谢率，增加对脂肪的消耗。纯母乳喂养可以更有效地维持体内催乳素水平及对脂肪的充分利用，因此可以更好地控制血脂水平。

（三）纯母乳喂养对妊娠期糖尿病患者产后体重的影响

哺乳的产妇基础代谢率和能量消耗比不哺乳的产妇高。母乳喂养提高基础代谢的原因，除了合成乳汁和哺乳使能量消耗增加外，交感神经兴奋性提高、胰岛素样生长因子和瘦素等物质的增加都起到一定作用。母乳喂养的时间越长越有利于产妇体重的控制，从而延迟或预防糖尿病的发生。

（四）纯母乳喂养对妊娠期糖尿病患者子代的影响

出生后 0~6 个月的母乳喂养，尤其是纯母乳喂养可以降低妊娠期糖尿病子代发生超重的风险，而出生后 6 个月，延长母乳喂养时间可能并不能降低超重的发生。因此，对于妊娠期糖尿病子代，出生后提倡母乳喂养，尤其是出生后半年，提倡纯母乳喂养，这种早期干预可能对预防妊娠期糖尿病子代在儿童期、青春期及成年期肥胖的发生有积极的作用。

三、母乳喂养的时限

根据世界卫生组织（WHO）和《中国居民膳食指南（2016 版）》的推荐，为了实现最佳生长、发育和健康的目标，婴儿在诞生后最初 6 个月应完全接受母乳喂养，即仅食用母乳。"完全母乳喂养"界定为不喂给除母乳之外的任何食物或饮料，甚至不喂水。但是，允许婴儿服用滴剂和糖浆（维生素、矿物质和药物）。在添加辅食的基础上，持续母乳喂养到 2 岁甚至更长时间。

世界卫生组织建议婴儿在 6 个月时（180 天）开始接受除母乳之外的补充食物。食物应当是适当的，也就是说应当提供足够的能量、蛋白质和微量营养素以满足儿童生长的营养需求。应当以安全的方式制备和喂给食物，尽量减少食物污染的危险。

四、母乳喂养的正确方法

（一）孕前积极进行乳房保养

从怀孕第 5 个月开始，经常用香皂和清水擦洗乳头、乳晕，并在清洗后的乳头及乳晕上涂一层油脂，以使乳房皮肤逐渐坚韧；用热毛巾敷盖乳房并轻轻按住，用指腹在乳房周围以画圈方式进行按摩；戴宽松的胸罩，防止过紧使乳腺发育不良及胸罩上的纤毛阻塞乳腺管。

（二）分娩后尽早给婴儿开奶

按照世界卫生组织和联合国儿童基金会的新规定，产后 30min 尽可能给婴儿开奶，新生儿与母亲同室同床，以便以不定时、不定量的哺乳原则按需喂养，使婴儿得到最珍贵的初乳。虽然母亲可能是身心疲惫，但一定要及早让婴儿吸吮乳房，以免失去最佳时机。

（三）随时给婴儿喂母乳

一开始不必硬性规定喂母乳的次数、间隔和喂奶量，应该是每当婴儿啼哭或觉得该喂了就抱起婴儿喂母乳，婴儿能吃多少就吃多少，这样可刺激母亲催乳素的分泌，从而使泌乳量增加，并且还可预防母亲发生乳腺炎。如果母亲身体虚弱或伤口疼痛，可以采用侧卧位喂奶，但日后不宜经常躺着给婴儿喂奶，否则容易导致婴儿吐奶、腹胀，严重时可引起窒息。

（四）喂奶时要注意正确的喂奶姿势

帮助婴儿含吸住乳头及乳晕的大部分，这样可以有效地刺激泌乳反射，促进乳汁分泌，使婴儿能够较容易地吃到乳汁；同时注意不要留有空隙，以防空气乘虚而入。用奶瓶喂时，也应让奶汁完全充满奶头。喂完奶后，最好让婴儿趴在大人肩上，用手轻拍婴儿后背，拍出嗝来再把婴儿放下。婴儿放下后头最好偏向一侧，这样即使吐奶也不容易呛咳，避免呕吐物吸入气管。

五、一般产妇哺乳期的营养需求

1. 哺乳期妇女膳食指南关键推荐

乳母的营养状况是泌乳的基础，如果哺乳期营养不足，将会减少乳汁分泌量，降低乳汁质量，并影响母体健康。此外，产后情绪、心理、睡眠等也会影响乳汁分泌。有鉴于此，《中国居民膳食指南（2016版）》建议，哺乳期妇女膳食指南在一般人群膳食指南基础上增加以下五条关键推荐。

（1）增加富含优质蛋白质及维生素A的动物性食物和海产品，选用碘盐。

（2）产褥期食物多样不过量，重视整个哺乳期营养。

（3）愉悦心情，充足睡眠，促进乳汁分泌。

（4）坚持哺乳，适度运动，逐步恢复适宜体重。

（5）忌烟酒，避免浓茶和咖啡。

2. 如何科学地"坐月子"，哺乳期应该怎么吃？

"坐月子"是中国的传统习俗，其间常过量摄入动物性食物，甚至还有地区过分迷信高脂肪、高嘌呤的肉汤，致能量和宏量营养素摄入过剩，增加了产妇体重滞留、高脂血症、高尿酸血症，甚至乳腺导管堵塞等风险。

建议产妇重视整个哺乳阶段的营养，科学的方法是食不过量、营养均衡，以保证乳汁的质与量，以持续地进行母乳喂养。

（1）蛋白质营养状况对泌乳有明显影响，动物性食物如鱼、禽、蛋、瘦肉等可提供丰富的优质蛋白质和一些重要的矿物质和维生素，乳母每天应比孕前增加鱼、禽、蛋、瘦肉、奶制品或大豆制品的摄入量，必要时可使用蛋白补充剂。

（2）为保证乳汁中的碘，乳母应选用碘盐烹调食物，适当摄入海带、紫菜、鱼类等富含碘的海产品。

（3）n-3不饱和脂肪酸（n-3 LCPUFA）主要指二十碳五烯酸（EPA）和二十二碳六烯酸（DHA），其对于预防心血管系统疾病与过敏性疾病发生发展，促进胎儿/新生儿神经系统及认知功能发育具有重要意义，是近年来研究非常火热的一种脂肪酸。水产品，特别是"肥鱼（oily fish）"富含EPA和DHA等n-3 LCPUFA，可作为其重要的膳食来源。但是，我国广大内陆地区居民消费海产品和水产品的种类和数量十分有限，这意味着这些地区的居民n-3 LCPUFA膳食摄入量长期较低。此时，膳食α-亚麻酸（α-Linolenic acid, ALA）对n-3 LCPUFA摄入不足发挥了重要的补充作用。ALA是有三个双键的不饱和脂肪酸（$C^{18}H^{30}O^2$），是 EPA、DHA 的前体，通过内源转化可以在体内合成上述 n-3 LCPUFA。《中国居民膳食营养素参考摄入量（2013 版）》建议，0～6 月龄婴儿 ALA 的适宜摄入量约为 0.87% E（占能量的百分比），7～12 月龄婴儿 ALA 的适宜摄入量约为 0.66% E，1 岁以上幼儿和儿童 ALA 的适宜摄入量约为 0.60% E，孕妇早、中、晚期及乳母 ALA 的适宜摄入量均为 0.60% E。一般植物油中，α - 亚麻酸含量较低，仅有少数植物油中含量较高（亚麻籽油约含有 50%，紫苏籽油约含有 60%）。研究显示，孕期和哺乳期额外的 ALA 补充可改善母体及新生儿 EPA 状况，可以对 n-3 LCPUFA 摄入不足发挥重要的代偿作用。

（4）注意保证均衡的维生素和矿物质的摄入，充足的维生素 B 族和钾、镁等可为机体各种代谢提供辅酶，尤其是可以促进三羧酸循环的正常进行，保证乳母的能量供给。

（5）奶类是钙的最好食物来源，乳母每天应增饮 200ml 的牛奶，使总奶量达到 400～500ml，以满足其对钙的需要。

（6）乳母的心理及精神状态也可影响乳汁分泌，保持愉悦心情，以确保母乳喂养的成功。吸烟、饮酒会影响乳汁分泌，烟草中的尼古丁和酒精也可通过乳汁进入婴儿体内，影响婴儿睡眠及精神运动发育。此外，茶和咖啡中的咖啡因有可能造成婴儿兴奋，乳母应避免饮用浓茶和大量咖啡。

3. 产褥期的膳食搭配举例

早餐：三鲜肉包，薏米红枣粥，南瓜蛋羹

加餐：酸奶水果暖沙拉

午餐：豆腐炖鲫鱼，素炒菜心，金银馒头

加餐：酸奶水果暖沙拉

晚餐：竹荪山药炖鸭（去上层油脂），白菜炒虾仁，紫薯小米粥

加餐：虾仁鸡羹蛋

4. 哺乳期的膳食搭配模式食谱

（1）谷类 250～300g，薯类 75g，全谷物和杂豆不少于 1/5。

（2）蔬菜类 500g，其中绿叶蔬菜和红、黄色等有色蔬菜占 2/3 以上。

（3）水果类 200～400g。

（4）鱼、禽、蛋、肉类（含动物内脏）每天总量为 220g。

（5）牛奶 400～500ml。

（6）大豆制品 50～100g，坚果 10g。

（7）烹油 20~30g，食盐不超过 6g。

为保证维生素 A 的供给，建议每周吃 1~2 次动物肝脏，总量达 85g 猪肝，或总量达 40g 鸡肝。

5. 如何增加泌乳量

（1）愉悦心情，树立信心。家人应充分关心乳母，经常与乳母沟通，帮助其调整心态，舒缓压力，愉悦心情，树立母乳喂养的自信心。

（2）尽早开奶，频繁吸吮。分娩后开奶应越早越好；坚持让孩子频繁吸吮（24 小时内至少 10 次）；吸吮时将乳头和乳晕的大部分同时含入婴儿口中，让婴儿吸吮时能充分挤压乳晕下的乳窦，使乳汁排出，同时能有效刺激乳头上的感觉神经末梢，促进泌乳反射，使乳汁越吸越多。

（3）合理营养，饮用汤水有讲究。乳母每天摄水量与乳汁分泌量也密切相关，所以乳母每天应多喝水。由于我国有传统的"坐月子喝肉汤"的习俗，哺乳期可以适量食用去油的鸡汤、鲜鱼汤、排骨汤、豆腐汤等。但是，肉汤的营养成分大约只有肉的 1/10，为了满足产妇和宝宝的营养，应该连肉带汤一起吃；同时，喝汤不应影响其他食物如主食和肉类等的摄取，以防止贫血和营养不足等问题；同时太浓、脂肪太多的汤不仅会影响产妇的食欲，还会引起婴儿脂肪消化不良性腹泻，因此，煲汤的材料宜选择一些脂肪较低的肉类，如鱼类、瘦肉、去皮的禽类、瘦排骨等，也可喝蛋花汤、豆腐汤、蔬菜汤、面汤及米汤等。

（4）生活规律，保证睡眠。尽量做到生活有规律，每天保证 8 小时以上睡眠时间，避免过度疲劳。

（5）顺产产妇一般在产后第 2 天就可以开始轻微运动，循序渐进地增加运动量，产后 6 周开始可以进行有氧运动如散步、慢跑等。对于剖宫产的产妇，应根据自己的身体状况，缓慢增加有氧运动及力量训练。

六、妊娠期糖尿病产妇哺乳期的营养需求

妊娠期糖尿病产妇自然分娩后可适量进食易消化的软食或普食；剖宫产术后 6h 可进流质饮食，不再以肠道排气作为可以开始进食的标志；哺乳期由于产妇身体恢复及哺乳的需要，能量消耗大，因此，此时每日从食物中获得的能量及营养素应不低于孕晚期的要求。

尽管哺乳期能量摄入不低于孕晚期，但多数产妇分娩后血糖会逐渐恢复正

常，应在产后 6 ~ 12 周再行 OGTT 试验来确认。

妊娠期糖尿病产妇应坚持少食多餐，定时、定量进食，至少保证三餐，对于产后血糖高者宜一日 4 ~ 6 餐。为了减少低血糖发生，哺乳期的母亲应定时、定量进食适量的碳水化合物，在喂乳之前适量进食，有助于预防低血糖的发生。

妊娠期糖尿病产妇哺乳期应限制使用的食物：蔗糖、冰糖、麦芽糖、红糖、糖浆、蜂蜜等精制糖类；各类糖果、糖水罐头、各种蜜饯；汽水、可乐、椰奶等含糖的饮品；黄油、肥肉、炸薯条、油酥点心等高脂肪及油炸食品；米酒、黄酒、啤酒、果酒及白酒等酒类。

七、妊娠期糖尿病产妇哺乳期的注意事项

（1）不主张妊娠期糖尿病产妇哺乳期服用口服降糖药，尤其是服用磺脲类药物，这很可能导致婴儿胰岛 β 细胞增生，使婴儿容易发生低血糖。此外，磺脲类药物也会影响婴儿的发育。

（2）由于糖尿病患者容易感染各种病菌，母乳喂养期间要格外注意血糖水平，注重个人卫生，保护乳头不受细菌感染。

第四节　妊娠合并糖尿病妇女的再次妊娠

随着我国对"单独二胎"及"一对夫妇可生育两个孩子"的政策相继出台，第一胎时确诊为妊娠期糖尿病的女性再次妊娠的比例明显增加，可是此类女性在前次妊娠期发生了血糖的代谢紊乱，如果再次怀孕前血糖没有得到良好控制，对她们来说再次妊娠可能是危险的。高血糖可使流产、胎停育和胎儿畸形的发生率明显增高，在妊娠过程中也会造成糖尿病的加重及并发症的发生和发展。为了保证第一胎是妊娠合并糖尿病的女性再次妊娠的安全与顺利，孕前及整个孕期的规范管理极为重要。

建议所有计划妊娠的糖尿病、糖耐量受损（IGT）或空腹血糖受损（IFG）的妇女（糖代谢状态分类见表 8-4-1）进行妊娠前咨询。

表 8-4-1　糖代谢状态分类（WHO 1999）

（引自 2015 年版《中国 2 型糖尿病防治指南》）

糖代谢分类	静脉血浆葡萄糖（mmol/L）	
	空腹血糖（FPG）	糖负荷后 2h 血糖（2hPPG）
正常血糖（NGR）	<6.1	<7.8
空腹血糖受损（IFG）	6.1～7.0	<7.8
糖耐量减低（IGT）	<7.0	7.8～11.1
糖尿病（DM）	≥7.0	≥11.1

注：IFG 和 IGT 统称为糖调节受损（impaired glucose regulation，IGR），即糖尿病前期。

一、妊娠期糖尿病女性再次妊娠的建议

（一）妊娠前或妊娠早期行葡萄糖耐量试验（OGTT）

GDM 患者是 DM 的高危人群，在产后 5～10 年有约 30% 的 GDM 患者转变为 DM，有 GDM 史者再次妊娠时发生 GDM 的可能性为 30%～50%，因此，

产后1年以上计划妊娠者，最好在计划妊娠前行OGTT，或至少在妊娠早期行血糖筛查，如空腹及餐后血糖正常，代表其暂时没有转变为DM，但仍需在妊娠24~28周再行OGTT（ADA指南B级证据）；如果再次妊娠前或妊娠早期空腹血糖≥7.0 mmol/L或餐后2h血糖≥11.1 mmol/L，即说明该GDM患者在产后已经转变为DM（DM的诊断标准见表8-4-2），必须及时行营养和运动干预，必要时启用胰岛素治疗，使其血糖控制达标后再考虑妊娠。

表8-4-2 糖尿病的诊断标准
（引自2015年版《中国2型糖尿病防治指南》）

诊断标准	静脉血浆葡萄糖水平（mmol/L）
（1）糖尿病症状（高血糖所导致的多饮、多食、多尿、体重下降、皮肤瘙痒、视力模糊等急性代谢紊乱表现）加随机血糖	≥11.1
或（2）空腹血糖（FPG）	≥7.0
或（3）葡萄糖负荷后2h血糖	≥11.1
无糖尿病症状者，需改日重复检查	

注：空腹状态指至少8h没有进食；随机血糖指不考虑上次用餐时间，一天中任意时间的血糖，不能用来诊断空腹血糖受损（IFG）或糖耐量异常（IGT）。

（二）妊娠前应进行营养干预及体重管理

有GDM史者再次妊娠前应到医院营养门诊进行营养干预及体重管理。GDM孕妇无论是妊娠前、妊娠期间还是产后出现肥胖都可能与远期发展为DM相关。根据"中国成人肥胖症防治专家共识"建议，妊娠前超重或肥胖的妇女，最好能够在营养师的指导下制定个体化的减重饮食方案，使其体重在6个月内下降5%~15%。通过饮食及生活方式的调理，准备再次妊娠前应尽量将体重减至正常范围后再考虑怀孕。轻度的血糖、血脂及尿酸等代谢异常可在减重后得到改善甚至恢复正常。

（三）妊娠早、中期开始营养及生活方式干预降低GDM的发生率

Wolff等进行的前瞻性随机对照研究，以妊娠前BMI≥30kg/m^{2}者为研究对象，从妊娠15周左右开始入组，由营养师给予详细的饮食指导。结果发现，干

预组妊娠期增重（6.6kg）显著低于对照组（13.3kg）；妊娠 27 周及 36 周时，干预组空腹胰岛素水平显著低于对照组。也有试验以妊娠前肥胖者为研究对象，在妊娠 12～28 周，由专业营养师为研究对象制订详细的饮食计划，并要求其准确记录每日摄入量。经过干预，GDM 发生率较对照组明显下降（2.2% 与 34.6%）。因此，若研究对象具有较好的依从性，通过妊娠早、中期饮食干预，可以有效降低 GDM 的发生率。

（四）产后注意事项

GDM 妇女再次妊娠之后，同样存在产后糖代谢异常的风险。有研究指出，在矫正了妊娠和产后随访时的各种糖尿病相关的危险因素后，GDM 妇女再次妊娠时，其产后患 T2DM 风险较单次妊娠者增加 3.34 倍；研究认为 GDM 孕妇再次妊娠，已受累的胰岛 β 细胞可能不能够满足再次或多次妊娠所需的胰岛素合成增加，加速了 T2DM 的发生和发展。所以，2015 年国际妇产科联盟关于妊娠期糖尿病的建议中明确提到，再次妊娠的 GDM 妇女在产后使用生活方式干预和二甲双胍，可最大限度地避免或延缓 T2DM 的发生。

二、糖尿病合并妊娠女性再次妊娠的建议

PGDM 妇女在血糖未得到满意控制前应采取避孕措施。有 DM 高危因素的妇女在准备妊娠前应进行血糖检查，以便及时诊断和控制血糖，减少对母儿的不良影响。

（一）PGDM 妇女再次妊娠前的咨询

根据国内外相关指南，PGDM 患者应进行妊娠前咨询，可至内分泌科及营养科门诊，回顾如下病史：

（1）糖尿病的病程。

（2）是否发生过急性并发症，包括感染史、酮症酸中毒和低血糖。

（3）是否发生过慢性并发症，包括大小血管病变和神经病变。

（4）详细的糖尿病治疗情况。

（5）其他合并疾病和治疗情况。

（6）月经史、生育史、节育史、家庭遗传史。

（7）家庭和工作单位的支持情况。

（8）日常饮食及生活运动习惯。

通过咨询使其了解妊娠可能对其糖尿病及相关并发症带来的影响，使其树立控制血糖的信心，同时也需要提示孕早期呕吐、食欲不振可能带来的低血糖风险，指导其正确饮食及运动，防止过度控制饮食带来的营养不良及低血糖的风险。

（二）PGDM妇女受孕前的各项准备

（1）对血压、眼底、肾功能及糖化血红蛋白(HbA_{1c})进行检查。妊娠可加重糖尿病视网膜病变及肾病，有适应证者进行预防眼底光凝治疗可减少糖尿病视网膜病变。

（2）妊娠期糖尿病的首选药物是胰岛素和二甲双胍，可以使用格列本脲，但其新生儿低血糖及巨大儿的发生风险较高。其他药物缺乏充分研究，大多数口服药物能够通过胎盘，缺乏长期安全性数据。

（3）严格控制血糖，加强血糖监测。

美国妇产科医师学会（ACOG）推荐孕前1型或2型糖尿病女性血糖控制的目标如下：餐前血糖 ≤ 90mg/dl（5.0mmol/L）；餐后1小时血糖低于130～140mg/dl（7.2～7.8mmol/L）；餐后2小时血糖 ≤ 120mg/dl（6.7mmol/L）。妊娠期间红细胞更新加快可降低孕期正常HbA_{1c}水平，怀孕时HbA_{1c}的目标为6%～6.5%，HbA_{1c}<6%可能合适（如果不发生明显低血糖），但为预防低血糖，必要时可以放宽到<7%。实际中，1型糖尿病患者在不发生低血糖的情况下血糖达到上述标准非常困难，尤其是有严重低血糖或无症状低血糖者。如果患者不能达到上述目标，ADA建议根据临床经验和个体化护理，血糖控制不必过于严格。

（4）将血压严格控制在<130/80mmHg，将控制高血压的血管紧张素转换酶抑制剂（ACEI）和血管紧张素受体阻滞剂（ARB）改为甲基多巴或钙拮抗剂。《中国2型糖尿病防治指南（2010年版）》指出，无论是孕前高血压还是妊娠期并发的高血压均可加重孕妇已有的糖尿病并发症，应该在妊娠前及妊娠期严格控制血压。

（5）停用他汀类及贝特类调脂药物。有报道，他汀类药物可引起胎儿先天性畸形（ADA指南E级证据），其原因可能与胆固醇合成减少影响胎儿发育有关。

（6）加强糖尿病健康教育及营养干预，提倡多学科团队合作，包括产科、内分泌科、营养科等，集中宣教孕前控制血糖的重要性及血糖控制不良可能造成的不良妊娠结局。与普通孕妇一样，糖尿病孕妇计划再次妊娠时，应每天摄入至少400μg 叶酸。因为糖尿病增加了胎儿神经管畸形的风险，如既往有神经管畸形的不良孕史，建议每天可补充叶酸 4mg 或在医生指导下用药。

（7）戒烟，并对糖尿病肾病、视网膜病变、神经病变及心血管疾病进行评估和治疗，病情严重者应避孕。

参考文献

［1］ 吴红花，杨慧霞，郭晓蕙．妊娠期糖尿病患者的产后随访［J］．中华围产医学杂志，2011，14（4）：227–231.

［2］ 孙伟杰，杨慧霞．妊娠期糖尿病的产后随访［J］．中华围产医学杂志，2011，14（4）：227–231.

［3］ 侯明敏．妊娠期糖尿病产后心血管代谢风险及相关因素研究［D］．广东：广州医学院，2012.

［4］ 张海娟，陆虹，郑修霞，等．妊娠期糖尿病对子代的影响［J］．中国全科医学，2007，10（24）：2097–2099.

［5］ Fanaroff A A，MartinR J.Neonatal-perinatal medicine：Diseasesof thefetusandinfant［M］．7th. Louis：Mosby，2002：1355–1357.

［6］ 刘志伟，陈惠金．美国新生儿低血糖管理指南［J］．中华实用儿科临床杂志，2010，25（8）：618–620.

［7］ Hernandez H R，Castillo M N，Banda T M E，et al. Hypoglycemia in the newborns of women with diabetes mellitus［J］. Rev Invest Clin，2006，58（4）：285–288.

［8］ 乐杰．妇产科学［M］．6 版．北京：人民卫生出版社，2004：159–160.

［9］ 刘秀英，肖敏，姚庆云．新生儿低血糖症高危因素的早期认识和处理［J］．中国优生与遗传杂志，2000，8（1）：72–73.

［10］ 唐林凤，高燕燕，林慧，等．纯母乳喂养对妊娠期糖尿病患者产后糖脂代谢和体成分的影响［J］．山东大学学报（医学版），2013，51（5）：66–70.

［11］ 刘娟．母乳喂养对减少糖尿病产妇胰岛素用量的临床观察［J］．中国妇

幼保健，2007，22（24）：3369-3370.

［12］赵亚玲，马润玫，黄永坤，等．母乳喂养对妊娠期糖尿病母亲子代儿童期超重的影响［J］．中国当代儿科杂志，2013，15（1）：56-60.

［13］Kim C，Berger D K，Chamany S. Recurrence of gestational diabetes mellitus：a systematic review［J］．Diabetes Care，2007，30（5）：1314-1319.

［14］中华医学会内分泌学分会肥胖学组．中国成人肥胖症防治专家共识［J］．中华内分泌代谢杂志，2011，27（9）：711-717.

［15］杨慧霞．加强妊娠合并糖尿病的综合管理以改善母儿结局［J］．中华围产医学杂志，2014，17（8）：505-507.

［16］张眉花．妊娠期糖尿病与 2 型糖尿病的关系［J］．中国实用妇科与产科杂志，2007，23（6）：422-423.

［17］Hod M，Kapur A，Sacks D A，et al. The International Federation of Gynecology and Obstetrics（FIGO）Initiative on gestational diabetes mellitus：A pragmatic guide for diagnosis，management，and care[J]. Int J Gynaecol Obstet. 2015，131 (Suppl 3)：S173-211.

附录 1
食物血糖生成指数

一、什么是食物血糖生成指数

食物血糖生成指数（glycemic index，GI），指的是人体食用一定量含糖食物后会引起多大的血糖反应。要测定食物的 GI 值，首先要找一组健康志愿者（或糖尿病患者），在早晨禁食情况下，吃进含有 50g 碳水化合物的食物，然后每隔 15～30min 测定一次血糖，直到 2h。以同一组人吃进 50g 葡萄糖后的餐后血糖曲线下面积为 100，计算和比较出各种食物的餐后血糖曲线下面积，即为 GI 值。一种食物的 GI 值至少由 7 个人进行同样的实验才能得出，因此这是一个食物的生理学参数，比较客观和实际。食物中的营养成分，如蛋白质、脂肪、维生素等通常都是通过理化方法测出来的，而食物 GI 值却是通过人体试食实验得出的数据，它所反映的是食物对血糖影响的综合情况。

二、食物血糖生成指数的用途

1. 指导糖尿病患者选择食物

糖尿病患者在选择食物时应注意：

食物类别：食物 GI 值依食物种类不同而有所差异，人们可以从附表 1-1 中了解哪一类食物 GI 值比较低，哪一类 GI 值比较高。如蔬菜、豆类、奶类的 GI 值较低，而精制糖类、粮谷类、少数水果 GI 值较高。

食物加工方式：食物加工方式也能影响血糖。比如生土豆 GI 值较低，煮熟后就比较高，粗制大米要比磨得精白的大米 GI 值低，青的香蕉要比熟香蕉 GI 值低，蒸米饭要比煮得又稀又烂的米粥 GI 值低，冻豆腐要比鲜豆腐 GI 值低，新鲜食物要比罐头食品 GI 值低等。

食物成分或膳食构成：如果食物中含有膳食纤维等不易消化的成分较多，GI 值就会降低。如全麦面包要比白面包 GI 值低，全谷类主食要比精制谷物 GI 值低；某一餐只食用面条、稀饭时 GI 值高，若该餐中同时进食蔬菜则 GI 值会降低。

需要提出的是，脂肪（如肥肉、油、奶油）也能降低血糖生成指数，但过量食用会导致糖尿病患者摄入过多能量等不良影响。

2. 协助控制体重

研究表明，低 GI 食物可以较长时间地维持饱腹感，减少饥饿感，使能量持续而缓慢地释放，并改善肠道菌群和肠道运动，促进粪便排出，对控制肥胖、降低血脂、减少便秘都有令人满意的作用。

3. 控制慢性病发病率

目前糖尿病、心脑血管病等慢性病发病率逐年增高。通过长期合理地选择食物，控制 GI 值，可以减少慢性病的发生。

4. 对运动员饮食有一定指导意义

短距离赛跑的运动员需要较强的爆发力，上学的孩子经常做剧烈运动和脑力活动，在这些情况下都需要身体快速释放能量，以供给肌肉及脑组织之需，因此，对这些人群必须适时给予能量释放快的食物，即高 GI 值的食物。但长跑运动员及进入第一和第二产程中的孕产妇，既需要较高能量，又需要能量持续缓慢释放，因而建议选择高能量且中等 GI 值的食物及补充剂。

三、为什么食物的 GI 值有差别

食物中含有不同数量和不同类型的糖，我们将这些糖统称为碳水化合物，其中有单糖、双糖、寡糖和多糖。这些糖在肠道内消化吸收的速度有快有慢，因此餐后血糖上升的速度和程度也不相同。

结构最小的糖，就是人们比较熟悉的单糖，比如葡萄糖、果糖以及乳糖分解而来的半乳糖，这些糖是人体不用消化就可直接快速吸收的糖，因此口感都较甜；但是同样是单糖，人体肠道对果糖的吸收速率要慢于葡萄糖，并且果糖在转化为葡萄糖的过程中需要一系列酶促反应，因此食入同等重量的果糖后，血糖上升较慢，即果糖的 GI 值远低于葡萄糖。所以，糖尿病孕妇可以适量选用一些富含果糖、虽味道甜但低 GI 值的水果，既可以满足孕妇普遍喜爱水果的心理需求，亦可在血糖控制稳定的条件下增加维生素、矿物质、膳食纤维等的摄入。因此，对于糖尿病孕妇来说："水果，我所欲也；血糖，亦我所欲也；两者可以得兼"！

人们常说的蔗糖、麦芽糖和牛奶中的乳糖等都属于双糖。麦芽糖在肠道内可很快分解成葡萄糖，它的 GI 值和葡萄糖基本类似或略高。蔗糖能分解成葡萄糖和果糖，它的 GI 值几乎是两者的平均值，比葡萄糖和麦芽糖低。

结构再大一点的是由 3~9 个单糖组成的寡糖，如麦芽糊精、大豆低聚糖（如棉子糖、水苏糖等）、低聚果糖等。前者是淀粉分解的中间产物，可进一步水解为葡萄糖；后两者则具有改善肠道菌群、促进排便的作用。

结构最大的糖是多糖，最常见的就是我们日常生活中常见的淀粉和膳食纤维。由于膳食纤维不在小肠内分解代谢，因此 GI 值也低。

附表 1–1　食物血糖生成指数（GI）

（数据来源：杨月欣 . 食物血糖生成指数：一个关于调节血糖的新概念 . 北京： 北京大学医学出版社，2004）

食物类	序号	食物名称	GI	食物类	序号	食物名称	GI
糖类					17	面条（硬质小麦粉，细，煮）	55.0
	1	葡萄糖	100.0		18	线面条(实心，细)	35.0
	2	绵白糖	83.8		19	通心面(管状，粗)	45.0
	3	蔗糖	65.0		20	面条（小麦粉，干，扁，粗）	46.0
	4	果糖	23.0		21	面条（硬质小麦粉，干，加鸡蛋，粗）	49.0
	5	乳糖	46.0		22	面条（硬质小麦粉，干，细）	55.0
	6	麦芽糖	105.0		23	馒头（富强粉）	88.1
	7	蜂蜜	73.0		24	粗麦粉	65.0
	8	胶质软糖	80.0		25	烙饼	79.6
	9	巧克力	49.0		26	油条	74.9
	10	MM巧克力	32.0		27	大米粥（普通）	69.4
	11	方糖	65.0		28	大米饭	83.2
谷类及制品					29	粘米饭（含直链淀粉高）	50.0
	12	小麦（整粒，煮）	41.0		30	粘米饭（含直链淀粉低）	88.0
	13	面条(小麦粉，湿)	81.6		31	糙米饭	70.0
	14	面条（强化蛋白质，细，煮）	27.0		32	黑米饭	55.0
	15	面条（全麦粉，细）	37.0		33	速食米饭	87.0
	16	面条（白，细，干）	41.0		34	稻麸	19.0

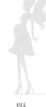

食物类	序号	食物名称	GI	食物类	序号	食物名称	GI
	35	糯米饭	87.0		58	马铃薯(用微波炉烤)	82.0
	36	大米糯米粥	65.3		59	马铃薯(烧烤,无油脂)	85.0
	37	黑米粥	42.3		60	马铃薯泥	73.0
	38	大麦(整粒,煮)	25.0		61	马铃薯粉条	13.6
	39	大麦粉	66.0		62	马铃薯片(油炸)	60.3
	40	黑麦(整粒,煮)	34.0		63	甘薯(山芋)	54.0
	41	玉米(甜,煮)	55.0		64	甘薯(红,煮)	76.7
	42	玉米面(粗粉,煮粥)	68.0		65	炸薯条	60.0
	43	玉米面粥(粗粉)	50.9		66	藕粉	32.6
	44	玉米糁粥	51.8		67	苕粉	34.5
	45	玉米片(市售)	78.5		68	粉丝汤(豌豆)	31.6
	46	玉米片(高纤维标签,市售)	74.0	豆类及制品			
	47	小米(煮饭)	71.0		69	黄豆(浸泡,煮)	18.0
	48	小米粥	61.5		70	黄豆(罐头)	14.0
	49	米饼	82.0		71	黄豆面(有面粉)挂面	66.6
	50	荞麦(黄)	54.0		72	豆腐(炖)	31.9
	51	荞麦面条	59.3		73	豆腐(冻)	22.3
	52	荞麦面馒头	66.7		74	豆腐干	23.7
	53	燕麦麸	55.0		75	绿豆	27.2
	54	马铃薯	62.0		76	绿豆挂面	33.4
	55	马铃薯(煮)	66.4		77	蚕豆(五香)	16.9
薯类、淀粉及制品					78	扁豆	38.0
	56	马铃薯(烤)	60.0		79	扁豆(红,小)	26.0
	57	马铃薯(蒸)	65.0		80	扁豆(绿,小)	30.0

续表

食物类	序号	食物名称	GI	食物类	序号	食物名称	GI
	81	扁豆(绿, 小, 罐头)	52.0		104	芋头 (蒸, 又称芋艿, 毛芋)	47.7
	82	小扁豆汤 (罐头)	44.0		105	朝鲜蓟	<15.0
	83	利马豆 (棉豆)	31.0		106	芦笋	<15.0
	84	利马豆(加5g蔗糖)	30.0		107	绿菜花	<15.0
	85	利马豆 (加10g蔗糖)	31.0		108	菜花	<15.0
	86	利马豆(嫩, 冷冻)	32.0		109	芹菜	<15.0
	87	鹰嘴豆	33.0		110	黄瓜	<15.0
	88	鹰嘴豆 (罐头)	42.0		111	茄子	<15.0
	89	咖喱鹰嘴豆(罐头)	41.0		112	鲜青豆	<15.0
	90	青刀豆	39.0		113	莴笋 (各种类型)	<15.0
	91	青刀豆 (罐头)	45.0		114	生菜	<15.0
	92	黑豆	42.0		115	青椒	<15.0
	93	罗马诺豆	46.0		116	西红柿	<15.0
	94	黑豆汤	64.0		117	菠菜	<15.0
	95	四季豆	27.0		118	西红柿汤	38.0
	96	四季豆(高压处理)	34.0	水果类及制品			
	97	四季豆 (罐头)	52.0		119	苹果	36.0
蔬菜类					120	美国苹果	40.0
	98	甜菜	64.0		121	梨	36.0
	99	胡萝卜 (金笋)	71.0		122	桃	28.0
	100	南瓜(倭瓜, 番瓜)	75.0		123	桃(罐头, 含果汁)	30.0
	101	麝香瓜	65.0		124	桃 (罐头, 含糖浓度低)	52.0
	102	山药 (薯蓣)	51.0		125	桃 (罐头, 含糖浓度高)	58.0
	103	雪魔芋	17.0		126	杏干	31.0

食物类	序号	食物名称	GI	食物类	序号	食物名称	GI
	127	杏 (罐头，含淡味果汁)	64.0		148	低脂奶粉	11.9
	128	李子	24.0		149	降糖奶粉	26.0
	129	樱桃	22.0		150	老年奶粉	40.8
	130	葡萄	43.0		151	克糖奶粉	47.6
	131	葡萄干	64.0		152	酸奶 (加糖)	48.0
	132	葡萄 (淡黄色，小，无核)	56.0		153	酸乳酪 (普通)	36.0
	133	猕猴桃	52.0		154	酸乳酪 (低脂)	33.0
	134	柑	43.0		155	酸乳酪 (低脂，加人工甜味剂)	14.0
	135	柚	25.0		156	豆奶	19.0
	136	巴婆果	58.0	方便食品			
	137	菠萝	66.0		157	大米 (即食，热水泡 1 分钟)	46.0
	138	芒果	55.0		158	大米 (即食，煮 6 分钟)	87.0
	139	芭蕉(甘蕉，板蕉)	53.0		159	小麦片	69.0
	140	香蕉	52.0		160	桂格燕麦片	83.0
	141	香蕉 (生)	30.0		161	荞麦方便面	53.2
	142	西瓜	72.0		162	即食羹	69.4
乳及乳制品					163	菅养饼	65.7
	143	牛奶	27.6		164	全麦维 (家乐氏)	42.0
	144	牛奶 (加糖和巧克力)	34.0		165	可可米 (家乐氏)	77.0
	145	牛奶 (加人工甜味剂和巧克力)	24.0		166	卜卜米 (家乐氏)	88.0
	146	全脂牛奶	27.0		167	比萨饼 (含乳酪)	60.0
	147	脱脂牛奶	32.0		168	汉堡包	61.0

妊娠合并糖尿病的营养治疗

续表

食物类	序号	食物名称	GI	食物类	序号	食物名称	GI
	169	白面包	87.9		189	竹芋粉饼干	66.0
	170	面包（全麦粉）	69.0		190	小麦饼干	70.0
	171	面包（粗面粉）	64.0		191	苏打饼干	72.0
	172	面色（黑麦粉）	65.0		192	格雷厄姆华饼干	74.0
	173	面包（小麦粉，高纤维）	68.0		193	华夫饼干	76.0
	174	面包（小麦粉，去面筋）	70.0		194	香草华夫饼干	77.0
	175	面包（小麦粉，含水果干）	47.0		195	膨化薄脆饼干	81.0
	176	面包（50%～80%碎小麦粒）	52.0		196	达能闲趣饼干	47.1
	177	面包（75%～80%大麦粒）	34.0		197	达能牛奶香脆	39.3
	178	面包（50%大麦粒）	46.0		198	达能阳光饼干	46.0
	179	面包（80%～100%大麦粉）	66.0		199	巧克力架	49.0
	180	面包（黑麦粒）	50.0		200	重糖重油蛋糕	54.0
	181	面包（45%～50%燕麦麸）	47.0		201	酥皮糕点	59.0
	182	面包（80%燕麦粒）	65.0		202	爆玉米花	55.0
	183	面包（混合谷物）	45.0		203	牛奶蛋糊（牛奶＋淀粉＋糖）	43.0
	184	新月形面包	67.0		204	黑五类粉	57.9
	185	棍子面包	90.0	饮料类			
	186	燕麦粗粉饼干	55.0		205	苹果汁	41.0
	187	油酥脆饼干	64.0		206	水蜜桃汁	32.7
	188	高纤维黑麦薄脆饼干	65.0		207	巴梨汁（罐头）	44.0

242

续表

食物类	序号	食物名称	GI	食物类	序号	食物名称	GI
	208	菠萝汁 (不加糖)	46.0		223	饺子 (三鲜)	28.0
	209	柚子汁 (不加糖)	48.0		224	包子 (芹菜猪肉)	39.1
	210	橘汁	52.0		225	硬质小麦粉肉馅馄饨	39.0
	211	葡萄汁	48.0		226	牛肉面	88.6
	212	可乐饮料	40.3		227	米饭 + 鱼	37.0
	213	芬达软饮料	68.0		228	米饭 + 芹菜炒猪肉	57.1
	214	芬达	34.0		229	米饭 + 炒蒜苗	57.9
	215	冰激凌	61.0		230	米饭 + 蒜苗炒鸡蛋	68.0
	216	冰激凌 (低脂)	50.0		231	米饭 + 红烧猪肉	73.3
	217	可乐 – 软饮	53 ± 7		232	玉米粉加人造黄油 (煮)	69.0
	218	软饮 / 苏打饮料	63.0		233	猪肉炖粉条	16.7
混合膳食及其他					234	西红柿汤	38.0
	219	馒头 + 芹菜炒鸡蛋	48.6		235	二合面窝头 (玉米面 + 面粉)	64.9
	220	馒头 + 酱牛肉	49.4		236	枣	103.0
	221	馒头 + 黄油	68.0		237	花生	14.0
	222	饼 + 鸡蛋炒木耳	48.4				

附录 1 食物血糖生成指数

附录 2

如何读懂食物标签

　　面对琳琅满目的商品，您会如何选购食物呢？其实除了受外包装吸引和口腹之欲的诱使，食物标签也是我们选购食品的得力助手。直接向消费者提供的预包装食品标签标示，应包括：食品名称、配料表、营养标签、净含量和规格、生产者和（或）经销者的名称、地址和联系方式、生产日期和保质期、储存条件、食品生产许可证编号、产品标准代号及其他需要标示的内容。在购买食品前，应该仔细阅读食品标签，寻找适合自己的产品。下面从营养角度出发，主要以配料和营养标签为例进行简单解读。

一、配料表

　　配料表中各种配料是按制造或加工食品时加入量的递减顺序排列的，排名在前的一般为该食品的主要原料。位于列表后面的多数为食品添加剂，提到这里，关于食品添加剂的各种疑惑呼之欲出。

1.1　食品添加剂种类

常见的食品添加剂主要为以下几种：

　　a. 防腐剂：常用的有苯甲酸钠、山梨酸钾、二氧化硫、乳酸等，用于果酱、蜜饯等的食品加工中。

　　b. 被膜剂：可防止微生物入侵，抑制水分蒸发或吸收。

　　c. 抗氧化剂：与防腐剂类似，可以延长食品的保质期。常用的有维生素 C、异维生素 C 等。

　　d. 着色剂：常用的合成色素有胭脂红、苋菜红、柠檬黄、靛蓝等。它们可改变食品的外观，增强食欲。

　　e. 增稠剂和稳定剂：可以改善或稳定冷饮食品的物理性状，使食品外观润滑细腻。例如，可使冰激凌等冷冻食品长期保持柔软、疏松的组织结构。

　　f. 营养强化剂：可增强和补充食品的某些营养成分如维生素、氨基酸、无机盐等。各种婴幼儿配方奶粉就含有各种营养强化剂。

　　g. 膨松剂：部分糖果和巧克力中添加膨松剂，可促使糖体产生二氧化碳，从而起到膨松的作用。常用的膨松剂有碳酸氢钠、碳酸氢铵、复合膨松剂等。

h.甜味剂：常用的人工合成的甜味剂有糖精钠、甜蜜素等。目的是增加甜味感。

i.酸味剂：部分饮料、糖果等常采用酸味剂来调节和改善香味效果，例如，柠檬酸、酒石酸、苹果酸、乳酸等。

j.增白剂：过氧化苯甲酰是面粉增白剂的主要成分。我国食品在面粉中允许添加最大剂量为 0.06g/kg。增白剂超标，会破坏面粉的营养，其水解后产生的苯甲酸会对肝脏造成损害，过氧化苯甲酰在欧洲等发达国家和地区已被禁止作为食品添加剂使用。

k.香料：香料有合成的，也有天然的，香型很多。例如，消费者常吃的各种口味巧克力，生产过程中广泛使用各种香料，使其具有各种独特的风味。

1.2 常见食物中的食品添加剂举例

1.2.1 酸奶

▶ 果胶（增稠剂）

推荐：增稠剂可提高食品的黏稠度，赋予食品黏润的口感，具有亲水性，也称水溶胶。目前使用广泛的是卡拉胶、黄原胶、果胶、海藻胶、海藻酸钠、琼脂以及改性淀粉、纤维素等自然界存在的高分子碳水化合物。

不良反应：有的增稠剂是淀粉水解产生的糊精、改性淀粉等，它们本身无毒无害，但容易升高血糖，甚至可能导致更剧烈的血糖反应。

（酸奶含有防腐作用的乳酸和乳酸菌素，所以不需添加防腐剂。）

1.2.2 冰激凌、雪糕

▶ 着色剂（日落黄、柠檬黄、胭脂红、苋菜红、亮蓝等都是食用合成色素，也称食用合成染料）

标准：我国规定，任何婴幼儿食品中严禁使用任何人工合成色素。

不良反应：因对人体有害，不能用于糕点及肉制品。

1.2.3 冷藏肉品

▶ 山梨酸钾（防腐剂）：山梨酸（钾）能有效地抑制霉菌、酵母菌和好氧性细菌的活性，还能防止肉毒杆菌、葡萄球菌、沙门氏菌等有害微生物的生长和繁殖。

推荐：山梨酸钾抗菌力强、毒性较小，可参与体内正常代谢，转化为二氧化碳和水，是世界公认的安全型防腐剂，尽管价格较贵，但不少国家已开始逐步用它取代苯甲酸钠。

▶ 亚硝酸钠（护色剂）：不仅可以使肉制品色泽红润，还可以抑菌、保鲜和防腐，目前还没有其他更为理想的添加剂替代它。

不良反应：过量食入可麻痹血管运动中枢、呼吸中枢及周围血管，更有研究认为其有一定致癌性。

标准：作为食品添加剂，亚硝酸钠可按 GB1907 生产，按 GB2760 规定量添加，肉食中最大使用量是 0.15g/kg，肉食中亚硝酸钠残留量在罐头中不得超过 0.05g/kg；肉制品不得超过 0.03g/kg。世界食品卫生科学委员会于 1992 年发布的人体安全摄入亚硝酸钠的标准为 0～0.1mg/kg 体重，按此标准使用和食用，对人体不会造成危害。

▶ D- 异抗坏血酸钠（抗氧化剂）：能防止腌制品中致癌物质——亚硝胺的形成，故而被中国食品添加剂协会评为"绿色食品添加剂"，可保持食品的色泽，自然风味，延长保质期，主要用于肉制品、水果、蔬菜、罐头、果酱、啤酒、汽水、果茶、果汁、葡萄酒等。

不良反应：基本无害，但是过量摄入会导致一系列的肠道与皮肤疾病。

▶ 红曲红（着色剂）：天然红色素，是微生物发酵的产物，目前并未发现对人体有害。可以用在调制乳、冷冻饮品、果酱、腐乳、糖果、方便米面制品、饼干、腌腊肉制品、醋、酱油、饮料、果冻、膨化食品上，不允许用在生鲜肉或调理肉制品中。

1.2.4　速冻面点食品（汤圆等）

▶ 糖精钠（甜味剂）：糖精钠是一种人工合成的甜味剂，又称可溶性糖精，是糖精的钠盐。一般认为，糖精钠在体内不被分解，不被利用，大部分从尿排出而不损害肾功能。

不良反应：致癌的可能性尚未完全排除。

标准：糖精钠的最大使用量是 0.15g/kg，婴幼儿食品中不得使用。在美国，凡是添加糖精钠做甜味剂的食品，均要求标有"糖精钠能引起动物肿瘤"的警告语。

▶ 甜蜜素（甜味剂）：甜蜜素是目前我国使用最多的甜味剂，成分是环己基氨基磺酸钠，调配于清凉饮料、加味水及果汁汽水中最适宜。因此，罐头、酱菜、饼干、蜜饯凉果等均有使用。

不良反应：对肝脏及神经系统有影响，对肝脏及肾脏代谢能力较弱的老人、孕妇、儿童的危害则更为明显，我国曾出现食品甜蜜素使用过量的情况，出口食品也曾因甜蜜素超标被退回。

标准：美国食品与药物管理局（FDA）在三十多年前就全面禁止使用甜蜜素，日本也禁止在食品中使用甜蜜素。然而，在我国，甜蜜素可作为甜味剂，按 GB 2760 中规定的范围和剂量使用。

▶ 苯甲酸（防腐剂）：苯甲酸和苯甲酸钠常在碳酸饮料、低盐酱菜、酱类、蜜饯、葡萄酒、果酒、软糖、酱油、食醋、果酱等食品中使用。

标准：美国FDA规定，苯甲酸被列为安全类食品添加剂，但毒性比山梨酸高。

▶ 核苷酸（营养强化剂）：最大使用量 0.58g/kg，主要用于增强鲜味。

▶ 磷酸三钙（抗结剂）：拥有抗凝、保持水分等多功能，最大使用量 10g/kg。

1.2.5 奶粉

▶ 磷脂（乳化剂）：磷脂具有使食物保持乳化和润湿性的作用。

标准：大豆磷脂制品被各国列为安全的多用途天然食品添加剂。

▶ 抗坏血酸棕榈酸酯（抗氧化剂）：维生素类抗氧化剂 L- 抗坏血酸及其盐类是常用的水溶性抗氧化剂。

标准：获国际粮农组织和世卫组织批准使用，每天摄入量为 1.25g/kg。在美国、欧盟都获批。在中国，L- 抗坏血酸棕榈酸酯也是唯一允许添加到婴儿食品中的抗氧化剂。

1.2.6 咖啡

▶ 二氧化硅（矽）（抗结剂）：能防止产品因吸潮受压形成的结块，同时具有吸附作用，是一种优良的抗结剂。用于蛋粉、奶粉、可可粉、糖粉、植物性粉末、速溶咖啡、粉状汤料。

▶ 黄原胶（汉生胶）（增稠剂）：最大使用量 10g/kg。

1.2.7 鸡精、味精

▶ 谷氨酸钠（增味剂）：主要用于增强鲜味。

不良反应：在消化过程中能分解出谷氨酸，后者在脑组织中经酶催化，可转变成一种抑制性神经递质。摄入过多时，对人体神经功能有抑制，从而出现眩晕、头痛、嗜睡、肌肉痉挛等一系列症状。

◐ 呈味核苷酸二钠（增味剂）：常与谷氨酸钠并用，其用量约为味精的 2%~10%，并有"强力味精"之称。

1.2.8 食用植物油

食用油中通常使用化学合成抗氧化剂，我国允许使用的抗氧化剂品种有 BHA、BHT、没食子酸丙酯、异山梨酸钠、维多酚等。抗氧化剂主要用于防止油脂氧化，为了达到更好的抗氧化效果，往往几种抗氧化剂复合使用。

◐ 二丁基羟基甲苯（BHT）：BHT 是我国主要的抗氧化剂。我国规定可用于食用油脂、油炸食品、饼干，最大使用量为 0.2g/kg。

◐ 没食子酸丙酯（PG）：PG 对猪油的抗氧化能力比 BHT 强些，我国规定可用于食用油脂、油炸食品、饼干等制品中，最大使用量 0.1g/kg。

◐ 特丁基对苯二酚（TBHQ）：低毒抗氧化剂，具有良好的抗细菌、霉菌的作用，可增强高脂肪含量的食品的防腐保鲜效果。用于食用油脂、油炸食品、饼干、方便面等。

1.2.9 面粉

◐ 过氧化苯甲酰和过氧化钙（增白剂）：过氧化苯甲酰中含有微量砷和铅，欧盟等发达国家于 1997 年已禁止将过氧化苯甲酰作为食品添加剂使用。过氧化苯甲酰主要是通过氧化作用，使面粉中的色素氧化分解达到增白的目的，本身还原为苯甲酸残留在面粉中。过氧化苯甲酰除了增白作用外，不能改善小麦粉的质量。

标准：所有欧盟成员国规定过氧化苯甲酰和过氧化钙都不得用于任何食品中。澳大利亚和新西兰也规定，过氧化苯甲酰不得用于小麦粉中，仅可作其他食品的加工助剂使用，其最终残留物不得超过 40mg/kg。

1.2.10 陈醋、果醋、白醋

苯甲酸钠，山梨酸钾（见前文）

1.2.11 可乐

◐ 阿斯巴甜（甜味剂）：又称甜味素、天苯糖等。这种低热量甜味剂比普通糖甜约 200 倍，因甜度高而用量极少，故而热量极低。

标准：安全性高，被联合国食品添加剂委员会列为 GRAS 级（公认安全），至今已在世界各地 100 多个国家的 6000 多种产品中积累了 19 年的成功使用经验。我国于 1986 年批准在食品中应用，常用于乳制品、糖果等。其化学特点是热稳定性差，80℃以上易失去甜味，故不适合用于烘焙。

不良反应：联合国粮农组织和世卫联合食品添加剂专家委员会规定，阿斯巴甜每日允许的摄取量为40mg/kg体重，且孕妇及哺乳的母亲最好不要食用。不过，国内食品包装上一般都不标注添加量，阿斯巴甜不适合苯丙酮尿症患者使用，美国使用商家要求在标签上标明"苯丙酮尿症患者不宜使用"的警示。

○ 蔗糖素（甜味剂）：即三氯蔗糖，是在蔗糖加工的基础上提取而成的，在很多用途上能取代蔗糖，适用于碳酸饮料、烘焙食品等十多类食品。它是目前唯一以蔗糖为原料生产的功能性甜味剂，其甜度是蔗糖的600倍。

标准：美国FDA于1988年批准蔗糖素可以被用于15类食品，包括作为餐桌上的甜味剂及用于饮料、口香糖、冷冻甜点、果汁和果冻等食品。1999年，FDA批准蔗糖素作为通用甜味剂用于所有食品。

1.2.12　茶饮料

○ 安赛蜜（甜味剂）：是一种人工合成的新型甜味剂，是中老年人、肥胖患者、糖尿病患者理想的甜味剂，具有对热和酸稳定性好等特点。甜度是蔗糖的几十倍甚至上百倍，主要在焙烤食品和酸性饮料中使用。

不良反应：摄入过量会对肝肾功能较差的人构成危害。

标准：我国原卫生部于1992年5月正式批准安赛蜜用于食品、饮料领域，但不得超标使用，其使用量为0.3g/kg。安赛蜜的安全性高，联合国粮农组织和世卫联合食品添加剂专家委员会同意安赛蜜用作A级食品添加剂。

1.2.13　维生素饮料

○ 柠檬酸钠（酸味剂）：制备柠檬酸钠的原料基本来源于粮食，因而安全可靠，对人类健康不会产生危害。

标准：联合国粮农与世界卫生组织认为该品属于无毒品，对其每日摄入量不作任何限制。我国也规定，在食品加工中柠檬酸钠可以按生产需要适量使用。

1.2.14　运动饮料

○ 柠檬酸（酸味剂）：柠檬酸普遍用于各种饮料、糖果、点心、乳制品等食品的制造。

不良反应：过量摄取，儿童可能表现出神经系统不稳定、易兴奋；成人则为肌肉痉挛等。基于柠檬酸对钙的代谢可能产生的影响，经常食用罐头、饮料、果酱、酸味糖果的人们，要注意补钙。胃酸过多、龋齿和糖尿病患者不宜经常食用柠檬酸。柠檬酸不能加在纯奶里，否则会引起纯奶凝固。

1.2.15 功能饮料

▶ 牛磺酸（营养强化剂）：又称 α- 氨基乙磺酸，最早由牛黄中分离出来。它是一种含硫的氨基酸，在体内以游离状态存在，不参与体内蛋白的生物合成。

标准：美国、日本等国规定，婴幼儿及儿童食品中必须添加牛磺酸。

1.2.16 油条

▶ 膨松剂：是在以小麦粉为主的焙烤食品中添加，使之口感柔松可口、体积膨大。

标准：我国准许使用的膨松剂有碳酸氢钠、碳酸氢铵、磷酸氢钙、硫酸铝钾（钾明矾）、碳酸钾、沉淀碳酸钙、复合疏松剂等。

不良反应：近年来的研究表明，膨松剂中的铝对人体健康不利，因而应适当减少硫酸铝钾和硫酸铝铵等在食品生产中的应用。

1.2.17 口香糖

▶ 木糖醇（甜味剂）：木糖醇是一种具有营养价值的甜味物质，也是人体糖类代谢的正常中间体。健康的人，即使不吃任何含有木糖醇的食物，100ml 血液中也含有 0.03 ~ 0.06mg 的木糖醇。在自然界中，木糖醇广泛存在于各种水果、蔬菜中，但含量很低。商品木糖醇是用玉米芯、甘蔗渣等农业作物，经过深加工而制得的。热量低是它的一大特点：2.4kcal/g，比其他的碳水化合物少 40%。木糖醇从 20 世纪 60 年代开始应用于食品中，成为糖尿病患者欢迎的一种甜味剂，也是防龋齿的最好甜味剂。

不良反应：木糖醇不会被胃里的酶分解，直接进入肠道，吃多了会对胃肠有一定的刺激。由于木糖醇在肠道内吸收率不到 20%，易在肠壁积累，造成腹泻或胀气。

二、营养标签

营养标签是预包装食品标签的一部分，指食品外包装上面的营养信息，包括营养成分表、营养声称和营养成分功能声称三部分。《美国预防医学杂志》中，Kreuter 等的研究表明，在选购食品时经常关注营养标签的消费者有更健康的饮食习惯。因此，想选购更具有营养价值的食物，需要关注营养标签。

2.1 营养成分表

如附表 2-1 所示,这样的营养标签该如何解读呢?

附表 2-1 营养成分表

项目	每 100g 或 100ml 或每份	营养素参考值 % 或 NRV%
能量	千焦（kJ）	%
蛋白质	克（g）	%
脂肪	克（g）	%
——饱和脂肪	克（g）	%
胆固醇	毫克（mg）	%
碳水化合物	克（g）	%
——糖	克（g）	
膳食纤维	克（g）	%
钠	毫克（mg）	%
维生素 A	微克视黄醇当量（μg RE）	%
钙	毫克（mg）	%

附表 2-1 中第二列为每 100g 或 100ml 或每份该食品中营养素的含量;第三列为营养成分含量占营养素参考值（nutrient reference values,NRV）的百分数。

2.2 营养声称

营养声称一般位于营养成分表下方。附表 2-2 为《GB 2805—2011 食品安全国家标准预包装食品营养标签通则》中关于能量和营养成分含量声称的要求和条件,我们可以参照此表了解营养声称的隐含意思。

附表 2-2 能量和营养成分含量声称的要求和条件

项目	含量声称方式	含量要求[a]	限制性条件
能量	无能量	≤ 17kJ/100g（固体）或 100ml（液体）	其中脂肪提供的能量是总能量的 50%
	低能量	≤ 170kJ/100g 固体 ≤ 80kJ/100ml 液体	

项目	含量声称方式	含量要求 [a]	限制性条件
蛋白质	低蛋白质	来自蛋白质的能量是总能量的 5%	总能量指每 100g/ml 或每份
	低蛋白质来源，或含有蛋白质	每 100g 的含量 ≥ 10%NRV 每 100ml 的含量 ≥ 5%NRV 或者 每 420kJ 的含量 ≥ 5%NRV	
	高，或富含蛋白质	每 100g 的含量 ≥ 20%NRV 每 100ml 的含量 ≥ 10%NRV 或者 每 420kJ 的含量 ≥ 10%NRV	
脂肪	无或不含脂肪	≤ 0.5g/100g（固体）或 100ml（液体）	
	低脂肪	≤ 3g/100g 固体；≤ 1.5g/100ml 液体	
	瘦	脂肪含量 ≤ 10%	仅指畜肉类和禽肉类
	脱脂	液态奶和酸奶：脂肪含量 ≤ 0.5%；乳粉：脂肪含量 ≤ 1.5%。	仅指乳品类
	无或不含饱和脂肪	≤ 0.1g/100g（固体）或 100ml（液体）	指饱和脂肪及反式脂肪的总和
	低饱和脂肪	≤ 1.5g/100g 固体 ≤ 0.75g/100ml 液体	1．指饱和脂肪及反式脂肪的总和 2．其提供的能量占食品总能量的 10% 以下
	无或不含反式脂肪酸	≤ 0.3g/100g（固体）或 100ml（液体）	
胆固醇	无或不含胆固醇	≤ 5mg/100g（固体）或 100ml（液体）	应同时符合低饱和脂肪的声称含量要求和限制性条件
	低胆固醇	≤ 20mg/100g 固体 ≤ 10mg/100ml 液体	

项目	含量声称方式	含量要求 [a]	限制性条件
碳水化合物（糖）	无或不含糖	≤ 0.5g/100g（固体）或 100ml（液体）	
	低糖	≤ 5g/100g（固体）或 100ml（液体）	
	低乳糖	乳糖含量 ≤ 2g/100g（ml）	仅指乳品类
	无乳糖	乳糖含量 ≤ 0.5g/100g（ml）	
膳食纤维	膳食纤维来源或含有膳食纤维	≥ 3g/100g（固体）≥ 1.5g/100ml（液体）或 ≥ 1.5g/420kJ	膳食纤维总量符合其含量要求；或者可溶性膳食纤维、不溶性膳食纤维或单体成分任一项符合含量要求
	高或富含膳食纤维或良好来源	≥ 6g/100g（固体）≥ 3g/100ml（液体）或 ≥ 3g/420kJ	
钠	无或不含钠	≤ 5mg/100g 或 100ml	符合"钠"声称的声称时，也可用"盐"字代替"钠"字，如"低盐""减少盐"等
	极低钠	≤ 40mg/100g 或 100ml	
	低钠	≤ 120mg/100g 或 100ml	
维生素	维生素 × 来源或含有维生素 ×	每 100g 中 ≥ 15%NRV 每 100mL 中 ≥ 7.5%NRV 或 每 420kJ 中 ≥ 5%NRV	含有"多种维生素"指 3 种和（或）3 种以上维生素含量符合"含有"的声称要求
	高或富含维生素 ×	每 100g 中 ≥ 30%NRV 每 100ml 中 ≥ 15%NRV 或 每 420kJ 中 ≥ 10%NRV	富含"多种维生素"指 3 种和（或）3 种以上维生素含量符合"富含"的声称要求
矿物质（不包括钠）	× 来源，或含有 ×	每 100g 中 ≥ 15%NRV 每 100ml 中 ≥ 7.5%NRV 或 每 420kJ 中 ≥ 5%NRV	含有"多种矿物质"指 3 种和（或）3 种以上矿物质含量符合"含有"的声称要求
	高，或富含 ×	每 100g 中 ≥ 30%NRV 每 100ml 中 ≥ 15%NRV 或 每 420kJ 中 ≥ 10%NRV	富含"多种矿物质"指 3 种和（或）3 种以上矿物质含量符合"富含"的声称要求

注：a：用"份"作为食品计量单位时，也应符合 100g（ml）的含量要求才可以进行声称。

2.3 能量和营养成分功能声称标准用语

本附录规定了能量和营养成分功能声称标准用语。

2.3.1 能量

人体需要能量来维持生命活动。

机体的生长发育和一切活动都需要能量。

适当的能量可以保持良好的健康状况。

能量摄入过高、缺少运动与超重、肥胖有关。

2.3.2 蛋白质

蛋白质是人体的主要构成物质并提供多种氨基酸。

蛋白质是人体生命活动中必需的重要物质。

蛋白质有助于组织的形成和生长。

蛋白质有助于构成或修复人体组织。

蛋白质有助于组织的形成和生长。

蛋白质是组织形成和生长的主要营养素。

2.3.3 脂肪

脂肪提供高能量。

每日膳食中脂肪提供的能量比例不宜超过总能量的30%。

脂肪是人体的重要组成成分。

脂肪可辅助脂溶性维生素的吸收。

脂肪提供人体必需脂肪酸。

（1）饱和脂肪

饱和脂肪可促进食品中胆固醇的吸收。

饱和脂肪摄入过多有害健康。

过多摄入饱和脂肪可使胆固醇增高，摄入量应少于每日总能量的10%。

（2）反式脂肪酸

每天摄入反式脂肪酸不应超过2.2g，过多摄入有害健康。

反式脂肪酸摄入量应少于每日总能量的1%，过多摄入有害健康。

过多摄入反式脂肪酸可使血液胆固醇增高，从而增加心血管疾病发生的风险。

2.3.4 胆固醇
成人一日膳食中胆固醇摄入总量不宜超过 300mg。

2.3.5 碳水化合物
碳水化合物是人类生存的基本物质和能量主要来源。

碳水化合物是人类能量的主要来源。

碳水化合物是血糖生成的主要来源。

膳食中碳水化合物应占能量的 60% 左右。

2.3.6 膳食纤维
膳食纤维有助于维持正常的肠道功能。

膳食纤维是低能量物质。

2.3.7 钠
钠能调节机体水分，维持酸碱平衡。

成人每日食盐的摄入量不超过 6g。

钠摄入过多有害健康。

2.3.8 维生素 A
维生素 A 有助于维持暗视力。

维生素 A 有助于维持皮肤和黏膜健康。

2.3.9 维生素 D
维生素 D 可促进钙的吸收。

维生素 D 有助于骨骼和牙齿的健康。

维生素 D 有助于骨骼形成。

2.3.10 维生素 E
维生素 E 有抗氧化作用。

2.3.11 维生素 B_1
维生素 B_1 是能量代谢中不可缺少的成分。

维生素 B_1 有助于维持神经系统的正常生理功能。

2.3.12 维生素 B_2
维生素 B_2 有助于维持皮肤和黏膜健康。

维生素 B_2 是能量代谢中不可缺少的成分。

2.3.13 维生素 B$_6$

维生素 B$_6$ 有助于蛋白质的代谢和利用。

2.3.14 维生素 B$_{12}$

维生素 B$_{12}$ 有助于红细胞形成。

2.3.15 维生素 C

维生素 C 有助于维持皮肤和黏膜健康。

维生素 C 有助于维持骨骼、牙龈的健康。

维生素 C 可以促进铁的吸收。

维生素 C 有抗氧化作用。

2.3.16 烟酸

烟酸有助于维持皮肤和黏膜健康。

烟酸是能量代谢中不可缺少的成分。

烟酸有助于维持神经系统的健康。

2.3.17 叶酸

叶酸有助于胎儿大脑和神经系统的正常发育。

叶酸有助于红细胞形成。

叶酸有助于胎儿正常发育。

2.3.18 泛酸

泛酸是能量代谢和组织形成的重要成分。

2.3.19 钙

钙是人体骨骼和牙齿的主要组成成分，许多生理功能也需要钙的参与。

钙是骨骼和牙齿的主要成分，并维持骨密度。

钙有助于骨骼和牙齿的发育。

钙有助于骨骼和牙齿更坚固。

2.3.20 镁

镁是能量代谢、组织形成和骨骼发育的重要成分。

2.3.21 铁

铁是血红细胞形成的重要成分。

铁是血红细胞形成的必需元素。

铁对血红蛋白的产生是必需的。

2.3.22 锌

锌是儿童生长发育的必需元素。

锌有助于改善食欲。

锌有助于皮肤健康。

2.3.23 碘

碘是使甲状腺发挥正常功能的元素。

2.4 致敏物质

此外，还需注意食物标签中的致敏物质提示，包括配料表所含原料及加工过程中可能带入的致敏物质及其制品。例如：

（1）含有麸质的谷物及其制品（如小麦、黑麦、大麦、燕麦、斯佩尔特小麦或它们的杂交品系）。

（2）甲壳纲类动物及其制品（如虾、龙虾、蟹等）。

（3）鱼类及其制品。

（4）蛋类及其制品。

（5）花生及其制品。

（6）大豆及其制品。

（7）乳及乳制品（包括乳糖）。

（8）坚果及其果仁类制品。

三、特殊膳食用食品标签

特殊膳食用食品是指为满足特殊的身体或生理状况和（或）满足疾病、紊乱等状态下的特殊膳食需求，专门加工或配方的食品，主要包括婴幼儿配方食品、婴幼儿辅助食品、特殊医学用途配方食品及其他特殊膳食用食品。这类食品的适宜人群、营养素和（或）其他营养成分的含量要求等有一定特殊性，对其标签内容如能量和营养成分、食用方法、适宜人群的标示等有特殊要求。特殊膳食用食品作为食品的一个类别，虽然其产品配方设计有明确的针对性，但其目的是为目标人群提供营养支持，不具有预防疾病、治疗等功能，因此 GB 13432—2013 明确要求特殊膳食用食品标签不应涉及疾病预防、治疗功能。

参考文献

［1］ Krater M W，Brennan L K，Scarf D P，et al. Do nutrition label readers eat healthier diets? Behavioral correlates of adults' use of food labels［J］. Am J Prev Med，1997，13（4）：277–283.

［2］ 中华人民共和国国家标准化指导性技术文件（GB 7718-2011）. 预包装食品标签通则. http://www.nhfpc.gov.cn/cmsresources/mohwsjdj/cmsrsdocument/doc11940.pdf.

［3］ 中华人民共和国国家标准（GB 28050-2011）. 食品安全国家标准《预包装食品营养标签则》. http://www.nhfpc.gov.cn/ewebeditor/uploadfile/2013/02/20130204161215710.pdf.

［4］ 中华人民共和国国家标准化指导性技术文件（GB/Z 21922-2008）. 食品营养成分基本术语. http://www.foods-info.com/Upload/2008924182255629.pdf.

［5］ 中华人民共和国国家标准（GB 13432-2013）. 食品安全国家标准《预包装特殊膳食用食品标签》. http://www.nhfpc.gov.cn/ewebeditor/uploadfile/2014/01/20140110084636653.pdf.

［6］ 中华人民共和国国家标准（GB 2760-2011）. 食品安全国家标准《食品添加剂使用标准》. http://www.nhfpc.gov.cn/cmsresources/mohwsjdj/cmsrsdocument/doc11938.pdf.

附录3

1500~2300kcal
示范食谱

一、1500kcal 食谱

周一食谱

早餐	全麦馒头 1 个（全麦粉 50g）
	牛奶 1 杯（牛奶 160ml）
	西红柿鸡蛋汤（西红柿 100g，鸡蛋 35g）
加餐	苹果（苹果 100g）
午餐	二米饭（大米 50g，小米 25g）
	鸡片炒菜花（鸡胸脯肉 25g，菜花 100g）
	素炒小白菜（小白菜 100g）
	红烧猪小排 2 块（肋排 50g）
	紫菜蛋汤（紫菜 2g，鸡蛋 15g）
加餐	酸奶 100ml
晚餐	杂粮粥（大米 15g，紫米 5g）、花卷（面粉 50g）
	醋熘白菜木耳（白菜 150g，木耳 5g）
	烧豆腐（北豆腐 100g）
加餐	燕麦粥（燕麦 25g）
全天烹调油	20g
全天食盐	6g

本食谱提供能量 1519kcal，蛋白质 63g（产能比 16%），脂肪 51g（产能比 29%），碳水化合物 212g（产能比 55%）。

周二食谱

早餐	全麦花卷 1 个（全麦粉 50g）
	牛奶 1 杯（牛奶 160ml）
	酱牛肉（牛腱子 35g）、拌白菜丝（白菜 50g）
加餐	芦柑（芦柑 150g）
午餐	红豆米饭（大米 50g，红豆 25g）
	黄瓜拌豆腐丝（黄瓜 100g，豆腐丝 50g）
	肉丝炒豆芽（猪里脊 25g，豆芽 100g）
	虾米冬瓜汤（虾米 5g，冬瓜 75g）
加餐	酸奶（酸奶 100ml）
晚餐	二米粥（大米 15g，小米 5g）、馒头（面粉 50g）
	蒜蓉芥蓝（芥蓝 150g，蒜 5g）
	烧草鱼（草鱼 200g）

加餐	燕麦粥（燕麦 25g）
全天烹调油	20g
全天食盐	6g

本食谱提供能量 1533kcal，蛋白质 83g（产能比 21%），脂肪 47g（产能比 27%），碳水化合物 203g（产能比 52%）。

周三食谱

早餐	全麦面包 2 片（全麦粉 50g）
	牛奶 1 杯（牛奶 160ml）
	煎鸡蛋（鸡蛋 45g）
加餐	草莓（草莓 200g）
午餐	红豆米饭（大米 50g，红豆 25g）
	豆浆 300ml（黄豆 10g，芝麻 5g，花生 5g）
	香菇油菜（香菇 5g，油菜 150g）
	炒三丁（生笋 50g，胡萝卜 50g，鸡胸 35g）
加餐	酸奶（酸奶 100ml）
晚餐	二米饭（大米 50g，大麦米 25g）
	蚝油生菜（生菜 100g，蚝油 5g）
	肉片烧茭白（里脊 50g，茭白 75g）
加餐	燕麦粥（燕麦 25g）
全天烹调油	20g
全天食盐	6g

本食谱提供能量 1519kcal，蛋白质 67g（产能比 17%），脂肪 48g（产能比 27%），碳水化合物 220g（产能比 56%）。

周四食谱

早餐	汤面（荞麦粉 50g，菠菜 50g，鸡蛋 45g）
	牛奶 1 杯（牛奶 160ml）
加餐	西瓜（西瓜 500g）
午餐	糙米饭（糙米 25g，大米 50g）
	冬瓜鱼丸汤（冬瓜 200g，香菜 10g，鲅鱼 100g）
	杭椒牛柳（牛里脊 35g，杭椒 75g）
加餐	酸奶（酸奶 100ml）

晚餐	绿豆粥（绿豆 10g，大米 10g）、开花馒头（面粉 50g）
	葱烧青虾（青虾 150g，大葱 25g）
	上汤娃娃菜（娃娃菜 150g）
加餐	山药（山药 150g）
全天烹调油	20g
全天食盐	6g

本食谱提供能量 1512kcal，蛋白质 81.9g（产能比 22%），脂肪 38.6g（产能比 23%），碳水化合物 220.1g（产能比 55%）。

周五食谱

早餐	馄饨（全麦粉 50g，虾仁 100g，韭黄 100g）
加餐	香蕉（香蕉 150g）、鲜奶（鲜奶 160ml）
午餐	米饭（大米 50g）
	酸汤肥牛（牛肉 75g，莴笋 100g，木耳 5g，粉丝 25g）
	西红柿菜花（西红柿 50g，菜花 100g）
加餐	酸奶（酸奶 100ml）
晚餐	杂粮饭（大米 50g，大麦米 5g，高粱米 20g）
	酱炒茼蒿（茼蒿 150g，大酱 10g）
	烧黄鱼（黄花鱼 100g）
	葱头豆干（葱头 50g，豆腐干 35g）
加餐	山药粥（山药 100g，大米 10g）
全天烹调油	20g
全天食盐	6g

本食谱提供能量 1544kcal，蛋白质 76g（产能比 20%），脂肪 40g（产能比 24%），碳水化合物 228g（产能比 56%）。

周六食谱

早餐	玉米面粥（玉米面 25g）、花卷（面粉 25g）
	牛奶 1 杯（牛奶 160ml）
	五香鸡蛋（鸡蛋 45g）
加餐	芒果（芒果 300g）
午餐	红薯粥（大米 25g，红薯 100g）、馒头（面粉 25g）
	炒芹菜木耳（芹菜 100g，木耳 5g）

	蒜蓉蒸鲍鱼（鲍鱼 150g）
加餐	酸奶（酸奶 100ml）
晚餐	杂粮饭（大米 50g，燕麦 25g）
	蒜蓉芦笋（芦笋 100g）
	肉片鲜蘑油菜（里脊 50g，鲜蘑 150g，油菜 100g）
加餐	玉米（玉米 400g）
全天烹调油	20g
全天食盐	6g

本食谱提供能量 1495kcal，蛋白质 66g（产能比 18%），脂肪 42g（产能比 26%），碳水化合物 230g（产能比 56%）。

周日食谱

早餐	西红柿鸡蛋打卤面（全麦粉 50g，西红柿 100g，鸡蛋 45g）
	牛奶 1 杯（牛奶 160ml）
加餐	京白梨（京白梨 200g）
午餐	米饭（红薯 50g，大米 50g）
	蒜蓉油麦菜（油麦菜 150g）
	香煎鳕鱼（鳕鱼 200g）
	紫菜萝卜丝汤（白萝卜 100g，紫菜 5g）
加餐	酸奶（酸奶 100ml）
晚餐	二米饭（大米 50g，小米 25g）
	拌西兰花（西兰花 100g）
	鲫鱼豆腐汤（鲫鱼 100g，豆腐 25g，生菜 100g）
加餐	寿司（大米 15g，糯米 5g，紫菜 3g，金枪鱼 15g）
全天烹调油	20g
全天食盐	6g

本食谱提供能量 1514kcal，蛋白质 76g（产能比 20%），脂肪 40g（产能比 24%），碳水化合物 224g（产能比 56%）。

二、1600kcal 食谱

周一食谱

早餐	鲜奶 1 杯 / 盒（牛奶 200ml）
	全麦面包（面包 75g）
	鸡蛋 1 个（鸡蛋 50g）
	圣女果（圣女果 100g）
加餐	核桃 2 颗（核桃 15g）
午餐	杂粮米饭 3/4 碗（荞麦 30g，白米 45g）
	白切鸡 4 块（鸡肉 50g）
	芹菜丝炒肉丝 1/3 碗（瘦肉 25g，芹菜 50g）
	清炒菜心 1 碗（菜心 200g）
	西红柿鸡蛋汤 1 碗（西红柿 50g，鸡蛋 25g）
加餐	奇异果 1 个（奇异果 50g）、苹果 1 个（苹果 100g）
晚餐	杂粮米饭 3/4 碗（玉米楂 30g，白米 45g）
	清蒸鳜鱼（鳜鱼 75g）
	豆腐煮牛肉（牛肉 25g，豆腐 75g）
	上汤菠菜（菠菜 200g）
加餐	低脂牛奶（牛奶 200ml）、燕麦片（燕麦 15g）
全天烹调油	20g
全天食盐	5g

本食谱提供能量 1660kcal，蛋白质 72g（产能比 17%），脂肪 50g（产能比 27%），碳水化合物 232g（产能比 56%）。

周二食谱

早餐	鲜奶 1 杯 / 盒（牛奶 200ml）
	鸡蛋荞麦面条 1 碗（荞麦面 50g，鸡蛋 1 个，蔬菜 100g）
加餐	大杏仁 7 颗（杏仁 15g）
午餐	杂粮米饭 3/4 碗（糙米 30g，白米 45g）
	西红柿煮鱼（鲈鱼 100g，西红柿 150g）
	清蒸排骨 3 块（猪肋排 80g）
	枸杞叶瘦肉汤 1 碗（枸杞叶 100g，瘦肉少量）

加餐	橙子1个（200g）、玉米棒（玉米 150g）
晚餐	杂粮杂豆粥（玉米糁 10g，燕麦 10g，大麦 25g，绿豆 10g，红豆 10g，白米 10g）
	冬瓜焖鸡（鸡 50g，冬瓜 150g）
	木耳豆干西芹炒肉丝 1/2 碗（豆干 15g，瘦肉 15g，西芹 100g，木耳 15g）
	白灼西兰花 1 碗（西兰花 200g）
加餐	鲜牛奶 1 杯 / 盒（牛奶 200ml）
全天烹调油	20g
全天食盐	5g

本食谱提供能量 1596kcal，蛋白质 75g（产能比 19%），脂肪 48g（产能比 27%），碳水化合物 216g（产能比 54%）。

周三食谱

早餐	燕麦玉米粥 1 碗（燕麦 15g，新鲜玉米 50g 或玉米糁 15g）
	蒸饺 6 只（皮 50g，肉馅 25g，白菜 50g）
	鸡蛋 1 个（鸡蛋 50g）
加餐	鲜牛奶 1 杯 / 盒（牛奶 200ml）
午餐	芝士焗肉酱意粉（意大利粉 75g，西红柿 100g，瘦肉 50g，鸡蛋 25g，低脂奶酪 20g）
	杂菜汤 1 碗（芹菜 50g，包菜 50g，白萝卜 100g）
加餐	奇异果 1 个（50g）、腰果 10 颗（15g）
晚餐	五谷米饭 1 碗（红米、黑米、小米、白米、玉米糁各 15g）
	西兰花炒牛肉（牛肉 25g，西兰花 150g）
	清蒸银鳕鱼（鳕鱼 75g）
	枸杞猪肝汤 1 碗（枸杞 200g，猪肝 25g）
加餐	苹果（苹果 100g）、无糖低脂酸奶（酸奶 200ml）
全天烹调油	20g
全天食盐	5g

本食谱提供能量 1640kcal，蛋白质 74g（产能比 18%），脂肪 54g（产能比 29%），碳水化合物 215g（产能比 53%）。

周四食谱

早餐	燕麦菜肉包 2 小个（全麦粉 50g，肉 25g，白菜 50g）
	鲜牛奶 1 杯 / 盒（牛奶 200ml）
	鸡蛋 1 个（鸡蛋 50g）
加餐	蔬菜沙拉 1 碗（青瓜、西红柿、生菜、玉米各 50g，橄榄油醋汁 1 茶匙）
午餐	杂粮米饭 3/4 碗（红米 25g，荞麦 25g，白米 25g）
	炒四丝 1 碗（瘦肉 25g，鸡蛋半个，四季豆、芹菜各 75g）
	金针木耳蒸鸡（鸡肉 50g，金针菇及黑木耳各 10g）
	清炒芥菜半碗（100g）
加餐	核桃（核桃 2 颗）、沙田柚（沙田柚 200g）
晚餐	杂粮米饭 3/4 碗（燕麦 30g，白米 45g）
	莴笋炒鱼片（莴笋 100g，鱿鱼 100g）
	苦瓜肉片（瘦肉 25g，苦瓜 100g）
	木瓜牛奶清汤 1 碗（木瓜 200g，牛奶 50g）
加餐	低脂奶（低脂奶 200g）、苏打饼干（饼干 15g）
全天烹调油	20g
全天食盐	5g

本食谱提供能量 1630kcal，蛋白质 72g（产能比 18%），脂肪 52g（产能比 28.5%），碳水化合物 220g（产能比 53.5%）。

周五食谱

早餐	火腿芝士通心粉（通心粉 50g，火腿肉 25g，低脂奶酪 20g，西红柿 100g，鲜玉米 50g，西兰花 100g）
	杏仁 7 颗（15g）
加餐	鲜奶 100ml，奇异果 1 个（50g）
午餐	杂粮米饭 3/4 碗（燕麦仁 30g，白米 45g）
	煎酿豆腐 3 块（硬豆腐 100g，鱼肉和瘦肉馅共 50g）
	雪里蕻炒肉（瘦肉 15g，雪里蕻 100g）
	水煮菜心（菜心 150g）
加餐	无糖酸奶 1 杯（酸奶 150ml）、樱桃（樱桃 100g）
晚餐	荞麦米饭 3/4 碗（荞麦 40g，白米 35g）
	清蒸鲈鱼（鲈鱼 100g）
	肉末蒸秋葵（秋葵 100g，瘦肉 15g）
	盐水小棠菜 1 碗（棠菜 200g）

加餐	橙子（100g）、无糖饼干（15g）
全天烹调油	20g
全天食盐	5g

本食谱提供能量 1640kcal，蛋白质 73g（产能比 18%），脂肪 53g（产能比 29%），碳水化合物 217g（产能比 53%）。

周六食谱

早餐	生菜鸡蛋汤荞麦面（荞麦面 50g，鸡蛋 50g，生菜 100g）
	杏仁 7 颗（15g）
加餐	鲜奶（鲜奶 200ml）、圣女果（圣女果 100g）
午餐	杂粮米饭 3/4 碗（玉米糁 30g，白米 45g）
	什锦菜 1 碗（四角豆、杏鲍菇、木耳、芹菜各 50g，豆干 25g）
	清蒸太阳鱼（鲈鱼 100g）
	苦瓜瘦肉汤 1 碗（瘦肉 15g，苦瓜 100g）
加餐	樱桃（樱桃 50g）、西柚（西柚 100g）
晚餐	燕麦饭 3/4 碗（燕麦 40g，白米 35g）
	肉酱嫩豆腐（蒸或焖）（瘦肉 25g，嫩豆腐 100g）
	清炖鸡（鸡肉 50g）
	上汤西洋菜 1 碗（青菜 200g）
加餐	无糖酸奶 1 杯（酸奶 150ml）
全天烹调油	20g
全天食盐	5g

本食谱提供能量 1644kcal，蛋白质 70g（产能比 17%），脂肪 52g（产能比 28.5%），碳水化合物 224g（产能比 54.5%）。

周日食谱

早餐	燕麦玉米粥 1 碗（燕麦 15g，鲜玉米 50g 或玉米糁 15g）
	排骨蒸粉（排骨肉 35g，陈村粉或猪肠粉 100g）
	凉拌沙拉 1 碗（西生菜、苦苣菜、青瓜各 50g）
加餐	鲜奶（鲜奶 200ml）
午餐	杂粮米饭 3/4 碗（红米 30g，小米 15，白米 30g）
	发菜鱼球炒芥蓝（鲮鱼肉 75g，芥蓝 100g）

	西葫芦炒牛肉（牛肉 25g，西葫芦 150g）
	紫菜猪肝汤 1 碗（紫菜 5g，猪肝 25g）
加餐	鲜奶（鲜奶 100ml）、橙子 1/2 个（橙子 200g）
晚餐	荞麦米饭 3/4 碗（荞麦 40g，白米 35g）
	西红柿烧黄花鱼 100g（鱼用少量油微煎，西红柿 100g）
	木耳香芹炒千张（木耳 5g，香芹 50g，千张 15g）
	炒小白菜 1 碗（小白菜 200g）
加餐	无糖低脂酸奶（低脂酸奶 150ml）、全麦面包（面包 25g）
全天烹调油	20g
全天食盐	5g

本食谱提供能量 1631kcal，蛋白质 70g（产能比 17%），脂肪 48g（产能比 26%），碳水化合物 229g（产能比 57%）。

三、1700kcal 食谱

周一食谱

早餐	杂粮花卷 1 个（白面 25g，玉米面 15g，荞麦面 10g）
	煮玉米（玉米 25g）
	牛奶 1 杯（牛奶 250ml）
	煮鸡蛋 1 个（鸡蛋 50g）
	凉拌海带丝（海带湿重 50g）
加餐	苹果半个（苹果 100g）
	苏打饼干 2 块（饼干 10g）
午餐	米饭（大米 75g）
	清蒸鲈鱼（鲈鱼 80g）
	香干炒芹菜（香干 25g，芹菜 100g）
	白灼芥蓝（芥蓝 100g）
	西红柿鸡蛋汤（西红柿 50g，鸡蛋少许）
加餐	蓝莓（蓝莓 100g）
	无糖全麦饼干 1 块（全麦饼干 10g）
晚餐	二米饭（大米 50g，小米 25g）
	酱牛肉（牛腱肉 50g）

肉片西葫芦（西葫芦 100g，瘦肉 25g）

清炒油麦菜（油麦菜 150g）

加餐	无糖酸奶 1 杯（酸奶 125ml）
全天烹调油	25g
全天食盐	6g

本食谱提供能量 1708kcal，蛋白质 84g（产能比 19.8%），脂肪 53g（产能比 27.9%），碳水化合物 223g（产能比 52.3%）。

周二食谱

早餐	玉米饼 1 个（面粉 25g，玉米面 25g）
	牛奶 1 杯（牛奶 250ml）
	鸡蛋羹 1 碗（鸡蛋 1 个，50g）
	凉拌笋丝（青笋 50g）
加餐	草莓（草莓 100g）
	苏打饼干 2 块（饼干 10g）
午餐	米饭（大米 75g）
	清炖鸡块儿（鸡肉 50g）
	肉片炒苦瓜（瘦肉 25g，苦瓜 100g）
	素炒小白菜（小白菜 100g）
	枸杞冬瓜汤（冬瓜 50g，枸杞少许）
加餐	樱桃（樱桃 100g）
	无糖全麦饼干 1 块（饼干 10g）
晚餐	紫米馒头 1 个（面粉 30g，紫米面粉 20g）
	清汤面（挂面 25g，油菜 50g）
	五彩虾仁（虾仁 80g，豌豆 15g，胡萝卜 15g）
	肉丁茄子（瘦肉 25g，茄子 100g）
	炝炒圆白菜（圆白菜 100g）
加餐	无糖酸奶 1 杯（酸奶 125ml）
全天烹调油	25g
全天食盐	6g

本食谱提供能量 1706kcal，蛋白质 82g（产能比 19.2%），脂肪 55g（产能比 29.0%），碳水化合物 220g（产能比 51.7%）。

周三食谱

早餐	菌菇包子 1 个（面粉 50g，香菇湿重 25g，油菜 100g）
	牛奶 1 杯（脱脂奶 250ml）
	卤鸡蛋 1 个（鸡蛋 50g）
	凉拌黑木耳（木耳湿重 50g）
加餐	猕猴桃（猕猴桃 100g）
	无糖全麦饼干 1 块（饼干 10g）
午餐	紫米饭（大米 50g，紫米 25g）
	清炖小排（猪小排 50g）
	蒜蓉蒸肉末丝瓜（瘦肉 25g，丝瓜 100g）
	醋熘大白菜（大白菜 100g）
	紫菜蛋花汤（紫菜少许、鸡蛋少许）
加餐	小西红柿（圣女果 100g）、无糖全麦面包片（面包 25g）
晚餐	家常饼（面粉 75g）
	红烧豆腐（豆腐 100g，肉末少许）
	青椒炒肉片（青椒 100g，瘦肉 25g）
	蚝油生菜（生菜 100g）
加餐	豆浆 1 杯（豆浆 250ml）
全天烹调油	25g
全天食盐	6g

本食谱提供能量 1707kcal，蛋白质 82g（产能比 19.0%），脂肪 57g（产能比 30.0%），碳水化合物 217g（产能比 51.0%）。

周四食谱

早餐	馒头 1 个（面粉 50g）
	蒸红薯 1 块（红薯 25g）
	牛奶 1 杯（牛奶 250ml）
	鸡蛋 1 个（鸡蛋 50g）
	炝拌瓜条（黄瓜 50g）
加餐	香梨（梨 100g）
	苏打饼干（饼干 10g）
午餐	红豆饭（大米 50g，红豆 25g）
	熘鱼片（草鱼 100g）

	肉片荷兰豆（肉片 25g，荷兰豆 100g）
	素炒茼蒿（茼蒿 100g）
	菌菇汤（蘑菇 25g）
加餐	橘子（橘子 100g）
	无糖全麦饼干 1 块（饼干 10g）
晚餐	饺子（面粉 75g，瘦肉 50g，芹菜 150g）
	凉拌三丝（豆腐丝 25g，黄瓜 50g，彩椒 25g）
加餐	脱脂牛奶 1 杯（牛奶 250ml）
全天烹调油	25g
全天食盐	6g

本食谱提供能量 1713kcal，蛋白质 83g（产能比 19.5%），脂肪 54g（产能比 28.5%），碳水化合物 223g（产能比 52.0%）。

周五食谱

早餐	杂粮鸡蛋饼 1 个（面粉 25g，荞麦面 25g，鸡蛋 50g）
	蒸南瓜 1 块（南瓜 50g）
	牛奶 1 杯（牛奶 250ml）
	蔬菜沙拉（蔬菜 50g）
加餐	橙子半个（橙子 100g）
	苏打饼干 2 块（饼干 10g）
午餐	米饭（大米 75g）
	红烧鸭块（鸭肉 50g）
	醋烹豆芽（肉丝 25g，豆芽 100g）
	蒜蓉菠菜（菠菜 100g）
	海带汤（海带 50g）
加餐	香梨（梨 100g）
	无糖全麦饼干 1 块（饼干 10g）
晚餐	米饭（大米 50g）
	煮玉米 1 块（玉米 50g）
	白灼虾（虾 100g）
	蒜蓉西兰花（西兰花 100g）
	清炒菜心（菜心 150g）
加餐	脱脂牛奶 1 杯（牛奶 250ml）
全天烹调油	25g
全天食盐	6g

本食谱提供能量 1702kcal，蛋白质 82g（产能比 19.2%），脂肪 54g（产能比 28.6%），碳水化合物 222g（产能比 52.2%）。

周六食谱

早餐	小窝头 1 个（玉米面 50g）
	蒸芋头 1 块（芋头 25g）
	煮鸡蛋 1 个（鸡蛋 50g）
	牛奶 1 杯（牛奶 250ml）
	酱瓜条（黄瓜 50g）
加餐	苹果半个（苹果 100g）
	苏打饼干 2 块（饼干 10g）
午餐	米饭（大米 75g）
	松仁鱼米（鲈鱼 100g，松仁少许）
	肉末小白菜（肉末 25g，小白菜 100g）
	西芹百合（芹菜 100g，百合少许）
	丝瓜蛋汤（丝瓜 50g，鸡蛋少许）
加餐	木瓜 1 块（木瓜 100g）
	无糖全麦饼干 1 块（饼干 10g）
晚餐	杂粮饭（大米 50g，小米 15g，红小豆 10g）
	青笋炒肉片（瘦肉 25g，青笋 100g）
	香干炒彩椒（香干 50g，彩椒 100g）
	炝炒大白菜（大白菜 100g）
加餐	豆浆 1 杯（豆浆 250ml）
全天烹调油	25g
全天食盐	6g

本食谱提供能量 1710kcal，蛋白质 82g（产能比 19.2%），脂肪 57g（产能比 29.8%），碳水化合物 218g（产能比 51.0%）。

周日食谱

早餐	紫菜卷（紫菜少许，大米 50g，黄瓜少许 25g，火腿 15g）
	鸡蛋羹 1 碗（鸡蛋 50g）
	牛奶 1 杯（牛奶 250ml）
	凉拌金针菇（金针菇 50g）
加餐	猕猴桃 1 个（猕猴桃 100g）

	苏打饼干 2 块（饼干 10g）
午餐	花卷 1 个（面粉 50g）
	珍珠丸子（瘦肉 50g，大米 25g）
	素烧四季豆（四季豆 100g）
	烧冬瓜（冬瓜 100g）
	小白菜豆腐汤（南豆腐 50g，小白菜 50g）
加餐	香梨 1 个（梨 100g）
	无糖全麦饼干 1 块（饼干 10g）
晚餐	米饭（大米 50g）
	蒸红薯 1 块（红薯 50g）
	白萝卜炖牛肉（牛肉 75g，白萝卜 100g）
	木耳炒青笋（青笋 100g，木耳少许）
	豆豉空心菜（空心菜 100g）
加餐	脱脂牛奶 1 杯（牛奶 250ml）
全天烹调油	25g
全天食盐	6g

本食谱提供能量 1719kcal，蛋白质 80g（产能比 18.7%），脂肪 54g（产能比 28.2%），碳水化合物 228g（产能比 53.1%）。

四、1800kcal 食谱

周一食谱

早餐	小花卷 1 个（面粉 25g）
	脱脂牛奶 1 袋（牛奶 250ml）
	鸡蛋 1 个（鸡蛋 50g）
	热拌菠菜（菠菜 100g）
加餐	小窝头（玉米面 25g）、圣女果（圣女果 150g）
午餐	红烧平鱼（平鱼 50g）
	炒鸡丁柿子椒丁（鸡胸脯肉 25g，柿子椒 100g）
	素炒小白菜（白菜 150g）
	米饭（大米 50g）、煮玉米（玉米 75g）
	西红柿紫菜汤（西红柿 50g，紫菜 2g）
加餐	小黄瓜（黄瓜 150g）、扁桃仁（扁桃仁 10g）、无糖饼干（饼干 25g）
晚餐	清炖瘦肉海带（猪瘦肉 50g，干海带 5g）

西红柿烩豆腐（南豆腐 100g，西红柿 50g）

蒜茸油麦菜（油麦菜 150g）

米饭（大米 50g）

荞麦花卷（荞麦面 25g）

西红柿鸡蛋汤（西红柿 50g，鸡蛋 10g）

加餐　脱脂牛奶（牛奶 250ml）煮燕麦片（燕麦片 25g）

全天烹调油　25g

全天食盐　6g

本食谱提供能量 1813kcal，蛋白质 90.6g（产能比 19.9%），脂肪 58.3g（产能比 28.9%），碳水化合物 232.9g（产能比 51.3%）。

周二食谱

早餐　小馒头 1 个（面粉 25g）

脱脂牛奶 1 袋（牛奶 250ml）

茶鸡蛋 1 个（鸡蛋 50g）

热拌青笋丝（青笋 100g）

加餐　荞麦窝头（荞麦面 25g）、小黄瓜（100g）

午餐　清蒸鲈鱼（鲈鱼 75g）

香芹豆腐丝（豆腐丝 25g，香芹 100g）

香菇油菜（油菜 150g、鲜香菇 25g）

米饭（大米 50g）、蒸红薯（红薯 50g）

西红柿蛋花汤（西红柿 50g，鸡蛋 10g）

加餐　苹果（苹果 200g）、核桃仁（核桃仁 10g）

晚餐　肉丝炒柿子椒（猪瘦肉 50g，柿子椒 100g）

瘦肉末烧冬瓜（瘦肉 10g，冬瓜 150g）

炝炒芥蓝（芥蓝 150g）

米饭（大米 50g）

小米面花卷（小米面 25g）

西红柿紫菜汤（西红柿 50g，紫菜 2g）

加餐　脱脂酸奶（牛奶 200ml）、无糖饼干（饼干 25g）

全天烹调油　25g

全天食盐　6g

　本食谱提供能量 1812.8kcal，蛋白质 91g（产能比 20%），脂肪 57.5g（产能比 28.5%），碳水化合物 233.5g（产能比 52.2%）。

周三食谱

早餐	小馒头 1 个（面粉 25g）
	脱脂牛奶 1 袋（牛奶 250ml）
	鸡蛋 1 个（鸡蛋 50g）
	热拌芥蓝（芥蓝 100g）
加餐	荞麦面馒头（荞麦面 25g）、圣女果（圣女果 150g）
午餐	红烧带鱼（鱼肉 50g）
	西芹炒牛肉丝（瘦牛肉 25g，西芹 100g）
	素烩西兰花（西兰花 150g）
	米饭（大米 50g）、蒸红薯（红薯 100g）
	虾皮冬瓜汤（冬瓜 50g，虾皮 2g）
加餐	小黄瓜（黄瓜 150g）、扁桃仁（扁桃仁 10g）、全麦面包（面包 25g）
晚餐	清炒虾仁黄瓜（鲜虾仁 50g，黄瓜 150g）
	瘦肉末烩南瓜（瘦肉末 20g，南瓜 100g）
	素炒魔芋蒜苗（魔芋 100g，蒜苗 50g）
	米饭（大米 50g）
	玉米面窝头（玉米面 25g）
	菜心豆腐汤（北豆腐 20g，菜心 50g）
加餐	脱脂牛奶（牛奶 250ml）煮燕麦片（燕麦片 25g）
全天烹调油	25g
全天食盐	6g

本食谱提供能量 1817.3kcal，蛋白质 86.2g（产能比 18.9%），脂肪 53.4g（产能比 26.4%），碳水化合物 248.8g（产能比 54.7%）。

周四食谱

早餐	小花卷 1 个（面粉 25g）
	脱脂牛奶 1 袋（牛奶 250ml）
	茶鸡蛋 1 个（鸡蛋 50g）
	炝炒豆芽（绿豆芽 50g）
加餐	玉米面窝头（玉米面 25g）、小黄瓜（黄瓜 100g）
午餐	肉片烩扁豆（瘦猪肉 50g、扁豆 100g）
	鸡肉片鲜蘑（鸡脯肉 25g，鲜蘑 50g）

素炒油麦菜（油麦菜 150g）

米饭（大米 50g）、蒸芋头（芋头 75g）

西红柿鸡蛋汤（西红柿 50g，鸡蛋 10g）

加餐   苹果（苹果 200g）、核桃仁（核桃仁 10g）

晚餐   余瘦肉丸冬瓜（猪瘦肉 75g，冬瓜 100g）

西红柿烩菜花（西红柿 50g，菜花 100g）

蒜蓉生菜（生菜 150g）

米饭（大米 50g）

黑米面花卷（黑米面 25g）

海白菜蛋花汤（海白菜 25g，鸡蛋 10g）

加餐   脱脂酸奶（酸奶 200ml）、无糖绿豆饼（绿豆粉 25g）

全天烹调油 25g

全天食盐   6g

本食谱提供能量 1797.1kcal，蛋白质 88.9g（产能比 19.8%），脂肪 53.8g（产能比 26.9%），碳水化合物 238.9g（产能比 53.2%）。

周五食谱

早餐   小花卷 1 个（面粉 25g）

脱脂牛奶 1 袋（牛奶 250ml）

鸡蛋 1 个（鸡蛋 50g）

热拌黄瓜花生米（黄瓜 50g，花生 5g）

加餐   小窝头（玉米面 25g）、圣女果（圣女果 150g）

午餐   红烧草鱼（草鱼 50g）

肉末苦瓜（瘦猪肉 10g，苦瓜 100g）

蒜蓉菠菜（菠菜 150g）

米饭（大米 50g）、煮玉米（玉米 75g）

西红柿豆腐汤（西红柿 50g，南豆腐 10g）

加餐   小黄瓜（黄瓜 150g）、核桃仁（核桃仁 10g）、无糖饼干（饼干 25g）

晚餐   肉末烩蹄筋（猪瘦肉 25g，牛蹄筋 25g）

烩西芹百合黑木耳（西芹 100g、鲜百合 25g、干黑木耳 5g）

蒜茸西兰花（西兰花 150g）

米饭（大米 50g）

荞麦花卷（荞麦面 25g）

紫菜蛋花汤（紫菜 2g，鸡蛋 10g）

加餐	脱脂牛奶（牛奶 250ml）、煮燕麦片（燕麦 25g）
全天烹调油	25g
全天食盐	6g

本食谱提供能量 1814.9kcal，蛋白质 90.6g（产能比 19.9%），脂肪 56.6g（产能比 28.7%），碳水化合物 237.3g（产能比 52.3%）。

周六食谱

早餐	小馒头 1 个（面粉 25g）
	脱脂牛奶 1 袋（牛奶 250ml）
	茶鸡蛋 1 个（鸡蛋 50g）
	拌金针菇黄瓜丝（黄瓜 100g，金针菇 20g）
加餐	荞麦窝头（荞麦面 25g）、柚子（柚子 100g）
午餐	清蒸鳕鱼（鳕鱼 75g）
	瘦肉末西葫芦（瘦肉 25g，西葫芦 200g）
	素烩丝瓜（丝瓜 150g）
	米饭（大米 50g）、蒸芋头（芋头 100g）
	西红柿蛋花汤（西红柿 50g，鸡蛋 10g）
加餐	苹果（苹果 150g）、核桃仁（核桃仁 10g）
晚餐	肉丝柿子椒冬笋丝（猪瘦肉 25g，柿子椒 150g，冬笋 50g）
	盐水鸭肝（鸭肝 50g）
	炝炒娃娃菜（娃娃菜 150g）
	米饭（大米 50g）
	黑米面花卷（黑米面 25g）
	小白菜豆腐汤（小白菜 50g，南豆腐 10g）
加餐	脱脂酸奶（酸奶 200ml）、煮毛豆（毛豆 50g）
全天烹调油	25g
全天食盐	6g

本食谱提供能量 1792.5kcal，蛋白质 91.5g（产能比 20%），脂肪 52.5g（产能比 26.4%），碳水化合物 239.7g（产能比 53.5%）。

周日食谱

早餐	小馒头 1 个（面粉 25g）
	脱脂牛奶 1 袋（牛奶 250ml）
	鸡蛋 1 个（鸡蛋 50g）
	热拌青笋胡萝卜丁（青笋 50g，胡萝卜 20g）
加餐	荞麦面馒头（荞麦面 25g）、圣女果（圣女果 150g）
午餐	红烧小黄鱼（小黄鱼 50g）
	洋葱炒肉丝（瘦猪肉 50g，洋葱 100g）
	素烩西兰花（西兰花 150g）
	米饭（大米 50g）、蒸山药（山药 50g）
	虾皮紫菜汤（紫菜 2g，虾皮 2g）
加餐	苹果（苹果 200g）、扁桃仁（扁桃仁 10g）
晚餐	清炒牛肉粒豌豆玉米粒（瘦牛肉 25g，豌豆 25g，玉米 50g）
	炒鸡肉末鲜蘑油菜（鸡脯肉 10g，鲜蘑 50g，油菜 50g）
	素炒菜心（菜心 150g）
	米饭（大米 50g）
	菠菜豆腐汤（南豆腐 20g，菠菜 100g）
加餐	脱脂牛奶（牛奶 200ml）、燕麦饼干（饼干 25g）
全天烹调油	30g
全天食盐	6g

本食谱提供能量 1812.8kcal，蛋白质 92.2g（产能比 20%），脂肪 54.7g（产能比 27.2%），碳水化合物 238.7g（产能比 52.7%）。

五、1900kcal 食谱

周一食谱

早餐	芹菜馄饨（芹菜 60g，特一粉 100g）
	煮鸡蛋 1 个（鸡蛋 50g）
	拌菠菜（菠菜 100g）
加餐	炒榛子 0.5 份（榛子仁 25g）
午餐	粳米饭（粳米 100g）
	冬瓜炖排骨（冬瓜 75g，猪大排 25g）
	香菇茭白（茭白 75g，干香菇 5g）
加餐	菠萝（菠萝 100g）

晚餐	二合面馒头 2 个（特一粉 60g，黄玉米面 40g）
	盐水海虾（海虾 50g）
	小白菜炖豆腐（豆腐 30g，小白菜 60g）
加餐	牛乳（牛奶 200ml）
全天烹调油	25～30g
全天食盐	6g

本食谱提供能量 1909kcal，蛋白质 69.8g（产能比 15%），脂肪 61.3g（产能比 29%），碳水化合物 270.1g（产能比 56%）。

周二食谱

早餐	鸡蛋玉米面饼 2 个（鸡蛋 60g，黄玉米面 100g）
	拌苦瓜（苦瓜 100g）
	牛乳（牛奶 200ml）
加餐	西红柿（西红柿 100g）
午餐	粳米饭（粳米 100g）
	蒸鲳鱼（鲳鱼 50g）
	虾皮炖白萝卜香菜（虾皮 5g，白萝卜 100g，香菜 10g）
加餐	草莓（草莓 100g）
晚餐	青菜肉丝荞麦面（青菜 40g，猪瘦肉 20g，荞麦面 100g）
	拌黄瓜豆腐丝（黄瓜 75g，豆腐丝 25g）
加餐	牛乳（牛奶 200ml）
全天烹调油	25～30g
全天食盐	6g

本食谱提供能量 1910kcal，蛋白质 73.4g（产能比 15%），脂肪 58.7g（产能比 28%），碳水化合物 272g（产能比 57%）。

周三食谱

早餐	全麦面包 1 个（特一粉 75g）
	黄瓜拌腐竹（黄瓜 75g，腐竹 25g）
	牛乳（牛奶 200ml）
加餐	煮鸡蛋 1 个（50g）
午餐	粳米饭（粳米 100g）
	炖牛肉（牛瘦肉 50g）
	炒豇豆（豇豆 100g）

加餐	柚子（150g）
晚餐	鸡蛋韭菜海虾饺子（韭菜 75g，海虾 25g，鸡蛋 25g，特一粉 100g）
	木耳菜心汤（菜心 10g，干木耳 5g）
加餐	牛乳（牛奶 200ml）
全天烹调油	25～30g
全天食盐	6g

本食谱提供能量 1897kcal，蛋白质 81.1g（产能比 17%），脂肪 57.3g（产能比 27%），碳水化合物 264.8g（产能比 56%）。

周四食谱

早餐	二合面馒头 1 个（特一粉 30g，黄玉米面 20g）
	煮鸡蛋 1 个（50g）
	炒冬瓜（冬瓜 100g）
	牛乳（牛奶 200ml）
加餐	核桃（干核桃 20g）
午餐	粳米饭（粳米 100g）
	清蒸鲈鱼（鲈鱼 100g）
	炒芦笋（芦笋 100g）
加餐	国光苹果（苹果 200g）
晚餐	玉米发糕 2 个（特一粉 60g，黄玉米面 40g）
	清炖牛肉萝卜（牛肉 25g，萝卜 75g）
	炒娃娃菜（娃娃菜 100g）
加餐	牛乳麦片（牛奶 200ml，燕麦片 10g）
全天烹调油	25～30g
全天食盐	6g

本食谱提供能量 1910kcal，蛋白质 71.5g（产能比 12%），脂肪 61.8g（产能比 29%），碳水化合物 267g（产能比 56%）。

周五食谱

早餐	鸡蛋玉米面饼 1 个（鸡蛋 30g，黄玉米面 50g）
	拌海带（浸海带 100g）

牛乳（牛奶 300ml）

加餐　　　　　　　煮板栗（板栗 50g）

午餐　　　　　　　粳米饭（粳米 100g）

蒜薹炒鲜贝（蒜薹 60g，鲜贝 30g）

双菇荷兰豆（冬菇 15g，平菇 15g，荷兰豆 75g）

加餐　　　　　　　鸭梨（鸭梨 100g）

晚餐　　　　　　　粳米饭（粳米 100g）

百合炒鸡肉（鲜百合 75g，鸡胸脯肉 25g）

大白菜炖豆腐（大白菜 60g，豆腐 30g）

加餐　　　　　　　牛乳（牛奶 200ml）

全天烹调油　　　　25～30g

全天食盐　　　　　6g

本食谱提供能量 1905kcal，蛋白质 61.1g（产能比 13%），脂肪 52g（产能比 25%），碳水化合物 299.1g（产能比 62%）。

周六食谱

早餐　　　　　　　青菜笋丁包子 1 个（青菜 40g，笋 10g，小麦粉 50g）

蒸鸡蛋 1 份（鸡蛋 50g）

黑木耳拌洋葱（洋葱 25g，干木耳 10g）

牛乳（牛奶 200ml）

加餐　　　　　　　大枣（干大枣 25g）

午餐　　　　　　　粳米饭（粳米 100g）

肉丝香菇扁豆丝（猪瘦肉 25g，扁豆 35g，香菇 40g）

鲫鱼炖豆腐（豆腐 60g，鲫鱼 40g）

加餐　　　　　　　黄瓜（黄瓜 100g）

晚餐　　　　　　　杂粮馒头 2 个（面粉 60g，黄玉米面 40g）

蒸茄盒（茄子 80g，猪瘦肉 20g）

胡萝卜炒鸡肝（胡萝卜 75g，鸡肝 25g）

加餐　　　　　　　牛乳（牛奶 200ml）

全天烹调油　　　　25～30g

全天食盐　　　　　6g

本食谱提供能量 1909kcal，蛋白质 79.4g（产能比 17%），脂肪 55.8g（产能比 26%），碳水化合物 173.1g（产能比 57%）。

周日食谱

早餐　　　　　杂粮 1 个（面粉 30g，黄玉米面 20g）

拌什锦菜（芹菜 35g，甘蓝 25g，花生 15g，胡萝卜 25g）

牛乳（牛奶 200ml）

加餐　　　　　中华猕猴桃（猕猴桃 200g）

午餐　　　　　二米饭（粳米 75g，小米 50g）

菜花炒牛肝（菜花 75g，牛肝 25g）

冬瓜西红柿香菜余牛肉丸（冬瓜 50g，牛瘦肉 25g，香菜 5g，西红柿 20g）

加餐　　　　　黄瓜（黄瓜 200g）

晚餐　　　　　粳米饭（粳米 100g）

佛手瓜炒鸡蛋（佛手瓜 50g，鸡蛋 50g）

醋熘白菜（大白菜 100g）

加餐　　　　　牛乳（牛奶 200ml）

全天烹调油　　25～30g

全天食盐　　　6g

　　本食谱提供能量 1913kcal，蛋白质 64.2g（产能比 13%），脂肪 57.4g（产能比 27%），碳水化合物 284.6g（产能比 60%）。

六、2000kcal 食谱

周一食谱

早餐　　　　　馒头 1 个（面粉 50g）

牛奶 1 杯（牛奶 200ml）

鸡蛋 1 个（鸡蛋 50g）

凉拌生菜（生菜 30g）

加餐　　　　　酱牛肉（熟牛肉 30g）

蒸山药（山药 200g）

桃子（桃 100g）

午餐　　　　　清蒸鲈鱼（带骨鲈鱼 150g）

苦瓜炒肉（猪瘦肉 50g，苦瓜 100g）

凉拌菠菜（菠菜 150g）

二米饭（小米 40g，大米 40g）

加餐　　　　　葡萄柚（柚子 200g）

	开心果（开心果 25g）
晚餐	木耳烧豆腐（豆腐 100g，水发木耳 100g）
	炒苋菜（苋菜 150g）
	水饺（小白菜 100g，猪肉 30g，富强粉 50g）
加餐	酸奶（酸奶 150ml）、蒸芋头（芋头 150g）
全天烹调油	25~30g
全天食盐	6g

本食谱提供能量 2017kcal，蛋白质 100g（产能比 19.8%），脂肪 65g（产能比 29%），碳水化合物 258g（产能比 51.2%）。

周二食谱

早餐	八宝粥 1 碗（杂粮 50g）
	牛奶 1 杯（牛奶 200ml）
	荷包蛋 1 个（鸡蛋 50g）
	海米芹菜（芹菜 50g，海米 5g）
加餐	牛肉干（牛肉干 20g）
	蒸南瓜（南瓜 150g）
	梨（梨 150g）
午餐	鲜虾仁炒什锦（虾仁 100g，黄瓜 100g，百合 15g）
	炒菜心（菜心 150g）
	菜肉包（白菜 75g，猪瘦肉 25g，富强粉 75g）
加餐	苹果（苹果 250g）
	核桃（核桃 20g）
晚餐	香菇烩豆腐（豆腐 100g，干香菇 30g）
	冬瓜薏仁汤（冬瓜 150g，薏仁米 25g）
	玉米面发糕（玉米面 50g）
加餐	酸奶（酸奶 150ml）、燕麦（燕麦 20g）
全天烹调油	25~30g
全天食盐	6g

本食谱提供能量 2051kcal，蛋白质 94g（产能比 18.3 %），脂肪 67g（产能比 29.3 %），碳水化合物 268g（产能比 52.1%）。

周三食谱

早餐	奶酪三明治（低脂奶酪 25g，面包 50g）
	蔬菜汤（西红柿 50g，鸡蛋 50g）
加餐	猪肉脯（猪肉脯 15g）
	豆沙包（小麦粉 25g，豆沙 10g）
	橙子（橙子 100g）
午餐	缤纷沙拉（黄瓜 30g，生菜 30g，芦笋 50g，樱桃西红柿 30g，油醋汁少许）
	白汁鸡丝（鸡胸肉 100g）
	蒜苗猪肝（蒜苗 100g，猪肝 50g）
	荞麦面条（荞麦面粉 75g）
加餐	葡萄（葡萄 100g）
	杏仁（杏仁 30g）
晚餐	青椒烧腐竹（腐竹 50g，青椒 100g）
	西兰花炒胡萝卜（西兰花 150g，胡萝卜 50g）
	花卷（面粉 75g）
加餐	酸奶（酸奶 150ml）、蒸芋头（芋头 150g）
全天烹调油	25～30g
全天食盐	6g

本食谱提供能量 2036kcal，蛋白质 97g（产能比 19%），脂肪 69g（产能比 30%），碳水化合物 256.8g（产能比 51%）。

周四食谱

早餐	菜肉包子（小白菜 80g，猪瘦肉 25g，富强粉 50g）
	豆腐脑（豆腐脑 100g）
加餐	煮鸡蛋（鸡蛋 50g）
	猕猴桃（猕猴桃 220g）
午餐	宫保鱼丁（鱼肉 50g，胡萝卜 30g，花生仁 3g）
	莴笋炒肉片（猪瘦肉 50g，莴笋 100g）
	紫菜海米汤（干紫菜 20g，干海米 10g）
	高粱饭（高粱米 75g）
加餐	西瓜（西瓜 200g）
	杏仁（杏仁 30g）

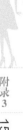

晚餐	花菜香干（豆腐干 100g，白菜花 150g）
	香菇烧菜心（菜心 150g，香菇 75g，猪瘦肉 50g）
	高粱饭（高粱米 75g）
加餐	酸奶（酸奶 150ml）、饼干（饼干 15g）
全天烹调油	25~30g
全天食盐	6g

本食谱提供能量 2040kcal，蛋白质 96g（产能比 18.8 %），脂肪 66g（产能比 29.1%），碳水化合物 265g（产能比 52%）。

周五食谱

早餐	烧饼（面粉 40g）
	鸡蛋（鸡蛋 50g）
	牛奶（牛奶 200ml）
加餐	鲜枣（鲜枣 100g）
	水煮猪肝（猪肝 50g）
午餐	绣球干贝（干扇贝 30g，对虾 50g，冬笋 100g）
	木耳炒白菜（水发木耳 100g，白菜 150g）
	二米饭（小米 25g，大米 50g）
加餐	草莓（草莓 200g）
	开心果（开心果 30g）
晚餐	海带木耳猪肉汤（干海带 30g，干木耳 10g，猪肉 15g）
	清炒油麦菜（油麦菜 150g）
	水饺（富强粉 75g，小白菜 75g，豆腐皮 20g，鸡蛋 30g）
加餐	酸奶（酸奶 150ml）、面包（面包 50g）
全天烹调油	25~30g
全天食盐	6g

本食谱提供能量 2010kcal，蛋白质 94g（产能比 18.7 %），脂肪 65g（产能比 29%），碳水化合物 262g（产能比 52.1%）。

周六食谱

早餐	豆沙包（富强粉 40g，豆沙 20g）
	酸奶（酸奶 100ml）
	凉拌彩椒胡萝卜（彩椒 30g，胡萝卜 20g）
加餐	鹌鹑蛋（鹌鹑蛋 50g）

	香蕉（香蕉 150g）
午餐	丝瓜木耳虾仁（丝瓜 100g，水发木耳 50g，虾仁 100g）
	小白菜豆腐汤（豆腐 80g，小白菜 100g）
	荞麦馒头（荞麦面 100g）
加餐	苹果（苹果 200g）
	山核桃（山核桃 50g）
晚餐	意大利通心面（通心面 75g）
	黑胡椒牛排（牛肉 100g）
	双鲜扒芥蓝（芥蓝 100g，鲜贝 25g，鱼肉 25g）
	鲜蘑清汤（蘑菇 50g，牛奶 30g）
加餐	酸奶（酸奶 150ml）、香蕉（香蕉 150g）
全天烹调油	25～30g
全天食盐	6g

本食谱提供能量 2045kcal，蛋白质 100g（产能比 19.6%），脂肪 66g（产能比 29%），碳水化合物 262g（产能比 51.2%）。

周日食谱

早餐	杂粮米饭（杂粮 50g）
	酸奶（酸奶 160ml）
	西红柿炒鸡蛋（西红柿 100g，鸡蛋 30g）
加餐	牛肉干（牛肉干 20g）
	火龙果（火龙果 150g）
午餐	炒洋葱（洋葱 150g）
	冬菇炒面（香菇 50g，竹笋 50g，面条 100g）
	清蒸带鱼（带鱼 150g）
加餐	雪花梨（梨 200g）
	花生仁（花生仁 20g）
晚餐	杂粮米饭（杂粮 100g）
	清炖鸡块（鸡肉 100g）
	肉末菜叶烩豆腐（青菜 50g，豆腐 50g，猪肉 25g）
	蚝油生菜（生菜 150g）
加餐	酸奶（酸奶 150ml）、饼干（饼干 30g）
全天烹调油	25～30g
全天食盐	6g

本食谱提供能量 2030kcal，蛋白质 97g（产能比 19.1%），脂肪 65g（产能比 28.8%），碳水化合物 264g（产能比 52.0%）。

七、2100kcal 食谱

周一食谱

早餐	拌黄瓜（黄瓜 80g）
	豆腐脑（南豆腐 150g）
	杂粮面馒头（面粉 50g，杂粮少许）
加餐	麦麸面包（麸皮 10g，小麦粉 25g）
	低脂奶（牛乳 200ml）
午餐	二米饭（大米 45g，小米 30g）
	西芹百合（芹菜 100g，百合 25g）
	鸽肉银耳汤（银耳 5g，鸽肉 50g）
	西兰花牛柳（西兰花 100g，牛肉 50g）
加餐	草莓（草莓 300g）
晚餐	清蒸鲈鱼（鲈鱼 100g）
	炒苋菜（绿苋菜 150g）
	玉米糁饭（稻米 30g，玉米糁 45g）
	平菇鸡蛋汤（鸡蛋 50g，平菇 100g）
加餐	无糖酸奶（酸奶 200ml）、面包片（咸面包 25g）
全天烹调油	25～30g
全天食盐	6g

本食谱提供能量 2093kcal，蛋白质 99.8g（产能比 19%），脂肪 64.7g（产能比 28%），碳水化合物 298.4g（产能比 53%）。

周二食谱

早餐	煮鸡蛋（鸡蛋 50g）
	小米粥（小米 50g）
	马兰头拌香干（马兰头 50g，豆腐干 10g）
加餐	牛奶（牛奶 200ml）
	煮玉米棒（玉米 200g）

午餐	二米饭（大米 100g，小米 100g）
	青椒炒鸡丁（青椒 50g，鸡肉 100g）
	虾皮菜秧榨菜汤（榨菜 5g，小白菜 150g，虾皮 5g）
	蘑菇菜心（蘑菇 50g，油菜心 100g）
加餐	柚子（柚子 200g）
	山核桃（山核桃仁 15g）
晚餐	炝莴笋（莴笋 150g）
	红烧青鱼（青鱼 100g）
	西红柿紫菜汤（紫菜 5g，西红柿 100g）
	荞麦面条（荞麦 100g）
加餐	牛奶（牛奶 200ml）、麦麸面包（麦麸 10g，小麦粉 25g）
全天烹调油	25～30g
全天食盐	6g

本食谱提供能量 2104kcal，蛋白质 108.8g（产能比 21%），脂肪 69.3g（产能比 30%），碳水化合物 288.7g（产能比 49%）。

周三食谱

早餐	豆浆（豆浆 300g）
	荞麦面馒头（荞麦面 50g）
	山核桃（山核桃仁 15g）
加餐	烤面包片（面包 50g）
	无糖酸奶（酸奶 200ml）
午餐	二米饭（大米 30g，小米 45g）
	木耳炒白菜（木耳 40g，大白菜 150g）
	百叶烧肉（猪肉 50g，千张 40g）
	菜秧鱼圆汤（小白菜 100g，青鱼 50g）
加餐	苹果（苹果 200g）
晚餐	玉米楂饭（玉米楂 45g，稻米 30g）
	菜花炒胡萝卜（菜花 100g，胡萝卜 50g）
	芹菜炒鳝丝（芹菜茎 100g，黄鳝丝 50g）
	丝瓜鸡蛋汤（丝瓜 100g，鸡蛋 50g）
加餐	牛奶（牛奶 200ml）、苏打饼干（饼干 25g）
全天烹调油	25～30g
全天食盐	6g

本食谱提供能量 2096kcal，蛋白质 93.8g（产能比 18%），脂肪 70.9g（产能比 30%），碳水化合物 290.3g（产能比 52%）。

周四食谱

早餐	煮鸡蛋（鸡蛋 50g）
	凉拌萝卜（青萝卜 100g）
	燕麦片粥（燕麦片 50g）
加餐	烤面包片（面包片 35g）
	牛奶（牛奶 250ml）
午餐	清蒸鲈鱼（鲈鱼 75g）
	金针菇炒海带丝（金针菇 100g，海带丝 25g）
	虾皮菜秧榨菜汤（榨菜 10g，虾皮 10g，小白菜 100g）
	二米饭（小米 50g，大米 50g）
加餐	苏打饼干（苏打饼干 20g）
	橙子（橙子 200g）
晚餐	鸭血烧豆腐（鸭血 50g，豆腐 50g）
	四季豆烧肉（四季豆 100g，猪肉 50g）
	山药西红柿汤（山药 50g，西红柿 100g）
	玉米糙饭（玉米糙 40g，稻米 40g）
加餐	牛奶（牛奶 200ml），咸面包片（面包片 35g）
全天烹调油	25～30g
全天食盐	6g

本食谱提供能量 2104kcal，蛋白质 97.4g（产能比 19%），脂肪 64.4g（产能比 28%），碳水化合物 300.1g（产能比 53%）。

周五食谱

早餐	自制三明治（麦维面包 50g，鸡蛋 50g，生菜 25g，奶酪 10g）
加餐	银耳羹（银耳 15g）
	玉米饼（玉米面 25g）
午餐	清蒸鲳鱼（鲳鱼 100g）
	肉末烩豆腐（豆腐 100g，猪肉 10g）
	蘑菇菜心（蘑菇 50g，菜心 100g）
	冬瓜海带汤（冬瓜 100g，海带 10g）

	二米饭（小米 50g，大米 50g）
加餐	咸切片面包（面包片 35g）
	樱桃（樱桃 200g）
晚餐	青椒肉丝（猪肉 30g，青椒 100g）
	素炒豇豆（豇豆 100g）
	菜秧鱼圆汤（小白菜 100g，青鱼 30g）
	玉米糙饭（玉米糙 50g，大米 50g）
加餐	牛奶（牛奶 220ml）、荞麦面馒头（荞麦面 30g）
全天烹调油	25～30g
全天食盐	6g

本食谱提供能量 2097kcal，蛋白质 96.8g（产能比 18%），脂肪 65.6g（产能比 28%），碳水化合物 300.4g（产能比 54%）。

周六食谱

早餐	茶叶蛋（鸡蛋 50g）
	豆浆（豆浆 200g）
	燕麦片粥（燕麦片 50g）
加餐	牛奶（牛奶 200ml）
	煮玉米棒（玉米 100g）
午餐	炒绿豆芽（绿豆芽 30g，虾皮 5g）
	芦笋炒肉丝（芦笋 100g，猪肉 25g）
	鸽肉银耳汤（银耳 5g，鸽肉 50g）
	二米饭（小米 50g，大米 50g）
加餐	麦麸面包（小麦粉 25g，麸皮 10g）
	柚子（柚子 100g）
晚餐	芹菜炒肉（芹菜 100g，猪肉 25g）
	醋熘鱼片（青鱼 50g）
	西红柿豆腐虾皮汤（西红柿 50g，豆腐 50g，虾皮 10g）
	二米饭（小米 50g，稻米 50g）
加餐	无糖酸奶（200ml）、苏打饼干（25g）
全天烹调油	25～30g
全天食盐	6g

本食谱提供能量 2098kcal，蛋白质 96.7g（产能比 18%），脂肪 64.3g（产能比 28%），碳水化合物 303.1g（产能比 54%）。

周日食谱

早餐	韭菜鸡蛋荞麦面饼（荞麦 50g，韭菜 50g，鸡蛋 20g）
	五谷豆浆（绿豆 5g，赤小豆 5g，黑豆 5g，小米 5g，黄豆 5g）
	西红柿炒鸡蛋（西红柿 100g，鸡蛋 30g）
加餐	牛奶（牛奶 200g）
	杂粮煎饼（玉米面 20g）
午餐	炝莴笋（莴笋 150g）
	干切牛肉（牛肉 100g）
	金针菇紫菜汤（金针菇 50g，紫菜 5g）
	二米饭（小米 50g，稻米 50g）
加餐	烤面包片（面包片 35g）
	猕猴桃（猕猴桃 150g）
晚餐	豆腐干拌芹菜（豆腐干 10g，芹菜 100g）
	盐水鸭（鸭肉 80g）
	蘑菇菜心（蘑菇 50g，菜心 100g）
	高粱米饭（高粱米 75g）
加餐	无糖酸奶（酸奶 100ml）、苏打饼干（苏打饼干 20g）
全天烹调油	25～30g
全天食盐	6g

本食谱提供能量 2106kcal，蛋白质 93g（产能比 18%），脂肪 71.7g（产能比 31%），碳水化合物 294.7g（产能比 51%）。

八、2200kcal 食谱

周一食谱

早餐	全麦包子（全麦面粉 50g，白萝卜丝 40g，虾皮若干）
	牛奶（牛奶 200ml）
	鸡蛋 1 个（鸡蛋 50g）
	葱油莴笋丝（莴笋丝 75g）

加餐	苹果（苹果 150g）、开心果（开心果 20g）
午餐	油焖大虾（虾肉 100g）
	炝炒肉丝绿豆芽（瘦猪肉 50g，绿豆芽 75g）
	香干炒芹菜（香干 50g，芹菜 50g）
	二米饭（大米 50g，小米 50g）
	西红柿紫菜汤（西红柿 50g，紫菜 5g）
加餐	橙子（橙子 150g）、酸奶（酸奶 100ml）
晚餐	排骨炖冬瓜（排骨 50g，冬瓜 100g）
	柿子椒炒鸡丝（青椒 75g，鸡肉 50g）
	清炒香菇菜心（菜心 75g，香菇 25g）
	红枣玉米面粥（玉米面 25g，红枣 3 颗）
	荞麦馒头 1 个（面粉 25g，荞麦 25g）
加餐	牛奶（牛奶 200ml），苏打饼干（苏打饼干 25g）
全天烹调油	30g
全天食盐	6g

本食谱提供能量 2205kcal，蛋白质 115g（产能比 21.2%），脂肪 55g（产能比 22.8%），碳水化合物 312g（产能比 56.0%）。

周二食谱

早餐	全麦馒头（全麦面粉 50g）
	五香鹌鹑蛋（鹌鹑蛋 50g）
	牛奶（牛奶 200ml）
	麻酱拌茄泥（茄泥 75g，芝麻酱 10g）
加餐	梨（梨 200g）、腰果（腰果 25g）
午餐	红烧鸡翅（鸡翅 75g）
	肉末烧豆腐（肉末 25g，豆腐 75g）
	清炒油麦菜（油麦菜 100g）
	杂粮饭（大米 50g，干玉米 50g）
	青菜口蘑汤（青菜 50g，口蘑 25g）
加餐	芦柑（芦柑 150g）、酸奶（酸奶 100ml）
晚餐	咖喱牛肉（牛肉 75g，咖喱粉 10g）
	清炒鲜贝黄瓜（黄瓜 75g，鲜贝 30g）
	虾皮萝卜丝汤（萝卜丝 50g，虾皮少许）
	黑米面窝头（面粉 35g，黑米面 35g）

加餐	牛奶（牛奶 200ml），全麦面包片（面包片 35g）
全天烹调油	30g
全天食盐	6g

本食谱提供能量 2200kcal，蛋白质 108g（产能比 19.9%），脂肪 65g（产能比 27.0%），碳水化合物 296g（产能比 53%）。

周三食谱

早餐	青菜香菇包子（面粉 50g，香菇 10g，青菜 40g）
	五谷豆浆（黄豆 30g，杂豆 20g）
	蒜黄炒鸡蛋（鸡蛋 50g，蒜黄 50g）
加餐	草莓（草莓 200g）、核桃（核桃 20g）
午餐	西红柿炖牛腩（牛腩 75g，西红柿 100g）
	肉丝炒豇豆（瘦猪肉 25g，豇豆 75g）
	香菇青椒炒茭白（茭白 75g，青椒 25g，香菇 5g）
	红豆薏米饭（大米 50g，红小豆、薏米各 50g）
	香菜鱼片皮蛋汤（鱼片 20g，皮蛋半个，香菜若干）
加餐	柚子（柚子 150g）、酸奶（酸奶 100ml）
晚餐	小白菜粉丝氽丸子（瘦肉馅 25g，小白菜 50g，粉丝 20g，芝麻油 5g）
	红烧茄子（猪瘦肉 25g，茄子 100g）
	芝麻酱杂粮花卷（面粉 25g，玉米面 25g，芝麻酱 5g）
加餐	牛奶（牛奶 200ml）、苏打饼干（苏打饼干 25g）
全天烹调油	30g
全天食盐	6g

本食谱提供能量 2195kcal，蛋白质 108g（产能比 20.1%），脂肪 56g（产能比 23.4%），碳水化合物 305g（产能比 56.5%）。

周四食谱

早餐	鸡蛋葱花饼（面粉 50g，鸡蛋 25g，芝麻 5g）
	牛奶（牛奶 200ml）
	黄瓜拌腐竹（黄瓜 75g，腐竹 25g）
加餐	香蕉（香蕉 150g）、松子仁（松子仁 20g）
午餐	清蒸鲈鱼（鲈鱼肉 100g）

	尖椒炒豆腐皮（豆腐皮 25g，尖椒 75g）
	清炒油麦菜（油麦菜 100g）
	菠菜鸡蛋汤（菠菜 50g，鸡蛋 25g）
	二米饭（大米 50g，小米 50g）
加餐	猕猴桃（猕猴桃 100g）、酸奶 1 杯（酸奶 100ml）
晚餐	洋葱爆猪肝（猪肝 50g，洋葱 75g）
	鸡丝冬笋木耳（鸡肉丝 50g，冬笋 50g，木耳 5g）
	二合面馒头（面粉 25g，玉米面 25g）
	麦片粥（燕麦片 25g）
加餐	牛奶（牛奶 200ml），全麦面包片（面包片 35g）
全天烹调油	30g
全天食盐	6g

本食谱提供能量 2210kcal，蛋白质 123g（产能比 22.5%），脂肪 54g（产能比 22.4%），碳水化合物 307g（产能比 55.1%）。

周五食谱

早餐	玉米面窝头（玉米面 50g）
	荠菜炒鸡蛋（荠菜 50g，鸡蛋 50g）
	牛奶（牛奶 200ml）
加餐	蜜橘（蜜橘 150g）、大杏仁（杏仁 20g）
午餐	清蒸珍珠肉丸（糯米 10g，瘦猪肉馅 50g）
	虾仁炖豆腐（鲜虾仁 50g，豆腐 50g）
	清炒小白菜（小白菜 100g）
	肉丝萝卜汤（瘦肉丝 10g，萝卜丝 50g）
	糙米饭（糙米 50g，大米 50g）
加餐	葡萄（葡萄 100g）、酸奶（酸奶 100ml）
晚餐	豌豆苗炒鸡肉丝（豌豆苗 75g，鸡肉丝 50g）
	鱼香茄子（茄子 100g）
	肉丁烧卖（瘦肉丁 30g，鲜笋丁 20g，全麦面粉 50g）
	小米绿豆粥（小米 20g，绿豆 5g）
加餐	牛奶（牛奶 200ml）、苏打饼干（苏打饼干 25g）
全天烹调油	30g
全天食盐	6g

本食谱提供能量 2197kcal，蛋白质 100g（产能比 18.2%），脂肪 66g（产能比 26.9%），碳水化合物 302g（产能比 54.9%）。

周六食谱

早餐	青菜肉丝荞麦面（青菜 30g，瘦肉丝 10g，荞麦面条 50g）
	煮鸡蛋 1 个（鸡蛋 50g）
	芹菜拌花生（芹菜 30g，花生 10g）
加餐	哈密瓜（哈密瓜 200g）、核桃（核桃 20g）
午餐	萝卜丝汆鲅鱼丸子（萝卜丝 100g，鲅鱼丸子 100g）
	家常豆腐（豆腐 75g，肉丝 10g）
	蒜泥空心菜（空心菜 100g）
	二米饭（大米 50g，小米 50g）
加餐	枇杷（枇杷 150g）、酸奶 1 杯（酸奶 100ml）
晚餐	猪肉蒸饺（猪肉 40g，大葱 10g，全麦面粉 50g）
	虾仁口蘑烩黄瓜（虾仁肉 50g，蘑菇 10g，黄瓜 50g）
	西红柿炒西葫芦（西红柿 25g，西葫芦 75g）
	玉米面粥（玉米面 25g）
加餐	牛奶（牛奶 200ml）、全麦面包片（面包片 35g）
全天烹调油	30g
全天食盐	6g

本食谱提供能量 2190kcal，蛋白质 105g（产能比 21.2%），脂肪 55g（产能比 22.8%），碳水化合物 312g（产能比 56.0%）。

周日食谱

早餐	三丁素包子（胡萝卜、木耳、白菜各 15g，全麦面粉 50g）
	煮鸡蛋 1 个（鸡蛋 50g）
	牛奶（牛奶 200ml）
加餐	芦柑（芦柑 150g）、开心果（开心果 20g）
午餐	咖喱牛肉（牛肉 75g）
	双色菜花炒肉片（双色菜花 100g，肉片 25g）
	笋片炒香菇（笋片 75g，香菇 25g）
	红豆薏米饭（大米 50g，红小豆 25g、薏米 25g）
	汆小肉丸冬瓜汤（瘦肉馅 15g，冬瓜 75g）

加餐	圣女果（圣女果 150g），酸奶 1 杯（酸奶 100ml）
晚餐	红烧鲤鱼（鲤鱼 75g）
	黄瓜胡萝卜熘肝尖（黄瓜 50g，胡萝卜 25g，猪肝 25g）
	素烧豆角丝（豆角 100g）
	玉米面发糕（不含糖，玉米面 25g，面粉 25g）
	西红柿蛋花汤（西红柿 50g，鸡蛋 25g）
加餐	牛奶 1 杯（牛奶 200ml），苏打饼干（苏打饼干 25g）
全天烹调油	30g
全天食盐	6g

本食谱提供能量 2215kcal，蛋白质 102g（产能比 18.2%），脂肪 64g（产能比 25.8%），碳水化合物 302g（产能比 56.0%）。

九、2300kcal 食谱

周一食谱

早餐	金银卷（面粉 50g，玉米面 25g）
	煮鸡蛋（鸡蛋 50g）
	牛奶（牛奶 200ml）
	拌小油菜（小油菜 100g）
加餐	无糖酸奶 1 杯（酸奶 100ml）
午餐	牛肉炖萝卜（牛肉 75g，白萝卜 100g）
	肉末扁豆（猪瘦肉 25g，扁豆 100g）
	蒜茸油麦菜（油麦菜 100g）
	红豆饭（大米 100g，红小豆 25g）
	虾皮紫菜汤（虾皮 10g，紫菜 2g）
加餐	苹果（苹果 200g）
晚餐	银芽鸡丝（鸡胸脯肉 100g，绿豆芽 100g，青椒 50g）
	蒜茸苦瓜（苦瓜 100g）
	花卷（面粉 50g）
	窝头（玉米面 50g）
加餐	牛奶煮麦片（牛奶 200ml，麦片 25g）
全天烹调油	35g
全天食盐	6g

本食谱提供能量 2317kcal，蛋白质 107g（产能比 18.5%），脂肪 73g（产能比 28.3%），碳水化合物 308g（产能比 53.2%）。

周二食谱

早餐	花卷（面粉 75g）
	鸡蛋 1 个（鸡蛋 50g）
	牛奶（牛奶 200ml）
	拌菠菜（菠菜 100g）
加餐	无糖酸奶 1 杯（酸奶 100g）
午餐	冬瓜汆丸子（猪瘦肉 75g，冬瓜 100g）
	腐竹炒芹菜（芹菜 100g，腐竹 25g）
	蒸茄泥（茄子 100g）
	二米饭（大米 100g，小米 25g）
	青菜银耳汤（青菜 50g，银耳 2g）
加餐	柚子（柚子 200g）
晚餐	白灼虾（虾 100g）
	肉片炒黄瓜（猪瘦肉 25g，黄瓜 100g）
	杂粮馒头（面粉 50g，玉米面 50g）
	小米汤（小米 10g）
加餐	牛奶（牛奶 200ml）、苏打饼干（苏打饼干 25g）
全天烹调油	35g
全天食盐	6g

本食谱提供能量 2301kcal，蛋白质 107g（产能比 18.5%），脂肪 71g（产能比 27.9%），碳水化合物 308g（产能比 53.6%）。

周三食谱

早餐	玉米面发糕 1 个（面粉 75g）
	蒸蛋羹（鸡蛋 50g）
	牛奶（牛奶 200ml）
	拌莴笋丝（莴笋 100g）
加餐	无糖酸奶（酸奶 100ml）
午餐	家常炖带鱼（带鱼 100g）
	肉片烩双花（猪瘦肉 50g，西兰花 50g，菜花 50g）
	素炒小白菜（小白菜 100g）

	杂粮饭（大米100g，玉米糁25g）
	西红柿蛋花汤（西红柿50g，鸡蛋10g）
加餐	梨（200g）
晚餐	什锦豆腐（瘦肉75g，冬笋25g，北豆腐50g）
	蒜蓉菜心（菜心100g）
	馒头（面粉75g）
	蒸玉米（玉米100g）
加餐	牛奶煮麦片（牛奶200ml，麦片25g）
全天烹调油	30g
全天食盐	6g

本食谱提供能量2284kcal，蛋白质109g（产能比19%），脂肪75g（产能比29.5%），碳水化合物294g（产能比51.5%）。

周四食谱

早餐	全麦面包（面包120g）
	鸡蛋1个（鸡蛋50g）
	豆浆（豆浆200ml）
	拌黄瓜条（黄瓜100g）
加餐	无糖酸奶1杯（酸奶100g）
午餐	鸭块炖萝卜（鸭块75g，白萝卜100g）
	西葫芦炒肉丁（西葫芦100g，猪瘦肉50g）
	醋熘白菜（白菜100g）
	绿豆饭（大米100g，绿豆25g）
	虾皮紫菜汤（虾皮10g，紫菜2g）
加餐	橙子（橙子200g）
晚餐	肉片炒苦瓜（猪瘦肉75g，苦瓜100g）
	香菇油菜（油菜100g，鲜香菇50g）
	葱花卷（面粉100g）
	紫米汤（紫菜3g）
加餐	牛奶（牛奶200ml）、苏打饼干（苏打饼干25g）
全天烹调油	30g
全天食盐	6g

本食谱提供能量2270kcal，蛋白质104g（产能比18.4%），脂肪71g（产能比

28%），碳水化合物 305g（产能比 53.6%）。

周五食谱

早餐	金银卷（面粉 50g，玉米面 25g）
	鸡蛋 1 个（鸡蛋 50g）
	牛奶（牛奶 200ml）
	韭菜拌豆芽（豆芽 100g，韭菜 25g）
加餐	无糖酸奶（酸奶 100ml）
午餐	虾仁炒黄瓜（虾仁 50g，黄瓜 100g，口蘑 25g）
	青椒炒肉丝（肉丝 50g，青椒 100g）
	西红柿炒菜花（菜花 100g，西红柿 50g）
	二米饭（大米 100g，小米 25g）
	青菜银耳汤（青菜 50g，银耳 2g）
加餐	苹果（苹果 200g）
晚餐	排骨炖冬瓜（排骨 50g，冬瓜 100g）
	炝炒紫甘蓝（紫甘蓝 100g）
	馒头（面粉 50g）
	发糕（面粉 50g）
加餐	牛奶煮麦片（牛奶 200ml，麦片 25g）
全天烹调油	30g
全天食盐	6g

本食谱提供能量 2296kcal，蛋白质 100g（产能比 17.4%），脂肪 70g（产能比 27.6%），碳水化合物 316g（产能比 55%）。

周六食谱

早餐	花卷（面粉 75g）
	鸡蛋 1 个（鸡蛋 50g）
	牛奶（牛奶 200ml）
	拌萝卜丝（白萝卜 100g）
加餐	无糖酸奶（酸奶 100ml）
午餐	鸡片炒莴笋（鸡片 50g，莴笋 100g）
	葱爆羊肉（羊瘦肉 75g，葱 50g）
	芹菜炒豆干（豆干 25g，芹菜 100g）

杂粮米饭（大米100g，玉米糙25g）

虾皮丝瓜汤（丝瓜50g，虾皮10g）

加餐　　　　　梨（梨200g）

晚餐　　　　　水饺（面粉100g，瘦肉100g，白菜100g）

蒜蓉菠菜（菠菜100g）

加餐　　　　　牛奶（牛奶200ml）、苏打饼干（苏打饼干25g）

全天烹调油　　30g

全天食盐　　　6g

本食谱提供能量2296kcal，蛋白质112g（产能比19.5%），脂肪69g（产能比27.1%），碳水化合物307g（产能比53.4%）。

周日食谱

早餐　　　　　玉米面发糕1个（面粉75g）

鸡蛋1个（鸡蛋50g）

豆浆（豆浆200ml）

拌圆白菜（圆白菜100g）

加餐　　　　　无糖酸奶1杯（酸奶100ml）

午餐　　　　　清蒸鲈鱼（鲈鱼100g）

青椒炒肉丝（青椒100g，瘦猪肉25g）

素炒小白菜（小白菜100g）

米饭（大米100g）

西红柿蛋花汤（西红柿50g，鸡蛋10g）

加餐　　　　　柚子（柚子200g）

晚餐　　　　　清炖鸡块冬瓜（鸡块75g，冬瓜100g）

香菇油菜（油菜100g，鲜香菇50g）

杂粮馒头（面粉50g，玉米面50g）

紫菜汤（紫菜3g）

加餐　　　　　牛奶（牛奶200ml）、全麦面包（面粉25g）

全天烹调油　　30g

全天食盐　　　6g

本食谱提供能量2300kcal，蛋白质101g（产能比17.6%），脂肪69g（产能比27.4%），碳水化合物318g（产能比55%）。